# Springer-Lehrbuch

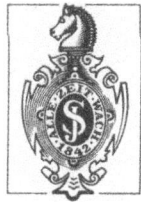

Alasdair D.T.Govan  Peter S.Macfarlane
Robin Callander

# Allgemeine Pathologie

## Ein Bilderlehrbuch

Übersetzt und bearbeitet
von Gudrun Bornhöft

Mit 485 Abbildungen

Springer-Verlag Berlin Heidelberg GmbH

Alasdair D. T. Govan
PhD FRCP (Glas) FRCP (Edin) FRCOG FRCPath
Consultant Pathologist, Glasgow Royal Maternity Hospital

Peter S. Macfarlane
MBChB FRCP (Glas) FRCP (Edin) FRCPath
Consultant Pathologist and Honorary Clinical Lecturer
University of Glasgow at the Western Infirmary

Robin Callander
FFPh FMAA AIMBI
Director, Medical Illustration Unit, University of Glasgow

Titel der Originalausgabe:

*Pathology Illustrated (Chaps. I–VII), Second Edition*
*By Alasdair D. T. Govan, Peter S. Macfarlane, R. Callander*

© Longman Group Limited 1986
This translation of Pathology Illustrated is published by arrangement with Churchill Livingstone, London

ISBN 978-3-540-50946-2     ISBN 978-3-662-00948-2 (eBook)
DOI 10.1007/978-3-662-00948-2

CIP-Titelaufnahme der Deutschen Bibliothek
Govan, Alasdair D. T.: Allgemeine Pathologie : ein Bilderlehrbuch / Alasdair D. T. Govan ; Peter S. Macfarlane ; Robin Callander. Übers. und bearb. von Gudrun Bornhöft. – Berlin ; Heidelberg ; New York ; London ; Paris; Tokyo ; Hong Kong; Barcelona : Springer, 1991 (Springer-Lehrbuch)
Einheitssacht.: Pathology illustrated < dt. >
NE: Macfarlane, Peter S.:; Callander, Robin:; Bornhöft, Gudrun [Bearb.]

© Springer-Verlag Berlin Heidelberg 1991
Ursprünglich erschienen bei Springer-Verlag Berlin Heidelberg New York 1991

Einbandgestaltung: W. Eisenschink, Heddesheim

15/3145-543210 – Gedruckt auf säurefreiem Papier

# Vorwort der Übersetzerin

Die Pathologie beruht (spätestens seit Virchow) auf der Beschreibung morphologischer Gewebeveränderungen und deren Zuordnung zu bestimmten Krankheitsentitäten. Was liegt nun näher, als diese Veränderungen auch so zu übermitteln wie sie auftreten, nämlich morphologisch, in Bildern? Dabei sind Zeichnungen in der Regel besser zum Verständnis geeignet als Fotografien, da sie das Wesentliche herauskristallisieren und darstellen können, das somit nicht durch Artefakte, Präparation oder nebensächliche Veränderungen überlagert wird.

Das Buch ist für alle gedacht, die Pathologie wirklich verstehen wollen oder müssen, also vor allem für Studenten, für die es bei den jetzt üblichen mündlichen Prüfungen eben auf ein Verständnis der Zusammenhänge und Prinzipien der Pathologie ankommt und weniger auf ein Aneinanderreihen von Detailwissen und natürlich auch für Berufsanfänger. Diese „Allgemeine Pathologie in Bildern" befaßt sich mit diesen prinzipiellen Veränderungen der Zell- und Gewebeschädigung, also insbesondere mit Entzündungen, Kreislaufstörungen, Immunologie und Tumoren.

In der deutschen Ausgabe wurden die Kapitel straffer gegliedert, und es kam noch ein weiteres, nämlich „Methoden in der Pathologie" dazu. Darin werden vor allem die neueren Methoden dargestellt, die bisher noch keinen Eingang in Lehrbücher gefunden haben: Herstellung monoklonaler Antikörper, immunhistochemische Färbemethoden, In situ-Hybridisierung, Southern- und Western-blotting sowie die Polymerase-Ketten-Reaktion (polymerase chain reaction, PCR). Dabei möchte ich mich an dieser Stelle ganz herzlich bei Dr. Michael Hummel für seine fachkundige Beratung bedanken und bei Dr. Gerald Niedobitek, der die Zeichnung „In situ-Hybridisierung" zur Verfügung gestellt hat.

Der größte Verdienst liegt jedoch bei den Mitarbeitern des Springer-Verlages, vor allem Frau Blum und Frau Rieble, die in oft nervenaufreibender Kleinarbeit Bilder und Texte auseinander- und zusammensortieren mußten, und bei der liebevollen Betreuung durch Frau Repnow.

Berlin, im Januar 1991                                   Dr. G. Bornhöft

# Inhaltsverzeichnis

# 1 Einführung

Anatomie und Physiologie beinhalten die wissenschaftliche Untersuchung von Struktur und Funktion des menschlichen Körpers in seinem normalen Zustand. Unter welchem Aspekt die Untersuchung auch verläuft, man nimmt immer eine bestimmte *Streubreite* der Meßwerte an, innerhalb deren Grenzen eine Struktur oder eine Funktion als *normal* definiert ist. ***Krankheit*** ist als Abweichung von Struktur und/oder Funktion außerhalb dieses Grenzbereiches definiert.

***Pathologie*** beinhaltet die wissenschaftliche Untersuchung von Krankheiten. Sie untersucht die Ursachen und beschreibt die Manifestation der Krankheiten mit ihren Verläufen und Folgen. Damit ist sie eines der wichtigsten wissenschaftlichen Gebiete, auf denen die klinische Medizin aufbaut.

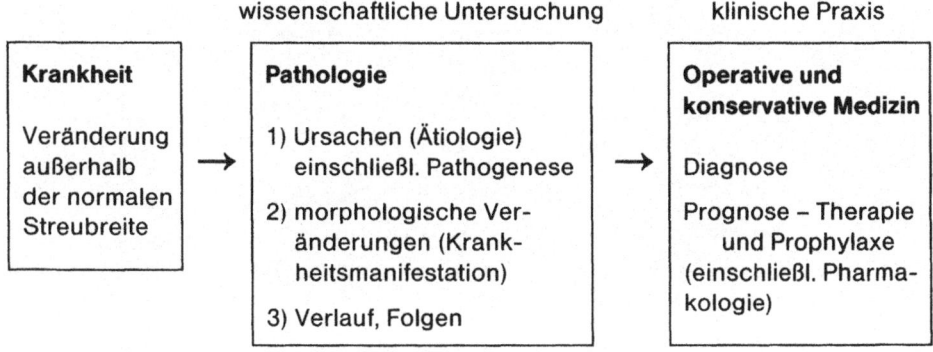

Die *Manifestation* einer Krankheit stellt die Auswirkung eines schädigenden Agens *und* die Antwort des Körpers darauf dar.

> ***Schädigung*** (durch schädigendes Agens) *+ **Reaktion*** (des Körpers) = ***Krankheit.***

Die Komponenten dieser Gleichung können so unterschiedlich sein und durch so viele Faktoren modifiziert werden, daß sich insgesamt ein immens breites Spektrum verschiedener Krankheitsformen ergibt. Dennoch verlangt die wissenschaftliche Untersuchung eine eingehende Analyse dieser Formen sowie eine anschließende Resynthese, um eine **Klassifikation** der verschiedenen Krankheitsprozesse erstellen zu können. Die wesentlichen Krankheitsgruppen sind:

- Entzündliche Krankheiten (einschl. Infektionen)
- Degenerative Krankheiten
- Neoplastische Krankheiten (Tumoren)

**Beispiel:** Ein Streptokokkeninfekt des Halses ist ein Krankheitsprozeß, der durch ein einziges schädigendes Agens hervorgerufen wird.

**Streptokokkeninfekt (Rachen)**

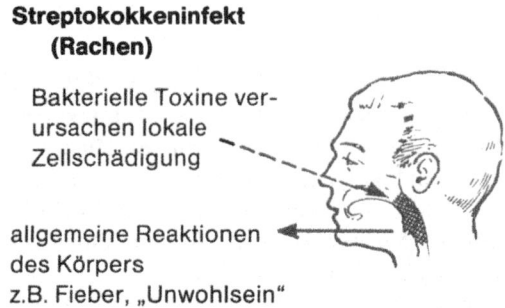

Bakterielle Toxine ver-
ursachen lokale
Zellschädigung

allgemeine Reaktionen
des Körpers
z.B. Fieber, „Unwohlsein"

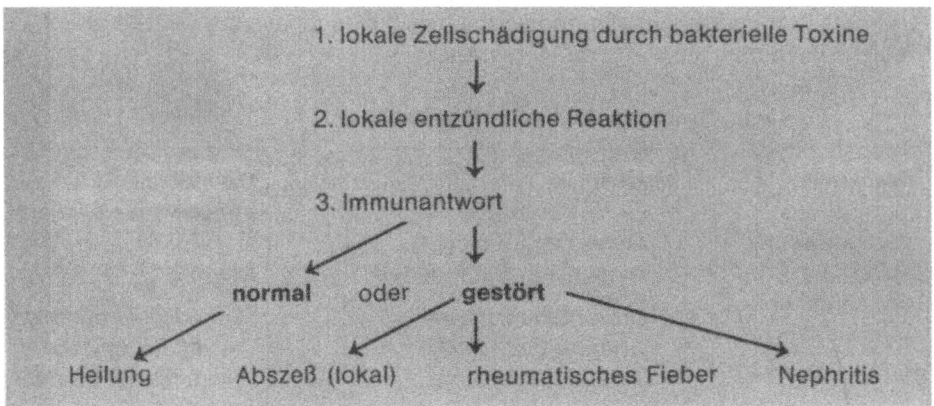

1. lokale Zellschädigung durch bakterielle Toxine
2. lokale entzündliche Reaktion
3. Immunantwort

normal   oder   gestört

Heilung   Abszeß (lokal)   rheumatisches Fieber   Nephritis

Bei vielen Krankheiten sind jedoch mehrere schädigende Agentien ursächlich beteiligt und der Krankheitsverlauf ist sehr komplex.

## 1.1 Alter und Krankheit

Bei jungen Menschen kann ein einziges schädigendes Agens zum Tode führen, wenn lebenswichtige Organe betroffen sind. Mit zunehmendem Alter wächst die Zahl der Agentien, die jeweils unabhängig voneinander verschiedene Krankheitsbilder induzieren können. Der *Tod* ist dann oft Folge der kumulativen Effekte dieser Einzelschädigungen.

Das physiologische *Altern* ist gewöhnlich durch einen „Vitalitätsverlust" der Einzelzelle und des Gesamtorganismus gekennzeichnet, der in der Regel mit einer

Atrophie von Gewebe und Organen einhergeht. Dieser Alterungsvorgang wird durch degenerative Krankheitsprozesse, insbesondere Gefäßerkrankungen, verstärkt, nachgeahmt oder überlagert, so daß sich physiologische und pathologische Prozesse oftmals vermischen. Trotzdem sollte man versuchen, eine Abgrenzung zwischen Krankheit und Altern vorzunehmen, obwohl das im Einzelfall oft schwierig sein kann.

## 1.2 Krankheitsursachen

### 1.2.1 Genetisch bedingte Krankheiten

Die meisten *Chromosomenanomalien* und *Genveränderungen* (Mutationen) erfolgen spontan (oder durch unbekannte Ursachen). In anderen Fällen können Strahlenschäden, mutagene Substanzen oder Infektionen als Ursache erkannt werden. Die Ausprägung der Krankheiten reicht von schweren, nicht mit dem Leben zu vereinbarenden Defekten bis zu leichten Störungen, die sich u. U. erst in späteren Jahren bemerkbar machen. Eine wichtige Untergruppe sind erbliche (hereditäre) Krankheiten, die in Familienstudien besonders gut untersucht werden können.

Die *Prädisposition* zu einigen Krankheiten wird schon seit längerem mit bestimmten *genetischen Typen* in Verbindung gebracht. Bei blonden, hellhäutigen Personen sind durch UV-(Sonnen-)Strahlung verursachte Hautschäden häufiger als bei dunklen Typen. Der Grund dafür, der Mangel an UV-absorbierendem, schützendem Pigment ist offensichtlich.

In jüngerer Zeit sind auch Zusammenhänge zwischen bestimmten normalen genetischen Typen und einigen Krankheitsprozessen bekannt geworden. *Beispiele:*

- Bei Personen mit der Blutgruppe A ist die Inzidenz für Magenkarzinome und perniziöse Anämie, bei solchen mit Blutgruppe B für Duodenalulzera erhöht.
- Eine Reihe von Krankheiten (besonders Infektions- und Autoimmunkrankheiten) scheint mit bestimmten Gruppen des menschlichen Leukozytenantigen *(HLA = human leucocyte antigen)* -Systems assoziiert zu sein. Dieses System besteht aus bestimmten Proteingruppen auf der Zelloberfläche nahezu jeder Zelle (zuerst auf Leukozyten entdeckt), deren Gene sich auf dem Chromosom 6 befinden (s. S. 154).

Chromosom 6     D   B   C   A    – HLA-Gene auf 4 verschiedenen
                                  Loci, jedes mit zahlreichen Allelen

Die bis heute bekannten Funktionen sind:

- *Transplantatabstoßung:* Je besser die Übereinstimmung der HLA-Proteine von Spender und Empfänger ist, desto eher wird das Transplantat akzeptiert.
- *Assoziation mit verschiedenen Krankheitsprozessen:* z. B. Proteintyp HLA B 27 mit Spondylitis ankylosans (90% aller S. a.-Patienten haben diesen Typ)

3

Die Mechanismen, die zu diesen Zusammenhängen führen, werden zur Zeit intensiv untersucht.

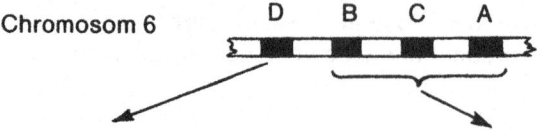

Chromosom 6

HLA-D-Gruppe:
Immunantwort, insbesondere
Lymphozytenfunktion;
beteiligt bei Autoimmunkrankheiten

Gruppe der HLA-B, C und A-Gene:
beteiligt an Infektionen, Transplantat-
Abstoßung, möglicherweise Karzinogenese

### 1.2.2 Erworbene Erkrankungen

Die Vielfalt verschiedener Krankheitsursachen kann folgendermaßen unterteilt werden:

- **Physikalische Agentien:** z. B. Traumen, Strahlen (Sonne, Röntgen, Radioaktivität), extreme Temperaturen (Verbrennung, Erfrierung), elektrischer Strom und im weiteren Sinne Zuführen extremer Energiemengen jeglicher Form.
- **Chemische Agentien:** Diese sind entsprechend der zunehmenden Industrialisierung recht vielfältig geworden. Einige wirken systemisch wie z. B. Zyanide, die die Atmungskette aller Zellen blockieren. Andere entfalten nur eine lokale Wirkung wie Säuren und Laugen. Wiederum andere schädigen nur bestimmte Organe wie z. B. Paraquat die Lungen oder Phosphor und organische Lösungsmittel Leber und Nieren. Iatrogene Krankheiten können auch in diese Gruppe fallen, soweit sie unerwünschte Nebenwirkungen bestimmter Medikamente betreffen.
- **Mangelkrankheiten:** z. B. durch Unterernährung, Malabsorption, Transport- oder Utilisationsstörungen. Die Wirkungen können allgemein sein (Hunger, Sauerstoffmangel) oder nur bestimmte Systeme betreffen (Vitaminmangel).
- **Infektionen:** Krankheiten hervorgerufen durch Viren, Bakterien, Pilze, Protozoen (Einzeller) und Metazoen (Vielzeller). Sie zerstören entweder direkt die menschlichen Zellen (Poliomyelitis, Malaria) oder bilden Toxine (Diphtherie, Tetanus), die allgemein wirken oder auch eine Prädilektion für bestimmte Gewebetypen haben können.
- **Störungen der Immunantwort:** Diese umfassen einerseits die überschießenden Immunreaktionen, besser bekannt als Hypersensitivitäts- oder allergische Reaktionen, die systemisch als Anaphylaxie bis hin zum Schock oder lokal z. B. als Asthma, Heuschnupfen oder Exantheme auftreten. Andererseits beinhalten sie auch die Immundefektsyndrome (AIDS) und die fehlgerichteten Immunreaktionen (Autoimmunkrankheiten wie z. B. die Hashimoto-Thyreoiditis).
- **Psychische Faktoren** können Krankheitsverläufe auf verschiedene Weise beeinflussen und sogar Krankheiten hervorrufen; z. B. kann psychische Anspannung (Streß) zu Fehlverhalten und Neurosen führen. In diesem Zusammenhang müssen Suchtformen wie Alkohol- und Drogenmißbrauch, Rauchen, Freßsucht, Spielsucht etc. gesehen werden. Auch die Bewertung der Symptome und die Reaktion

auf eine somatische Krankheit sind stark von psychischen Faktoren abhängig. Bei einer Reihe von Krankheiten scheinen sie sogar ursächlich beteiligt zu sein, z. B. bei der Colitis ulcerosa, bei einigen Formen des Bluthochdrucks und bei peptischen Ulzera.

Obwohl die Krankheitsursachen hier streng in genetisch determinierte und erworbene unterteilt wurden, muß man sich im klaren sein, daß bei vielen Krankheiten Faktoren beider Gruppen eine Rolle spielen. *Beispiel:* Angehörige einer bestimmten Blutgruppe (Duffy negativ) sind resistent gegenüber dem Malariaerreger Plasmodium vivax. Eine Infektion erfolgt nur bei genetisch empfänglichen Individuen.

Die Begriffe genetisch determiniert und kongenital müssen streng voneinander getrennt werden:

- *Kongenital* bezeichnet alle Erkrankungen, die bereits bei der Geburt vorhanden waren, egal ob erworben (Mißbildungen bei Contergan) oder genetisch bestimmt (Trisomie 21).
- Umgekehrt müssen nicht alle *genetisch determinierten* Erkrankungen bereits bei Geburt vorhanden sein. Die Chorea Huntington manifestiert sich z. B. erst im 4.–5. Lebensjahrzehnt.

## 1.3 Untersuchung von Krankheiten

In der medizinischen Praxis verfolgt die Untersuchung von Krankheiten zumindest zwei Ziele:

- Bestimmung der *Art* der Erkrankung und wenn möglich ihrer *Ursache* (Diagnose)
- Bestimmung des *Ausmaßes* der Erkrankung, wenn möglich Aussagen zur *Prognose.*

Historisch gesehen gründete sich die Untersuchung von Krankheiten auf die morphologische Beobachtung, zunächst rein makroskopisch, später dann (mit der Einführung der Lichtmikroskopie im 19. Jahrhundert) auch auf zellulärer Ebene. Pathologische Anatomie und Histologie sind bis heute die Eckpfeiler pathologischer Untersuchungen geblieben, auch wenn die Entwicklung neuer Zweige wie der Biochemie und Hämatologie das Verständnis der Krankheitsprozesse wesentlich vertieft hat. Um ein möglichst breites Wissen über Krankheit und Krankheitsentstehung aufzubauen, muß als Ziel angestrebt werden, die Informationen der verschiedenen Fachrichtungen nicht nur für sich zu betrachten, sondern zu integrieren.

# 2 Untersuchungsmethoden in der Pathologie

Die ursprüngliche pathologische Methodik der makroskopischen und mikroskopischen Untersuchung der Leiche *(Autopsie)* ist durch die chirurgische und endoskopische Gewebsentnahme am Lebenden *(Biopsie)* zur Diagnosestellung wesentlich erweitert worden. Zusätzlich sind innerhalb der Pathologie über Makroskopie und Lichtmikroskopie hinaus verfeinerte Untersuchungsmethoden entwickelt worden, die eine exaktere Diagnosestellung ermöglichen.

## 2.1 Pathologische Anatomie

Die makroskopisch sichtbaren Organveränderungen werden dokumentiert und diagnostiziert. Dieser makroskopischen Diagnose kommt im weiteren Prozedere eine Schlüsselrolle zu, da bei größeren Operationspräparaten oder Autopsien vor allem die Stellen der histologischen Begutachtung zugeführt werden, die mit unbewaffnetem Auge auffällig erschienen.

## 2.2 Histologie

Da fast jede Erkrankung typische Gewebeveränderungen mit sich bringt, ist in den meisten Fällen die *lichtmikroskopische Untersuchung* des Gewebes zur exakten Diagnosestellung ausreichend. Zur histologischen Begutachtung muß das Gewebe aufgearbeitet werden. Der Sinn der Aufarbeitung besteht darin, dem zu untersuchenden Gewebe eine solche Konsistenz zu verleihen, daß sich für die mikroskopische Untersuchung ausreichend dünne (ca. 5 µm) Schnitte gewinnen lassen. Das Gewebe muß dazu hart werden. Das erreicht man entweder durch *Einfrieren* (für Schnellschnitte, Immunhistologie) oder durch *Einbettung in Paraffin* (konventionelle Methode) oder *Kunststoff* (Semi- und Ultradünnschnitte z. B. für Elektronenmikroskopie).

## Paraffineinbettung

Dieser Behandlung werden nahezu alle Präparate unterzogen, weil sie zum einen eine vorzügliche Erhaltung der Morphologie gewährleistet und zum anderen das Gewebe in den Paraffinblöckchen nahezu unbegrenzt haltbar ist.

*Methodik:*
- Aus dem zu untersuchenden Gewebe (z. B. Darmresektat) werden frisch oder besser bereits formalinfixiert kleine (ca. 20 mm × 15 mm × 4 mm) Stücke herausgeschnitten. Kleine Biopsien werden vollständig untersucht.
- Das Gewebe wird zunächst weiter *fixiert* (Formalin), dann über eine aufsteigende Alkoholreihe *entwässert,* in Xylol gebracht, danach in *flüssiges Paraffin* (60 °C) getaucht und in kleine Blöckchen gegossen.
- Nach Abkühlen auf Raumtemperatur und Härtung auf Eis können von dem Paraffinblock ca. 5 µm dünne Membranen *geschnitten* werden.
- Diese werden in ein erwärmtes Wasserbad gebracht (die Schnitte breiten sich auf der Wasseroberfläche aus) und mit einem Glasobjektträger aufgefangen.
- Anschließend werden die Schnitte *gefärbt.*

Diese Art der Aufarbeitung mit Ausnahme des Schneidens läuft heutzutage weitgehend automatisiert ab. Die Dauer beträgt je nach Anzahl und Größe der Blöcke 4 bis 16 Stunden.

## Einfrieren

Dies ist die Methode der Wahl bei Schnellschnittuntersuchungen, bei denen das Ergebnis nicht nach 4 Stunden, sondern bereits nach 10 min vorliegen soll und bei immunhistologischen Färbungen mit bestimmten Antikörpern, deren Antigen durch die Formalinfixierung zerstört würde.

*Methodik:* Das Gewebsstück (ca. 5 mm Durchmesser) wird entweder in flüssigem Stickstoff oder in einem Kryostaten *tiefgefroren* und bei ca. − 20 °C *geschnitten,* auf einen Objektträger aufgefangen, in *Aceton fixiert* und anschließend *gefärbt.* Die Schnitte sind dicker (ca. 7 µm), die Morphologie ist durch das Einfrieren schlechter erhalten als nach Paraffineinbettung, und das Gewebe kann in dieser unfixierten Form nur bei − 70 °C gelagert werden, ohne daß es sich zersetzt.

| Färbung | Farbe | gefärbte Strukturen |
|---|---|---|
| Hämatoxylin-Eosin | blau (Hämatoxylin) | Zellkerne Bakterien, Kalk basoph. Zytoplasma |
| | rot (Eosin) | Zytoplasma Bindegewebsfasern u. a. |
| Elastica-van-Gieson | gelb (Pikrinsäure) | Zytoplasma Muskulatur Fibrin, Amyloid |
| | rot (Fuchsin) | Bindegewebe Hyalin (Zellkerne) |
| | schwarz (Resorzin-Fuchsin) | elastische Fasern |
| Versilberung | schwarz (ammonialkalische $AgNO_3$-Lsg.) | retikuläre Fasern Nervenfasern |
| | braun | kollagene Fasern |
| Fettfärbung, an (formalin-fixiertem) Gefrierschnitt | rot (Sudanrot) | Neutralfette |
| | blau (Hämatoxylin) | Zellkerne (Zytoplasma) |
| Kongorot | rot (Kongorot) | Amyloid |
| | blau (Hämatoxylin) | Zellkerne (Zytoplasma) |
| Berliner-Blau-Reaktion | blau (Ferrozyankalium) | Hämosiderin $Fe^{3+}$ |
| | rot (Kernechtrot) | Zellkerne |
| Giemsa | blau (Methylviolett) | Zellkerne Bakterien basophile Stoffe |
| | rot (Azur-Eosin) | eosinophiles Zytoplasma und Granula kollagene Fasern |
| | violett | Mastzellen |
| | grün | Melanin |
| Ziehl-Neelsen | rot (Karbolfuchsin) | säurefeste Stäbchen (Tb, Lepra) |
| | blau (Hämalaun) | Zellkerne |

| Färbung | Farbe | gefärbte Strukturen |
|---|---|---|
| Perjodsäure-Schiff-Reaktion (PAS) | purpurrot (Schiffsches Reagenz) | Hydroxylgruppen Aminoalkohole (Polysaccharide, Schleim, Pilze, Parasiten, Basalmembranen) |
| | blau (Hämatoxylin) | Zellkerne |
| Levaditi | schwarz ($AgNO_3$-Reduktion Pyrogallussäure) | Spirochaeta pallida, Listeria monocytogenes |

**Färbungen**

Eine Übersicht über gebräuchliche Färbemethoden gibt die vorhergehende Tabelle. Routinemäßig werden die Präparate nur mit HE (Hämatoxylin-Eosin) gefärbt. Die übrigen Färbungen bleiben besonderen Fragestellungen vorbehalten. Weiterhin können durch Enzymreaktionen bestimmte Gewebeenzyme nachgewiesen werden (z.B. alkalische und saure Phosphatasen, unspezifische und Cholin-Esterasen, Peroxidasen, Dehydrogenasen u.a.).

# 2.3 Zytologie

Hierbei wird durch nicht-invasive *(Abstrich)* oder nur wenig invasive *(Punktion)* Verfahren Zellmaterial gewonnen, das von seinem Gewebsverband losgelöst ist und nun auf seine zellulären Veränderungen (z.B. Verschiebung der Kern-Plasma-Relation, Kern- und Zellunregelmäßigkeiten etc.) hin beurteilt wird. Diese Methode eignet sich besonders zu Vorsorgeuntersuchungen, wobei bei zytologischem Malignitätsverdacht zunächst eine histologische Klärung des Befundes indiziert ist.
Bei Abstrichen oder materialarmen Punktionen (Schilddrüse, Knochenmark) wird das gewonnene Material direkt auf einem Objektträger ausgestrichen. Bei flüssigkeitsreichem Material (Pleuraerguß, Urin) wird nach Zentrifugation das Sediment ausgestrichen. Als Färbungen werden die Methoden nach (May-Grünwald-)Giemsa (s.o.) oder Papanicolaou angewandt.
Das Präparat wird nach folgendem modifizierten Papanicolaou-Schema bewertet:

9

| I | normale Zellen |
| II | degenerativ oder regenerativ (reaktiv) abgewandelte Zellen |
| III | nicht eindeutig positives oder negatives Zellbild |
|   III/D | dysplastische Zellen |
| IV | Tumorverdacht |
|   IV a* | schwere Dysplasie, Carcinoma in situ |
|   IV b* | wie IV a, invasives Karzinom ist nicht auszuschließen |
| V | sichere Tumorzellen |

\* bei gynäkologischen Abstrichen

## 2.4 Elektronenmikroskopie

In einigen Fällen ist es angebracht, zur Sicherung der Diagnose die Zellveränderungen auf Organellen-Ebene zu untersuchen. Hierzu wird die Elektronenmikroskopie eingesetzt. Da die Methode aber recht aufwendig ist, wird sie nicht generell routinemäßig angewandt, sondern bleibt speziellen Fragestellungen vorbehalten.

***Methodik:*** Das Gewebe wird nicht in Formalin, sondern in Glutaraldehyd fixiert, anschließend in Kunststoff (z. B. Epon) eingebettet und in Osmiumtetroxyd nachfixiert. Der Kunststoff ist wesentlich härter als Paraffin, so daß mit einem Diamantmesser dünnere Schnitte (ca. 60 nm) angefertigt werden können. Kontrastiert wird mit Uranylazetat, Bleizitrat und anderen Schwermetallsalzen.

## 2.5 Immunhistologie

Hierbei werden antigene Strukturen des Gewebes durch Antikörper nachgewiesen.

***Methodik:*** Die ***Antigen-Antikörper-Reaktion*** kann folgendermaßen sichtbar gemacht werden:
- durch ***Immunfluoreszenz,***
- durch ***enzymatische Farbreaktionen*** mit Umsetzung eines Substrats (Peroxidase, alkalische Phosphatase),
- durch kolloidale ***Goldpartikel*** mit Silberpräzipitation und
- durch ***radioaktive*** Markierung.

Es können entweder der Primärantikörper ***(direkte Methode)*** oder wie allgemein üblich Sekundärantikörper ***(indirekte Methode)*** mit der Markierungssubstanz behaftet sein. Primärantikörper stammen meist aus Kaninchen, Ratten oder Mäusen. Bei der indirekten Methode wird ein Sekundär- oder Brückenantikörper benötigt, der gegen die Fc-Fragmente der Immunglobuline der entsprechenden Spezies gerichtet ist (z. B. Ziege-anti-Maus o. ä.).

Schematisch lassen sich die verschiedenen Methoden wie folgt darstellen:

**Immunhistologie**

1) direkt

2) indirekt

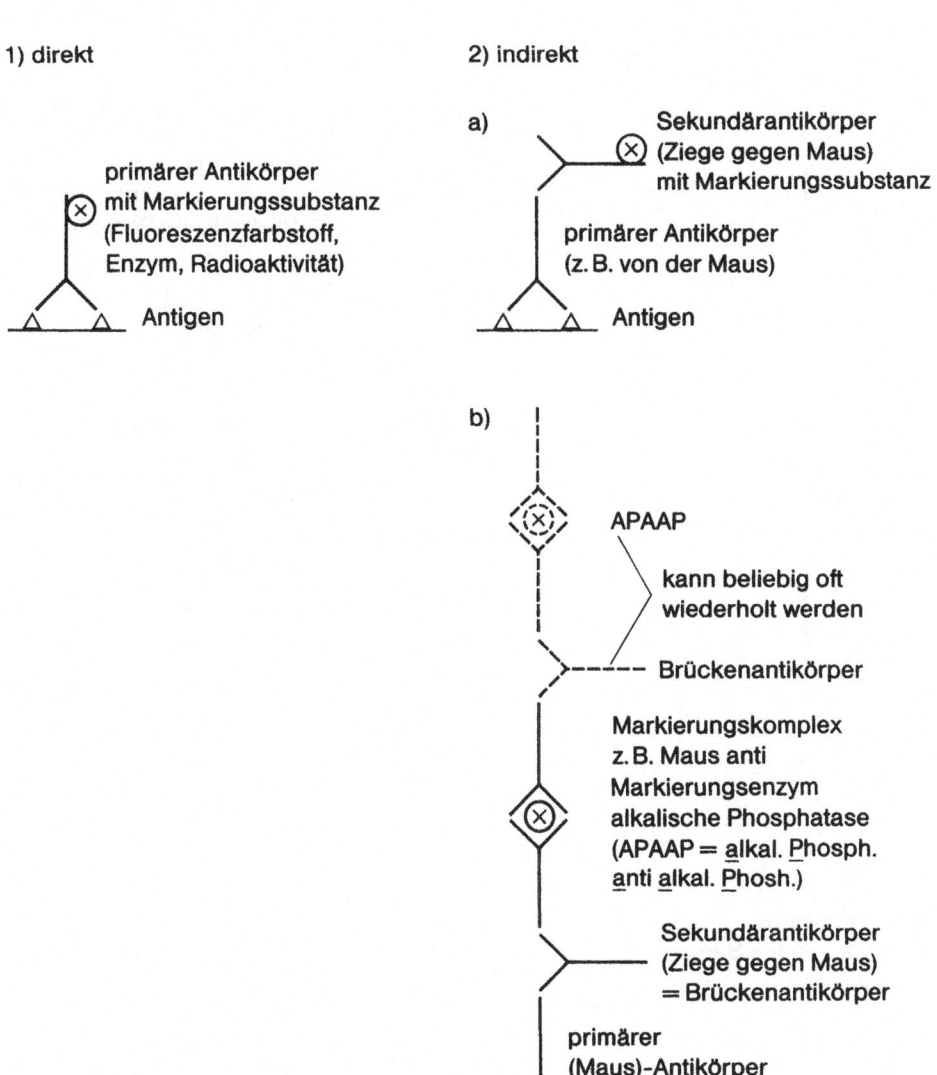

a) Sekundärantikörper
(Ziege gegen Maus)
mit Markierungssubstanz

primärer Antikörper
mit Markierungssubstanz
(Fluoreszenzfarbstoff,
Enzym, Radioaktivität)

Antigen

primärer Antikörper
(z. B. von der Maus)

Antigen

b)

APAAP

kann beliebig oft
wiederholt werden

Brückenantikörper

Markierungskomplex
z. B. Maus anti
Markierungsenzym
alkalische Phosphatase
(APAAP = alkal. Phosph.
anti alkal. Phosh.)

Sekundärantikörper
(Ziege gegen Maus)
= Brückenantikörper

primärer
(Maus)-Antikörper

Antigen

Das Antigen kann entweder im erhaltenen Gewebsverband auf Paraffin- oder Gefrierschnitten *(Immunhistologie)* oder in zytologischen Präparaten nachgewiesen werden. Eine weitere Möglichkeit besteht im Nachweis von Antigenen oder Antikörpern im *ELISA-Verfahren* (enzyme linked immunosorbent assay).

**ELISA**

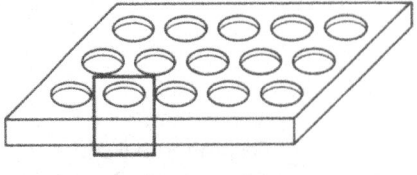

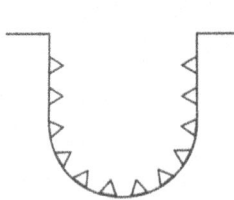

mit Antigen
beschichteter Napf  *

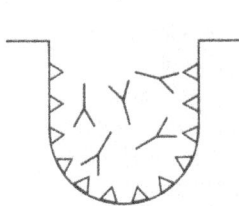

Einfüllen des zu
untersuchenden Serums/
Überstandes

waschen

falls Antikörper
gegen das Antigen
vorhanden sind,
bleiben sie mit dem
Antigen verbunden.

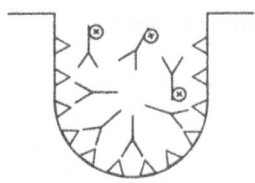

Sekundärantikörper
mit Markierungssubstanz
(z.B. alkalische Phosphatase)

waschen

Farbreaktion

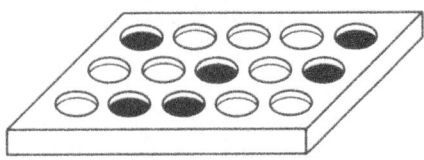

*

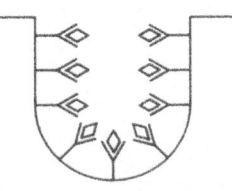

Soll das Antigen nachgewiesen werden,
wird der Napf mit Antikörper beschichtet,
das zu untersuchende Serum eingefüllt und
das gebundene Antigen mit einem anderen
Antikörper plus markierten Sekundärantikörper
nachgewiesen.
(„Sandwich-Methode")

Im *Western-Blot-Verfahren* werden die zu untersuchenden Proteine in einem SDS-(Sodium-Dodecyl-Sulfat-)Gel nach ihren Molekulargewichten aufgetrennt, auf eine Nitrozellulose-Trägerfolie übertragen ( = blotting) und mit dem Antikörper inkubiert.

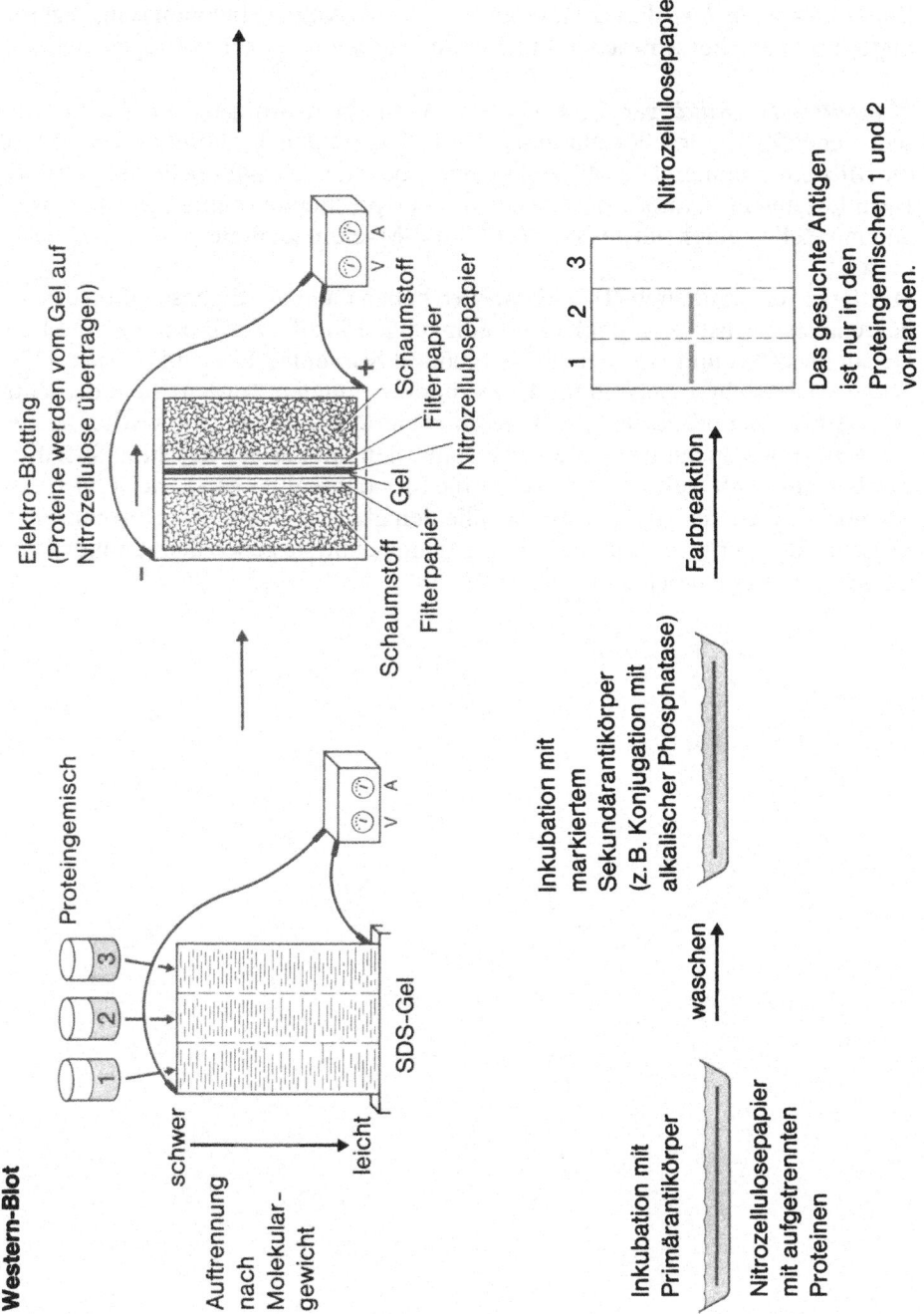

## Herstellung von Antikörpern

- *Polyklonale Antikörper:* Hierbei wird ein Tier, meist Kaninchen oder Ratte, mit einem hochgereinigten Antigen immunisiert. Anschließend werden die gegen das Antigen gerichteten Antikörper aus dem Serum gewonnen.
Wesentlicher *Nachteil* dieser Methode ist, daß das Antigen bekannt sein, in gereinigter Form und bei schwacher Antigenität in großen Mengen vorliegen muß.

- *Monoklonale Antikörper:* Eine Maus wird mit einem Antigen mehrfach in verschiedenen Zeitintervallen immunisiert. Nach Abschluß der Immunisierung wird die Milz entnommen. Die Milzzellen, unter denen auch zahlreiche aktivierte B-Lymphozyten mit Antikörpern gegen das entsprechende Immunogen sind, werden mit Zellen einer (unsterblichen) Mäuse-Myelom-Zellinie (z. B. NS-1) fusioniert.
Die daraus entstandenen **Hybridomzellen** haben dann die Eigenschaften des unbegrenzten Wachstums unter Kulturbedingungen *und* der Antikörperproduktion. Da auf diese Art und Weise mehrere Hundert bis wenige Tausend Klone ( = Hybridome) entstehen, müssen die Klone herausgefunden werden, die die „richtigen" Antikörper produzieren. Das geschieht mittels immunhistologischer Austestung an Gewebeschnitten. Die Hybridomzellen mit der gewünschten Spezifität werden nun so oft weiter verdünnt, bis die Monoklonalität gewährleistet ist, d. h. nur noch Zellen vorhanden sind, die alle den gleichen Antikörper produzieren. Diese werden permanent in Zellkultur gehalten, und sie geben den Antikörper in großen Mengen in den Kulturüberstand ab.

# Antikörperherstellung

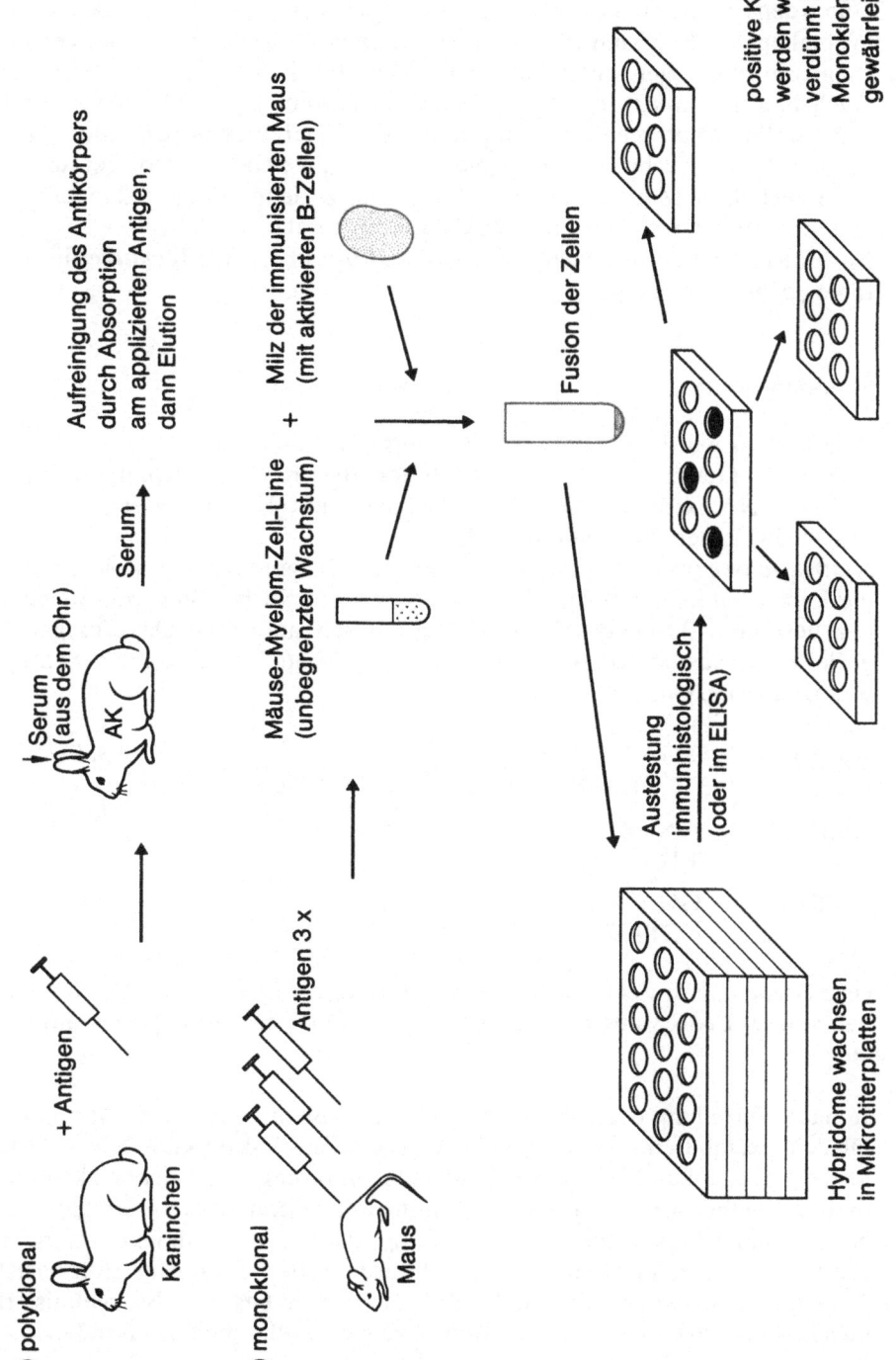

**1) polyklonal**

+ Antigen

Kaninchen

Serum (aus dem Ohr)

AK

Serum

Aufreinigung des Antikörpers durch Absorption am applizierten Antigen, dann Elution

**2) monoklonal**

Antigen 3 x

Maus

Mäuse-Myelom-Zell-Linie (unbegrenzter Wachstum)

+

Milz der immunisierten Maus (mit aktivierten B-Zellen)

Fusion der Zellen

Hybridome wachsen in Mikrotiterplatten

Austestung immunhistologisch (oder im ELISA)

positive Klone werden weiter verdünnt bis Monoklonalität gewährleistet ist.

## 2.6 Molekularpathologie

Durch den Einsatz molekularbiologischer Methoden ist es gelungen, bei bestimmten malignen Erkrankungen *Gentranslokationen, Genmutationen* oder verstärkte Expression von sogenannten *Onkogenen* nachzuweisen.

Auch die *Zellabstammung* läßt sich mit molekularbiologischen Techniken bestimmen: so läßt sich bei manchen Lymphomen die Zugehörigkeit zu B- oder T-Zellen nur durch den Nachweis der jeweiligen Gene im Southern-blot herausfinden. Aber auch diese Methoden bleiben bisher nur gezielten Fragestellungen vorbehalten und werden noch nicht routinemäßig eingesetzt.

Nachfolgend werden die wichtigsten *molekularbiologischen Techniken* in der Pathologie kurz dargestellt.

### Southern-Blotting

(Die Technik wurde von einem Herrn Southern entwickelt.)

Zellen oder Gewebeverbände werden lysiert, die Proteine enzymatisch abgebaut und die DNA extrahiert. Die DNA wird dann mittels bestimmter Restriktionsenzyme in kleinere Bestandteile zerlegt.

*Restriktionsenzyme* sind eines der wichtigsten Hilfsmittel in der Molekularbiologie. Es sind bakterielle Enzyme, die die DNA nur an solchen Stellen schneiden, die eine bestimmte Basenabfolge (meist 4 bis 6 Basen) aufweisen. Das ermöglicht ein gezieltes Herausschneiden oder Einfügen von Genteilen. Einige der wichtigsten Restriktionsenzyme sind:

| EcoR I: | 5'-G AATTC-3' <br> 3'-CTTAA G-5' | → | 5'-G <br> 3'-CTTAA | + | AATTC-3' <br> G-5' |

HinD III:    -A AGCCT-
            -TTCGG A-

BamH I:    -G GATCT-
            -CCTAG A-

(Die Nomenklatur richtet sich nach dem Bakterium, aus dem das Enzym gewonnen wurde: EcoR I aus Escherichia coli, HinD III aus Hämophilus influenzae etc.).

Je nach Verteilung der Erkennungsstellen in einem Genom wird die Gesamt-DNA in Bestandteile mit einer Länge von ca. 0.5 bis 10 kB (Kilobasenpaare) zerlegt, die man auf einem Gel entsprechend dem Molekulargewicht elektrophoretisch auftrennen kann. Danach werden die aufgetrennten DNA-Fragmente auf Nitrocellulose-Papier übertragen *(blotting)*, die nun mit radioaktiv markierten Proben der gesuchten Gene hybridisiert werden. Hierbei kann man nur nach Genen suchen, die man kennt, d.h. für die man Proben besitzt. Als Ergebnis erhält man je nach eingesetztem Restriktionsenzym eine oder mehrere Banden mit bestimmten Molekulargewichten auf dem Blot.

**Southern-Blot**

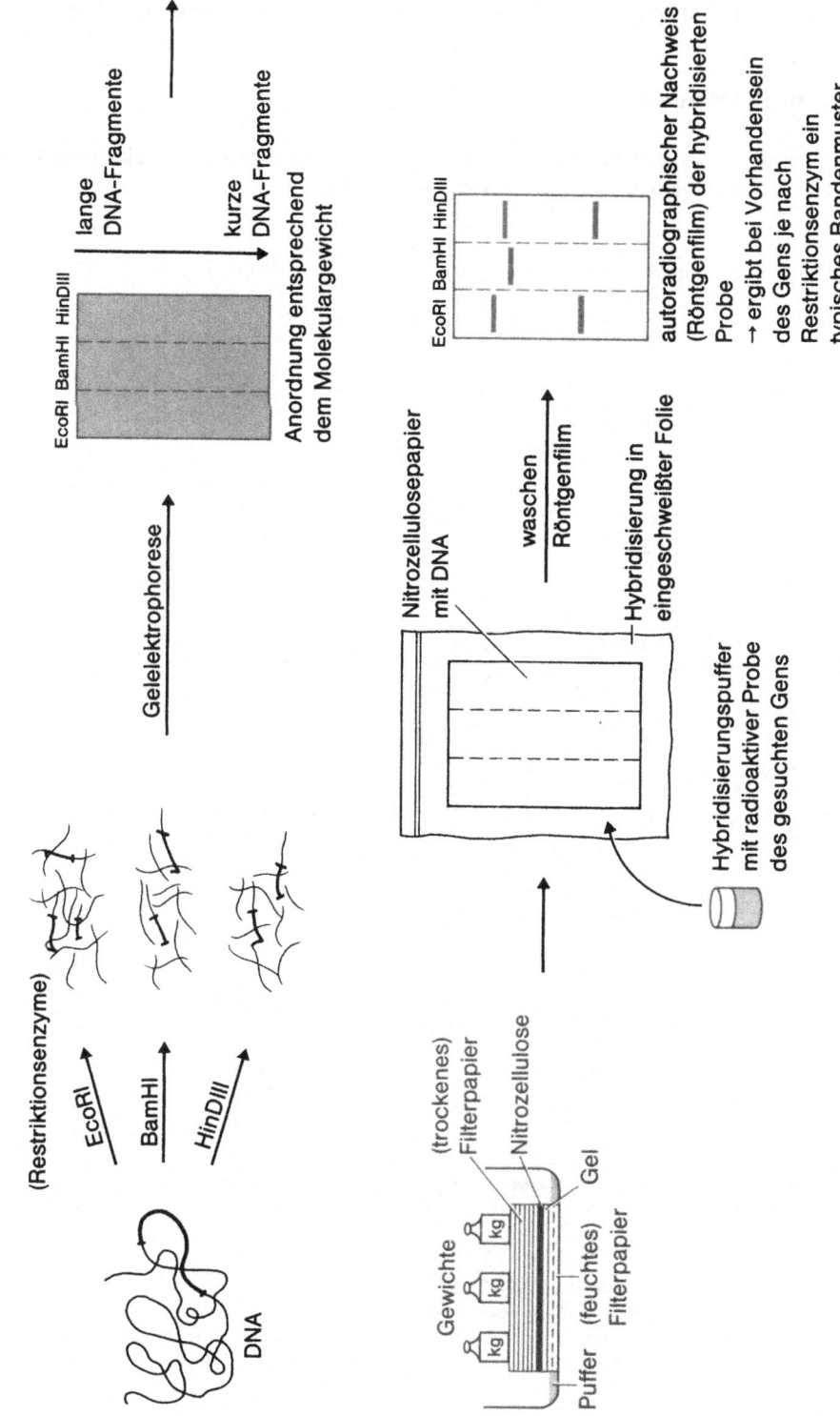

DNA

(Restriktionsenzyme)

EcoRI
BamHI
HinDIII

Gelelektrophorese

EcoRI  BamHI  HinDIII

lange
DNA-Fragmente

kurze
DNA-Fragmente

Anordnung entsprechend
dem Molekulargewicht

(trockenes)
Filterpapier
Nitrozellulose
Gel
Gewichte
kg  kg  kg
Puffer  (feuchtes) Filterpapier

Nitrozellulosepapier
mit DNA

waschen
Röntgenfilm

Hybridisierung in
eingeschweißter Folie

Hybridisierungspuffer
mit radioaktiver Probe
des gesuchten Gens

EcoRI  BamHI  HinDIII

autoradiographischer Nachweis
(Röntgenfilm) der hybridisierten
Probe
→ ergibt bei Vorhandensein
des Gens je nach
Restriktionsenzym ein
typisches Bandenmuster

17

Untersucht man statt DNA *RNA,* heißt der Vorgang *Northern-Blotting.*

### In situ-Hybridisierung

Seit einigen Jahren können DNA- und RNA-Fragmente auch direkt im histologischen Schnitt, also in situ, nachgewiesen werden.

**In situ-Hybridisierung**

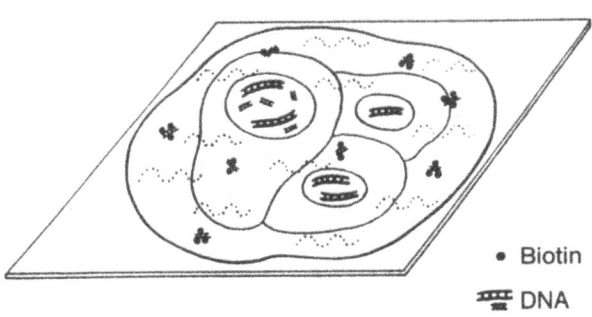

● Biotin

DNA

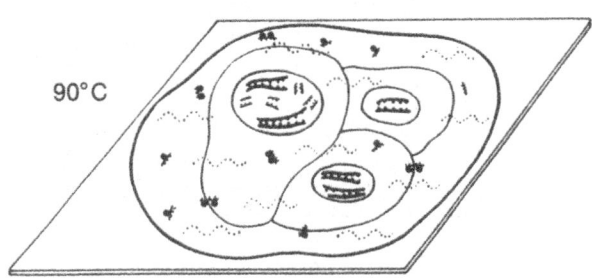

90°C

– 15 Minuten bei Raumtemperatur
– waschen

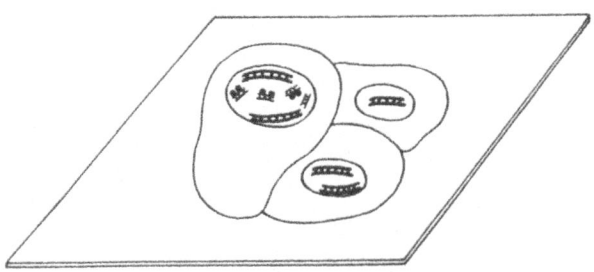

Nachweis des immobilisierten Biotins
über einen Avidin-Enzym-Komplex

18

Die Abbildung zeigt die Detektion viraler DNA mittels In situ-Hybridisierung: Eine markierte Probe (meist DNA mit einer Länge von ca. 1 kB) wird auf einen vorbereiteten histologischen Schnitt aufgetragen. Damit sich die Doppelstränge der Probe und der zu untersuchenden DNA auftrennen (sie sind durch Wasserstoffbrücken miteinander verbunden), wird der Schnitt auf 90 °C erwärmt *(denaturiert)*. Beim Abkühlen können Probe und DNA miteinander hybridisieren. Das Hybridisierungsgemisch muß immer in einem Flüssigkeitstropfen schwimmen, es darf nicht antrocknen.

Die Markierung der Probe kann entweder radioaktiv oder mit *Biotin* erfolgen. Biotin ist ein Vitamin, das eine hohe Affinität zu dem Hühnereiweiß Avidin besitzt. Die biotinmarkierten hybridisierten Proben können mit Avidin, an das z. B. Peroxidase gebunden ist, mit einer farbstofferzeugenden enzymatischen Reaktion nachgewiesen werden. Bei *radioaktiver Markierung* werden die Schnitte in eine Fotoemulsion getaucht. Die gebundenen Proben sind dann als schwarze Punkte über der Zelle nachweisbar.

Da die chromosomale DNA durch ihre Anlagerung an Histone und andere Moleküle einer Hybridisierung nicht zugänglich ist, können nur virale DNA und messenger-RNA (mRNA) mittels In situ-Hybridisierung detektiert werden.

Der Nachteil der Methode, insbesondere der RNA-Hybridisierung, besteht in der nicht immer ausreichenden Sensitivität, d. h. erst ab einer bestimmten Anzahl von mRNA-Kopien in der Zelle fällt der Nachweis positiv aus.

## PCR (polymerase chain reaction)

Dies ist eine hochsensitive **Gen-Amplifikationsmethode,** mit der auch eine einzige Genkopie in der Zelle oder einem Gewebe nachgewiesen werden kann. Der Methode liegt folgendes Prinzip zugrunde:

Die DNA wird denaturiert (die Doppelstränge werden aufgetrennt), und an die Enden des zu amplifizierenden Gens werden kleine Stücke von Einzelstrang-DNA *(„primer")* hybridisiert. Hierzu muß die Sequenz des betreffenden Gens bekannt sein. Diese „primer" sind die Startpunkte für eine Polymerase, die die komplementären DNA-Stränge herstellt. Diese arbeitet am DNA-Strang immer nur in eine Richtung, nämlich vom 3'- zum 5'-Ende. Die zu amplifizierende DNA ist somit verdoppelt. Dieser Vorgang wird mehrmals wiederholt, nach 10 Schritten sind aus 1 Kopie $2^{10}$ ( = 1024) Kopien entstanden. In der Regel werden ca. 25 Zyklen durchlaufen. Die amplifizierten Genstücke können dann in einem Gel nachgewiesen werden.

Die Methode wird noch nicht routinemäßig eingesetzt, da sie aufgrund der hohen Sensitivität sehr anfällig gegen Verunreinigungen ist und so die Gefahr falsch positiver Ergebnisse besteht. Zur Zeit wird erprobt, ob die PCR auch lokal in situ möglich ist. Bisher sind die Gene nur in der Reaktionslösung nachweisbar. Hierzu reicht allerdings bereits die DNA eines dünnen Paraffinschnitts als Material aus.

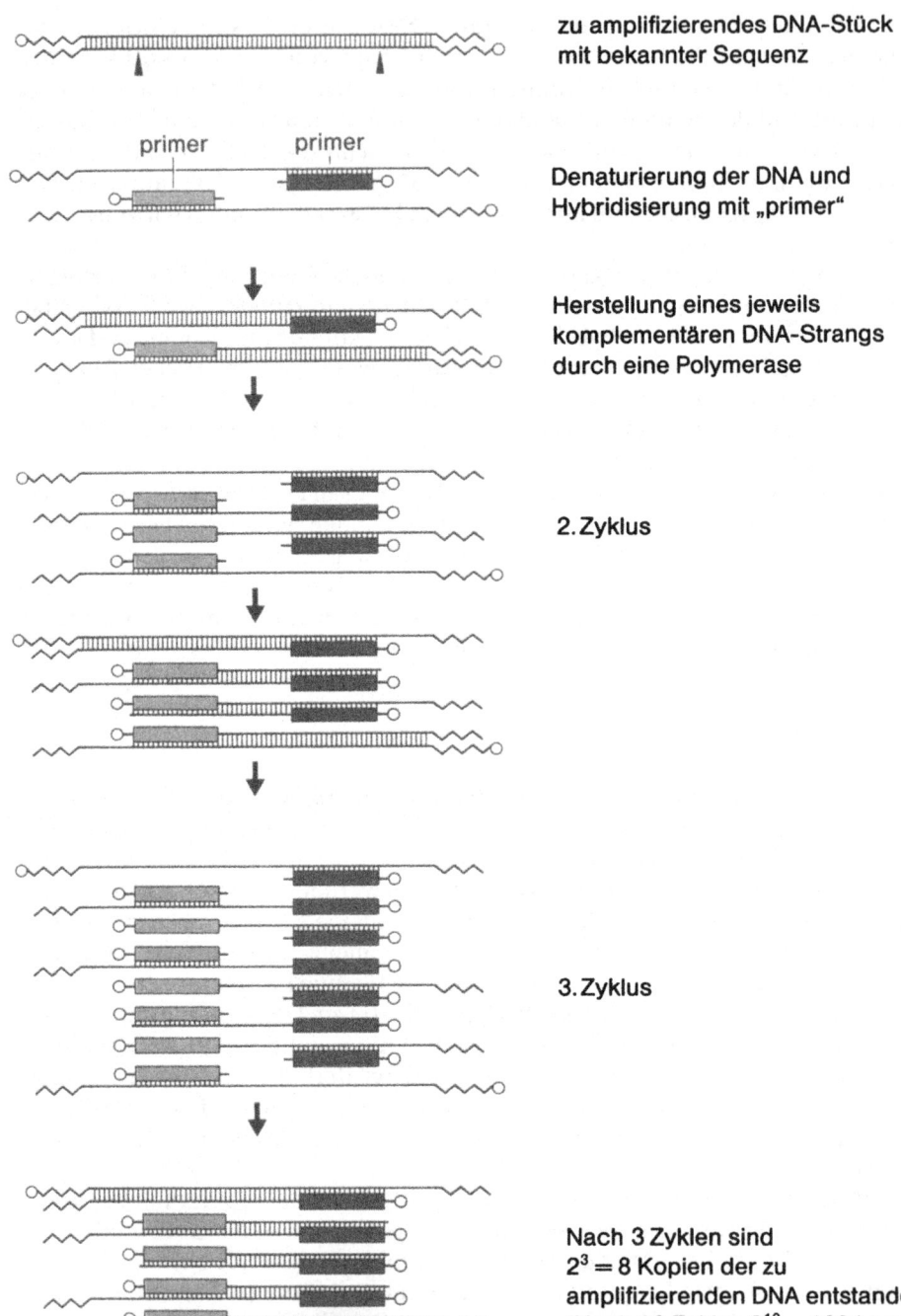

zu amplifizierendes DNA-Stück
mit bekannter Sequenz

Denaturierung der DNA und
Hybridisierung mit „primer"

Herstellung eines jeweils
komplementären DNA-Strangs
durch eine Polymerase

2. Zyklus

3. Zyklus

Nach 3 Zyklen sind
$2^3 = 8$ Kopien der zu
amplifizierenden DNA entstanden.
(Nach 10 Zyklen $2^{10} = 1024$ usw.,
zum Nachweis sind
ca. 25 Zyklen ausreichend).

In der täglichen Praxis der Pathologie stehen pathologische Anatomie und Histologie zur Diagnosefindung an erster Stelle. Nur in besonderen Fällen bedient man sich weiterer Spezialuntersuchungen. Deshalb beginnen die Krankheitsbeschreibungen in diesem Buch ebenfalls zunächst mit den makroskopischen Veränderungen und gehen dann stufenweise zu den zellulären Einzelheiten, soweit diese bekannt sind, über.

# 3 Zell- und Gewebeschäden

## 3.1 Zellschäden

Die Einwirkung schädigender Agentien *(Noxen)* ergeben sichtbare Zellveränderungen. Das Ausmaß dieser Veränderungen ist abhängig von der Art der Noxe und der Dauer der Einwirkung.

*Ursachen* von Zellschäden:

- Verminderte Sauerstoff- und Nährstoffversorgung. *Beispiele:* bei kardiorespiratorischer Insuffizienz oder Anämie
- Physikalische Noxen. *Beispiele:* Traumen, extreme Temperaturen, Strahlung
- Chemische Noxen. (Diese sind vielfältig; ihre Anzahl vergrößert sich mit zunehmender Industrialisierung.)
- Toxine. *Beispiele:* Bakterien (Tetanus, Diphtherie), Pflanzen, Tiere (Schlangen)
- Viren
- Körpereigene Schädigungen. *Beispiel:* abnorme immunologische Reaktionen (Allergien)

Die meisten der obengenannten Ursachen interferieren mit dem intrazellulären Energiestoffwechsel. Durch den resultierenden ATP-Mangel wird die $Na^+$-$K^+$-ATPase-Aktivität herabgesetzt und es kommt zu Elektrolytverschiebungen mit hydropischer Schwellung der Zelle. Die Hemmung anderer, ebenfalls ATP-abhängiger intrazellulärer Enzyme führt zu einer Zellverfettung. Diese Veränderungen sind reversibel. Irreversible Veränderungen entstehen bei anhaltendem Energiemangel oder durch direkte Zerstörung der Zelle (Traumen, Immunreaktionen mit Killerzellen u. a.). Es kommt nachfolgend zum Zelltod *(Nekrose)*.

## 3.2 Nekrose

Wenn einzelne Zellen oder Zellgruppen aus oben genannten Ursachen im *lebenden* Organismus zugrunde gehen, spricht man von *Nekrose* (im Gegensatz zur Autolyse, die den postmortalen Zelltod beinhaltet).

22

Der Zelltod ist gekennzeichnet durch das Zusammenbrechen des intrazellulären Energiesystems und die Auflösung der zelleigenen Strukturen (Nukleus, Zellorganellen, Zellmembran). Dadurch werden zelleigene, sonst nur intrazellulär anzutreffende Enzyme freigesetzt.

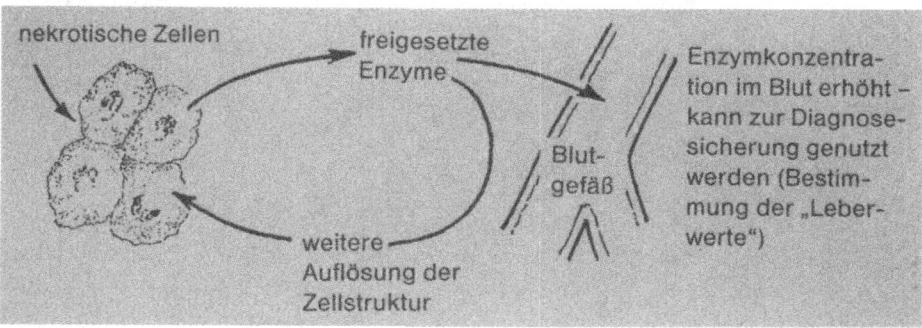

Abhängig von der Art des zugrundegegangenen Gewebes und der Noxe, nimmt die Nekrose entweder die Form einer
- Koagulationsnekrose oder einer
- Kolliquationsnekrose an.


### 3.2.1 Koagulationsnekrose

Dies ist der häufigere Nekrosetyp, zumeist verursacht durch eine mangelhafte Blutversorgung. *Beispiele* sind anämische Infarkte in Herz, Nieren und Milz. Auch Säureverätzungen, z. B. des Ösophagus führen zur Koagulationsnekrose.

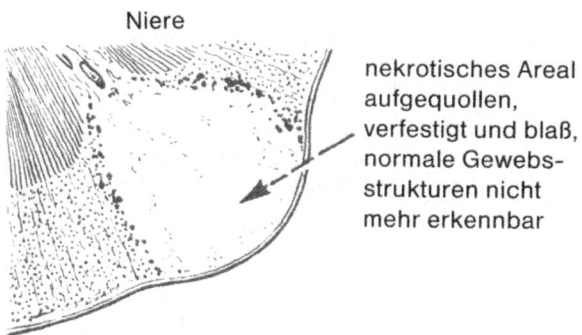

*Mikroskopische Veränderungen:* Das Zytoplasma wird trüb, opaque und färbt sich stärker mit dem Farbstoff Eosin an *(Eosinophilie)*. Der Zellkern löst sich entweder gleich auf *(Karyolyse)* oder schrumpft zunächst *(Pyknose)*, um dann zu zerfallen *(Karyorrhexis)* und sich aufzulösen.

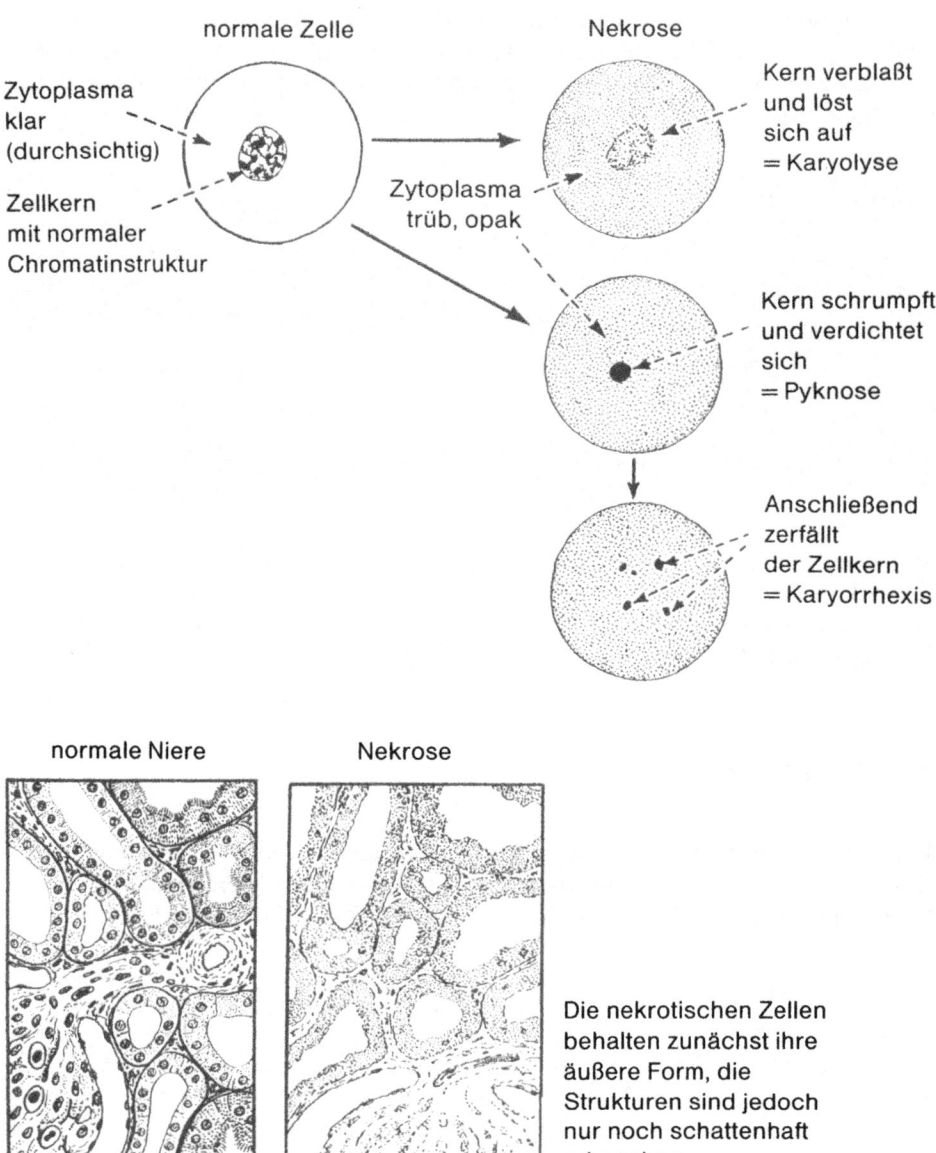

normale Zelle

Nekrose

Zytoplasma klar (durchsichtig)

Zellkern mit normaler Chromatinstruktur

Zytoplasma trüb, opak

Kern verblaßt und löst sich auf = Karyolyse

Kern schrumpft und verdichtet sich = Pyknose

Anschließend zerfällt der Zellkern = Karyorrhexis

normale Niere

Nekrose

Die nekrotischen Zellen behalten zunächst ihre äußere Form, die Strukturen sind jedoch nur noch schattenhaft erkennbar.

### 3.2.2 Kolliquationsnekrose

Vor allem im Gehirn, aber auch in anderen Organen mit hohem Flüssigkeitsgehalt führen Gewebeuntergänge zu dem Bild der Kolliquationsnekrose (kolliquare = verflüssigen). Weitere Ursachen sind Laugenverätzungen. Das Gewebe ist aufgeweicht, zentral oft flüssig; mikroskopisch sind ehemalige Gewebestrukturen nicht einmal mehr schemenhaft erkennbar.

### 3.2.3 Gangrän

Dies ist eine Komplikation der Nekrose, bei der das nekrotische Gewebe von (ei-tererregenden) Bakterien besiedelt wird. Durch ihre saccharolytische und proteo-lytische Aktivität lösen sie das Gewebe weiter auf und verhindern den Organisa-tionsprozeß. Durch den Abbau von Hämoglobin färbt sich das Gewebe grün-schwarz, und durch Gasbildung entsteht ein fauliger Geruch.

Eine Gangrän entsteht häufig an den Stellen, die leicht einer bakteriellen Besied-lung zugänglich sind, vor allem in nekrotischem Gewebe von Darm und Haut. In-farkte oder Infarzierungen des Darms (d. h. Nekrosen aufgrund von arteriellen Durchblutungsstörungen oder venösen Abflußbehinderungen) enden fast immer in einer Gangrän.

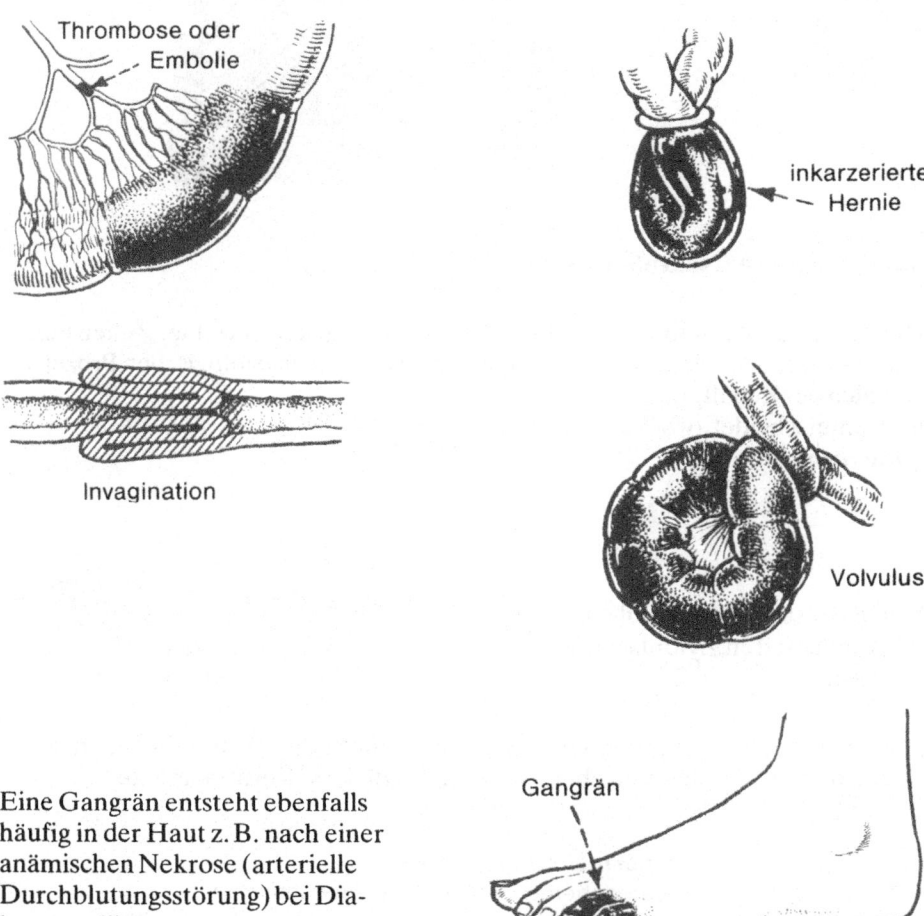

Eine Gangrän entsteht ebenfalls häufig in der Haut z. B. nach einer anämischen Nekrose (arterielle Durchblutungsstörung) bei Dia-betes mellitus.

Ein besonderer Typ der Gangrän ist die bakterielle Besiedlung durch Clostridien *(Gasbrand).*

### 3.2.4 Verkäsung

Verkäsung stellt eine Sonderform der Koagulationsnekrose dar, bei der das nekrotische Gewebe durch Lipidzusatz (z. B. aus der Bakterienwand, von säurefesten Stäbchen) zu den denaturierten Proteinen einen fettigen und käsigen Eindruck erhält.

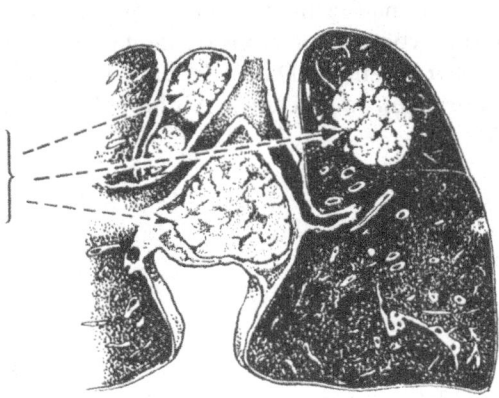

das nekrotische
Gewebe macht einen
käsigen, leicht
schmierigen Eindruck

### 3.2.5 Apoptose (Nekrobiose)

Der Terminus ‚Apoptose' bezeichnet das Zugrundegehen einzelner Zellen inmitten einer gesunden Population und stellt zumeist einen physiologischen Prozeß im Rahmen der Zellalterung dar.
Man unterscheidet zwei Stadien:
- ***Absterben***

Durch Umstellung des Zellstoffwechsels kondensieren Zytoplasma und Zellkern.

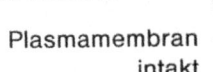

Kondensation
von Zytoplasma
und Zellkern

Plasmamembran
intakt

Die Zelle zerfällt in Zelltrümmer (engl. „apoptotic bodies"), die von Teilen der Zellmembran komplett umgeben sind, einige enthalten Kernfragmente.

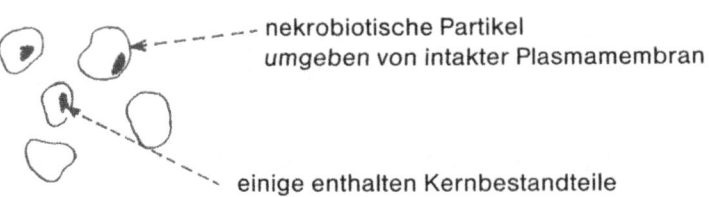

nekrobiotische Partikel
umgeben von intakter Plasmamembran

einige enthalten Kernbestandteile

- **Eliminationsprozeß**

Die Zelltrümmer werden durch Phagozytose von den umgebenden Zellen (z.B. Leberzellen) aufgenommen und verdaut. Danach rücken die umgebenden Zellen zusammen, um die freigewordenen Lücke zu schließen.

nekrobiotische
Partikel
umgeben von
vitalen Zellen
(z.B. Leberzellen,
Tumorzellen)

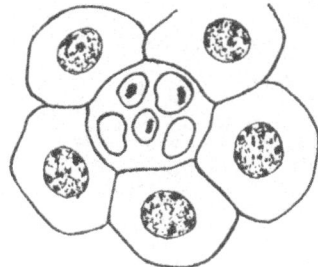

Phagozytose
und schnelle
„Verdauung"
der Partikel durch
umgebende Zellen

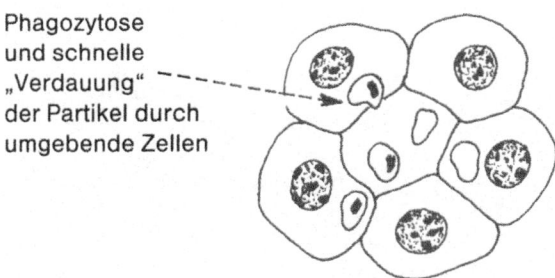

Der gesamte Prozeß nimmt nur wenige Stunden in Anspruch.

*Beachte:* Dadurch, daß die Zellmembran um die Zelltrümmer intakt ist, werden *keine* intrazellulären Substanzen freigesetzt, und es erfolgt *keine* Entzündungs-reaktion.

Die **Bedeutung der Apoptose** liegt im Aufrechterhalten des Gleichgewichtes von Zellproliferation und -elimination bei
- dem Erhalt der Organgröße im adulten Organismus,
- der Organentwickung (Form, Funktion und Größe) im Embryo,
- der physiologischen Atrophie und Involution.

Auch bei pathologischen Prozessen wie z.B. beim Tumorwachstum kommt es häufig zur Nekrobiose.

## 3.3 Trübe Schwellung

Dies ist die mildeste Form des Zellschadens und reversibel.

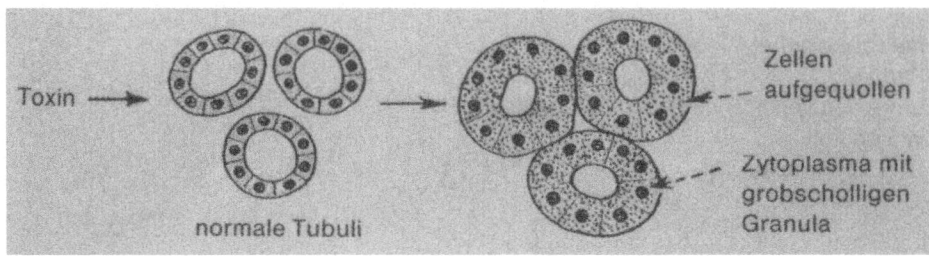

Die Organe schwellen an und erscheinen blaß. Dies ist die Folge von intrazellulären Veränderungen der Mitochondrien, die elektronenmikroskopisch sichtbar sind.

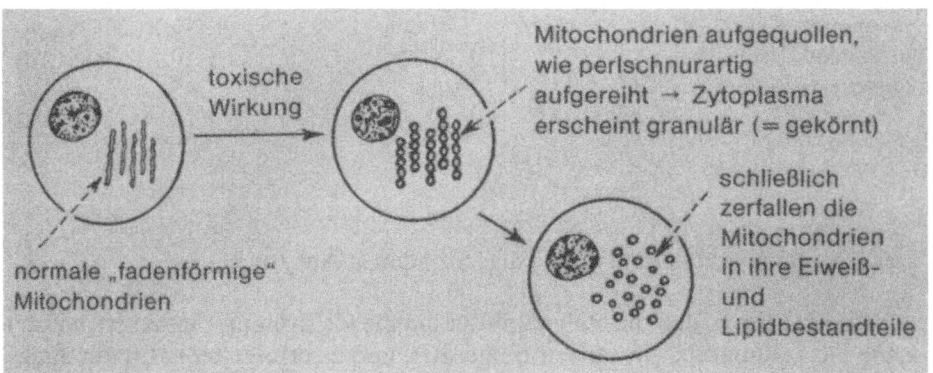

## 3.4 Verfettung

Unter Verfettung versteht man eine *Fettansammlung in Nicht-Fettgewebe,* insbesondere in parenchymatösen Organen, Skelettmuskulatur und Herz, also in Geweben, die einen hohen Stoffwechselumsatz haben. Im Gegensatz zu Fettgewebe besitzen diese Gewebearten nicht die Fähigkeit, das anfallende Fett zu verarbeiten, so daß Fett in den Zellen gespeichert wird.
Es gibt eine Vielzahl von Ursachen, die zu einer Organverfettung führen können, im wesentlichen aber nur zwei *Mechanismen:*
● *Interaktion mit den zelleigenen Enzymen,* entweder durch Herabsetzung ihrer Aktivität oder durch Hemmung ihrer Synthese.
Oftmals kommen auch beide Prozesse zusammen vor. So kann bei einer Lungenentzündung durch die respiratorische Insuffizienz die Oxygenierung des Blutes vermindert sein, und zusätzlich werden von den Bakterien Toxine freigesetzt, die in den Enzymmetabolismus eingreifen.

28

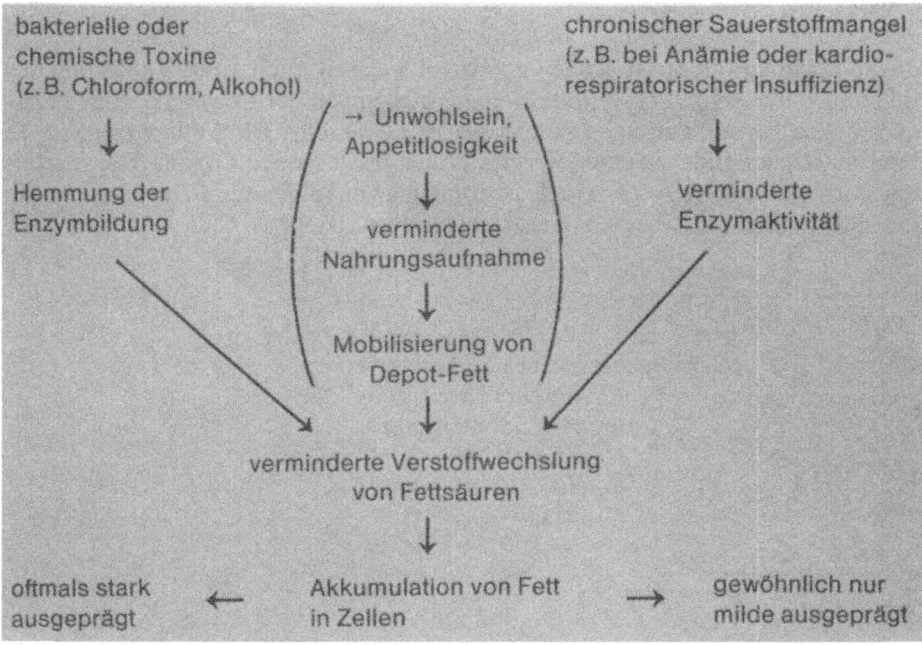

● **Stoffwechselstörungen,** die zu einem Mangel an Substanzen führen, die für die Fettverwertung notwendig sind. *Beispiel:*

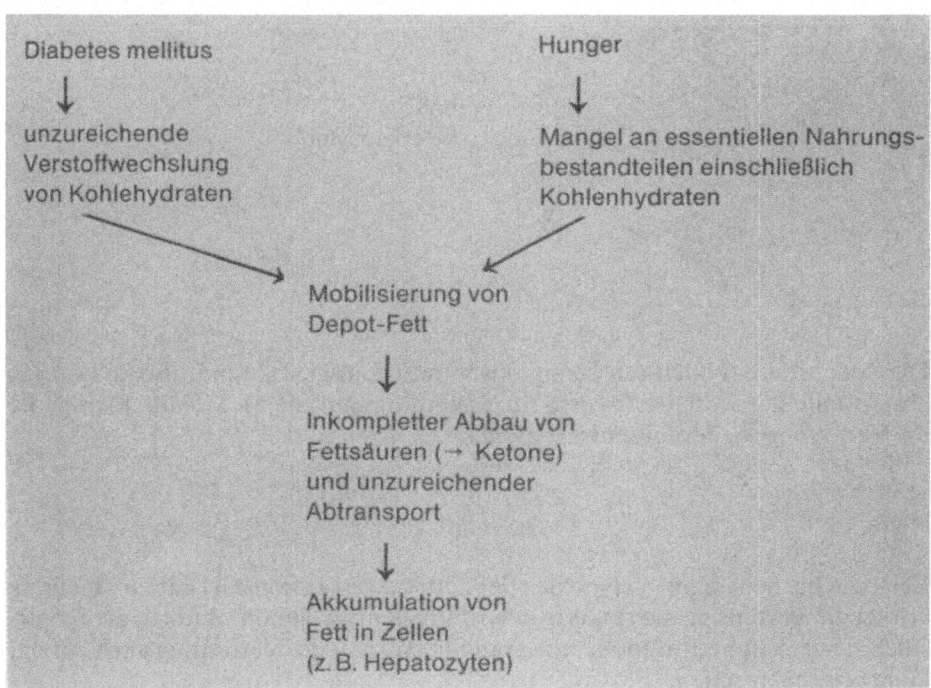

## Leber

Da die Leber eine zentrale Rolle im Fettstoffwechsel spielt, führen aufgrund des hohen turn-overs von Fett bereits kleine Änderungen der Enzymaktivität zu beträchtlichen Fettanhäufungen innerhalb der Leberzelle. Die Fettspeicherung in den Einzelzellen führt zu einer Vergrößerung des gesamten Organs. Das Verteilungsmuster der verfetteten Areale ist abhängig von folgenden *Ursachen:*
- Sauerstoffmangel, z. B. bei Anämie oder Herzinsuffizienz

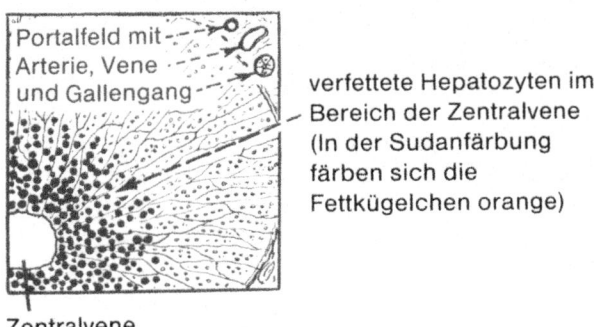

Portalfeld mit Arterie, Vene und Gallengang

verfettete Hepatozyten im Bereich der Zentralvene (In der Sudanfärbung färben sich die Fettkügelchen orange)

Zentralvene

Die Zellen mit der geringsten Sauerstoffversorgung, also im Bereich der Zentralvene, verfetten am schnellsten.
- Toxische Substanzen, z. B. bestimmte Medikamente

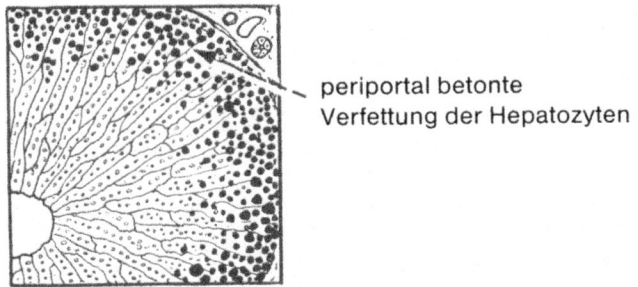

periportal betonte Verfettung der Hepatozyten

Die Zellen, die der höchsten Toxinkonzentration ausgesetzt sind, also im Bereich des Portalfeldes, verfetten zuerst. Sind allerdings nur die Metabolite toxisch, ist die Verfettung wiederum zentral betont.


## Niere

Bei toxischer Schädigung, Hypoxie oder Fettrückresorption bei Diabetes mellitus erfolgt die Verfettung meist nur in den Epithelien der Tubuli contorti, die Schaltstücke sind nicht betroffen. In schweren Fällen kann die Verfettung auch auf die Glomeruli übergreifen.

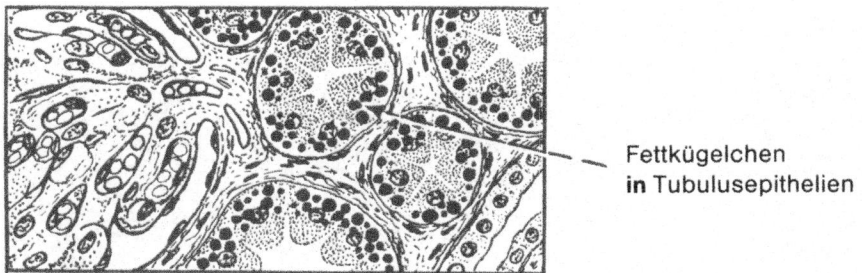

Fettkügelchen
**in** Tubulusepithelien

## Herz

Bei Sauerstoffmangel (z. B. Anämie) treten Herzmuskelverfettungen vor allem im Bereich der venösen Kapillarschenkel auf. Es resultiert ein streifenförmiges, tigerfellartiges Muster von verfetteten und nicht verfetteten Abschnitten. Bei Intoxikationen (Phosphor, Äther, Diphtherie) oder bei Myokarditis sind disseminiert Einzelzellen verfettet.

*Mikroskopisch* sieht man in beiden Fällen intrazellulär feine Fetttröpfchen, die sich entlang der Muskelfasern aneinander reihen. Die Querstreifung wird dadurch verdeckt. Die Verfettung interferiert mit der kontraktilen Funktion der Muskelfasern. Die Folgen sind Herzinsuffizienz und Herzmuskeldilatation.

kleine Fettkügelchen **in** den Muskelfasern

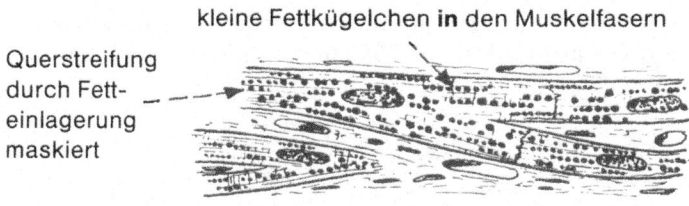

Querstreifung
durch Fett-
einlagerung
maskiert

Die degenerative Herzverfettung ist nicht zu verwechseln mit dem Fettherz bei Adipositas, der Lipomatosis cordis, s. S. 32.

**Folgen der Herzverfettung.** Bei den meisten Organen ist die Zellfunktion von der Verfettung kaum beeinträchtigt. Das Herz stellt eine Ausnahme dar, besonders wenn zusätzliche Belastungen auftreten:

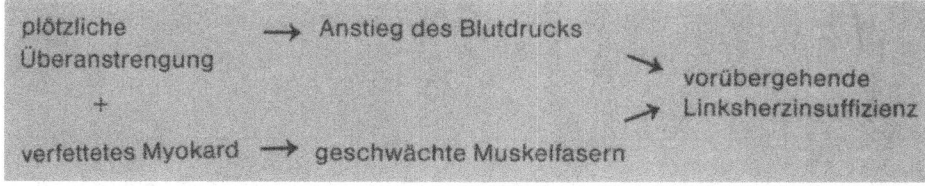

plötzliche Überanstrengung ⟶ Anstieg des Blutdrucks

+

verfettetes Myokard ⟶ geschwächte Muskelfasern

⟶ vorübergehende Linksherzinsuffizienz

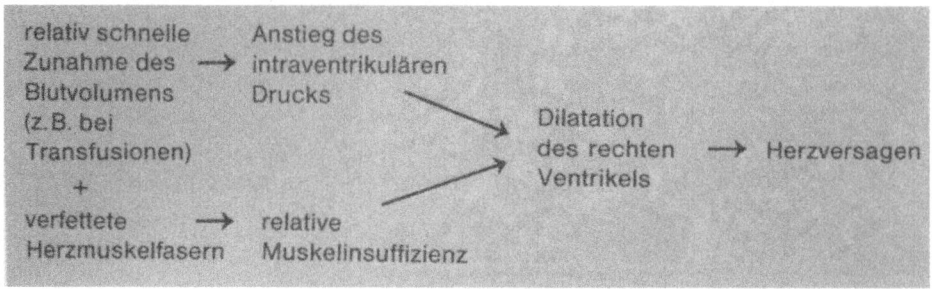

## Adipositas

Starke Adipositas führt zur Fettgewebseinlagerung in Organen, die normalerweise kein Fettgewebe enthalten, z. B. im Herzen. Dabei verfetten nicht die Muskelzellen wie bei degenerativer Schädigung, sondern man findet Fettgewebe *zwischen den Muskelfasern*, wahrscheinlich durch Umwandlung von bindegewebigen Stützzellen in fettspeichernde Zellen *(Lipomatosis cordis)*. In anderen Organen kann zusätzlich eine parenchymatöse intrazelluläre Verfettung durch das exzessive Fettangebot auftreten, z. B. in der Leber. Funktionell ist wiederum am stärksten das Myokard betroffen, zum einen durch die Herabsetzung der Kontraktilität, zum anderen durch die Belastung, das zusätzliche Gewebe zu versorgen. Die Hauptursache der Adipositas liegt in einer übermäßigen Nährstoffzufuhr. Allerdings können auch genetische und funktionelle Störungen eine Rolle spielen.

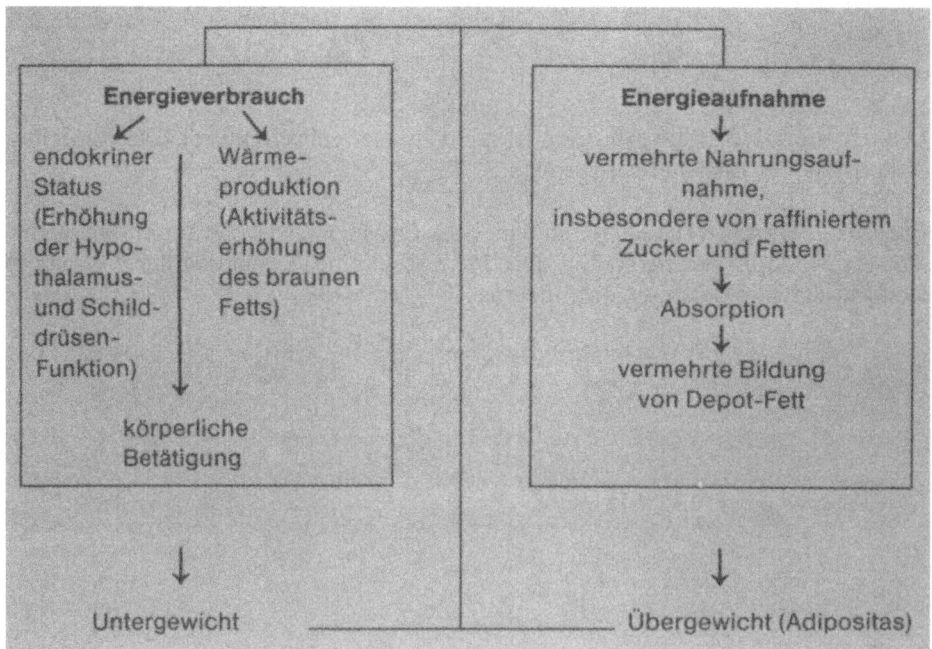

Bei Adipositas ist die Lebenserwartung hauptsächlich durch die begleitenden kardiovaskulären Schäden wie Arteriosklerose und Herzinsuffizienz vermindert.

## 3.5 Atrophie

Atrophie bedeutet eine Verminderung von Anzahl und/oder Größe der Zellen, die zu einer Verkleinerung der betreffenden Organe oder Gewebe führt. Fast regelmäßig findet sich eine Atrophie im Alter (s. S. 2). Eine Atrophie ist reversibel, vorausgesetzt, daß die Ursachen, die zu der Atrophie führten, beseitigt worden sind. *Beispiel:* Eine Koronararterienstenose kann zur Atrophie des Myokards führen.

*Lipofuszin* („wear and tear"-Pigment = Abnutzungspigment, ein Lipoprotein) ist ein gelb-braunes Pigment, ein Abbauprodukt des Zellstoffwechsels, das sich bei der Zellalterung in Zellen bestimmter Organe (Leber, Herz) anhäuft und nicht sezerniert wird.

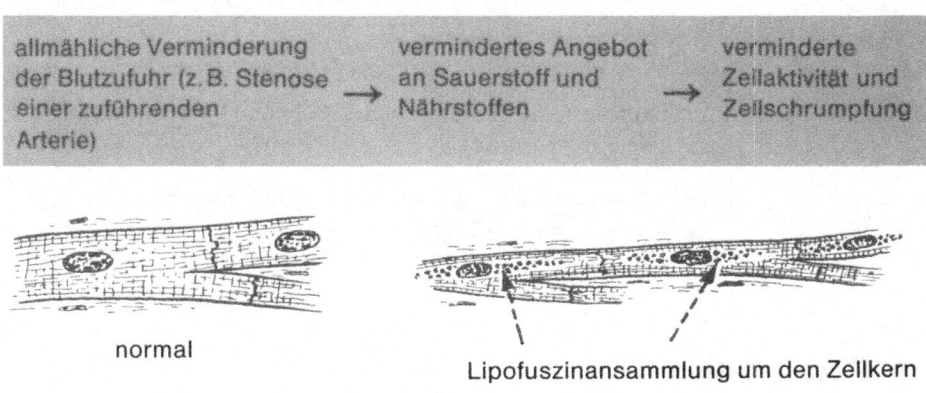

normal

Lipofuszinansammlung um den Zellkern

*Beispiel:* Die Obstruktion eines Drüsenausführungsganges kann zur Atrophie der Drüse führen.

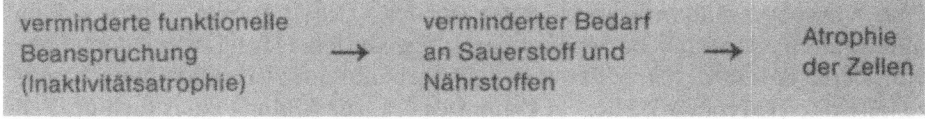

**Beispiel:** Skelettmuskelatrophie nach Zerstörung motorischer Neurone bei Poliomyelitis

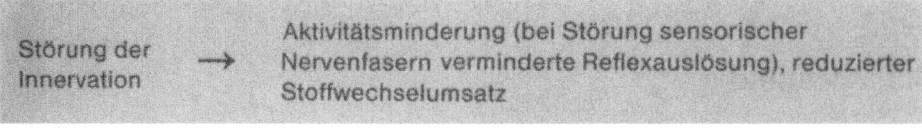

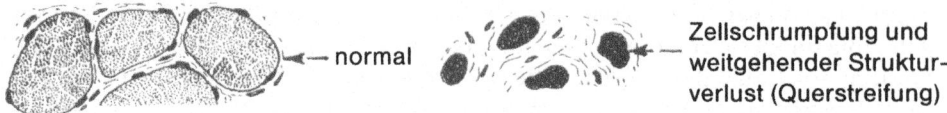

**Beispiel:** Hypophyseninsuffizienz führt zu Atrophie von Schilddrüse, Nebenniere, Gonaden und Genitalien.

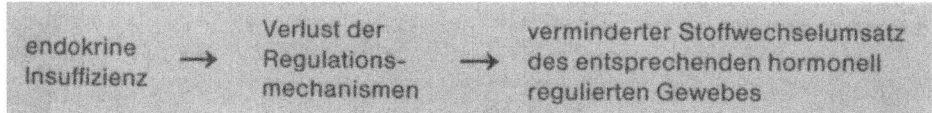

**Beispiel:** Druck durch Tumoren, die das umgebende Gewebe komprimieren

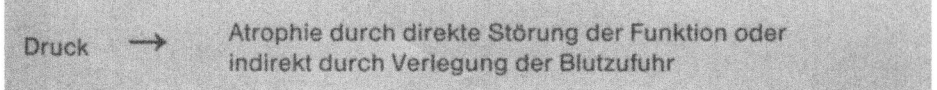

## 3.6 Degeneration

**Hyaline Degeneration**

Dies ist lediglich ein beschreibender Begriff, der eine glasige, homogene, eosinophile Gewebsveränderung bezeichnet (hyalos = Glas). Dieser Eindruck kann durch verschiedene Substanzen hervorgerufen werden. Häufig ist er jedoch Folge von *Kollagenfaserdegeneration* z.B. bei Narbenbildung (Keloid) oder Tumorregressionen (Myomen). Hierbei kommt es u.a. zur Bildung eines dichten, zellarmen Kollagenfaserfilzes und reichlich Ablagerung von Grundsubstanz (Proteoglykanen).
Sogenanntes epitheliales Hyalin ist eine andere Bezeichnung für *Mallory-Körperchen* in der Leber und stellt eine alkoholbedingte Kondensation von Intermediärfilamenten (Zytokeratinen) dar.
Wenn alte Fibrinthromben ein glasiges Aussehen bekommen, spricht man auch von *(kautschuk)hyalinen Thromben.* Diese finden sich häufig bei Aortenaneurysmen.

34

**Mukoide Degeneration**

Mukoide Degenerationen kommen häufig in mesenchymalen Tumoren oder in Sehnengewebe (Überbein, Ganglion) vor. Dabei werden zwischen den Faserbündeln saure Mukopolysaccharide abgelagert, die Wasser binden und die Fasern auseinanderdrängen.

# 3.7 Amyloidose

*Amyloid* ist eine ebenfalls glasig-homogen erscheinende, eosinophile Substanz, die sich bei lichtmikroskopischer Betrachtung mit Kongorot rot und bei Polarisation grün färbt. Der Name (amylum (lat.), amylon (griech.) = Stärke) läßt sich auf Virchow zurückführen, der glaubte, daß es sich dabei um Ablagerung von pflanzlicher Stärke handelt. In Wirklichkeit besteht Amyloid jedoch aus Polypeptidketten, insbesondere aus Derivaten von leichten Immunglobulinketten (vornehmlich lambda-Ketten). Amyloid wird nicht oder nur sehr langsam abgebaut, so daß die Ablagerung in der Regel stetig fortschreitet. Die Ablagerung geschieht im Extrazellulärraum, dort vor allem im Bereich um Blutgefäße und Basalmembranen.

**Verteilung**

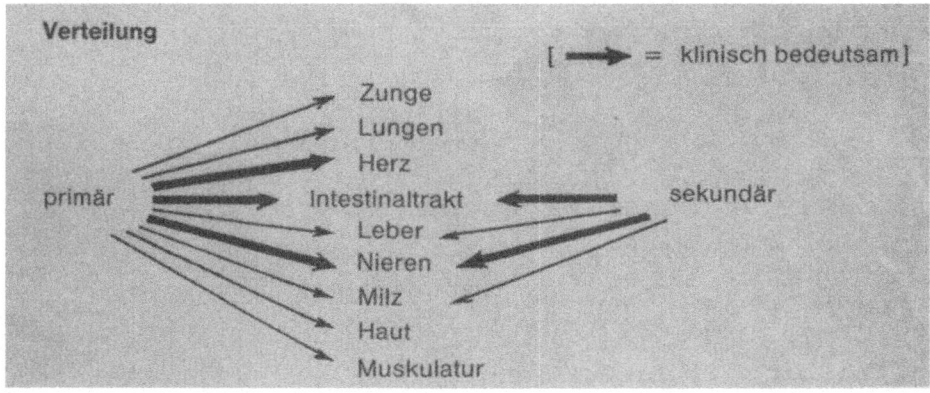

*Nachweis:* Makroskopisch sind die befallenen Organe verfestigt und haben ein wächsernes Aussehen. Sie färben sich mit Lugolscher Lösung braun (wie Stärke). In bioptischem Material (Rektumbiopsie!) erfolgt der Nachweis mittels Kongorot, das Amyloid lichtmikroskopisch rot und bei Polarisation grün färbt (apfelgrüne Fluoreszenz).

**Auswirkungen der Amyloidablagerung**

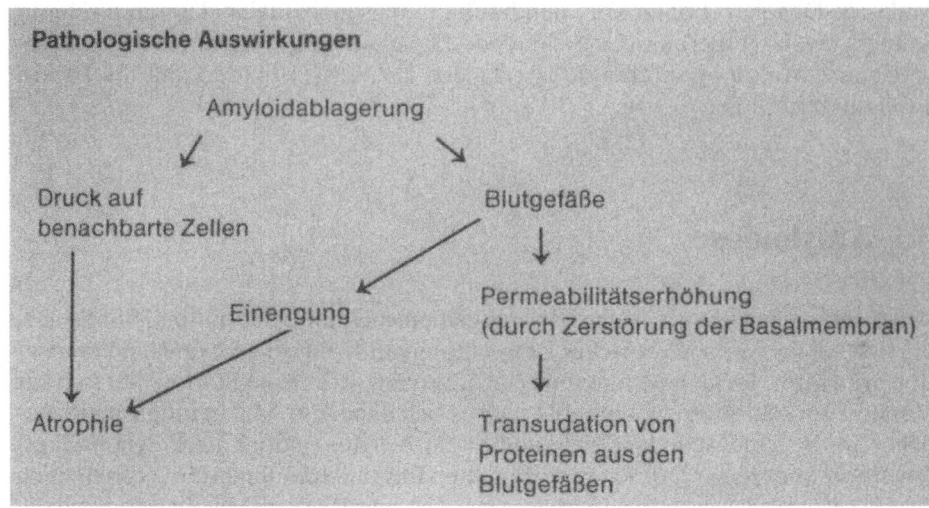

Die schwerwiegendsten Veränderungen betreffen Nieren, Gastrointestinaltrakt und Herz, aber auch Leber und Milz können in Mitleidenschaft gezogen sein.

● *Niere:* Bei schwerer Amyloidose erscheint die Niere blaß, verfestigt und wächsern. Mit Lugolscher Lösung färben sich die Glomeruli als dunkelbraune kleine Punkte an.

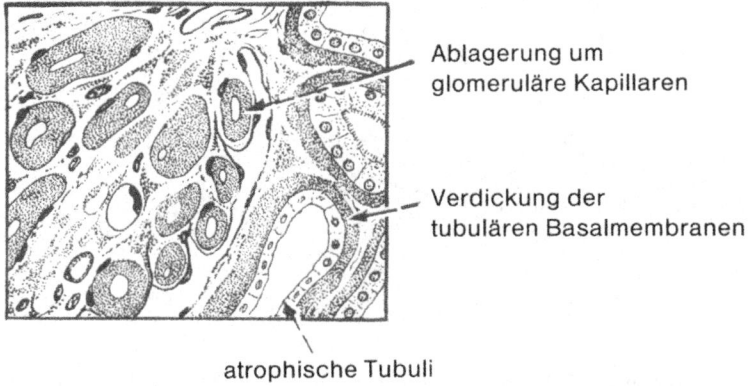

*Morphologische Veränderungen:* Je nach Ausmaß der Substanzzunahme durch die Amyloidablagerung und der Gewebeverminderung durch die degenerativen Prozesse, können die Nieren normal, vergrößert oder verkleinert sein.

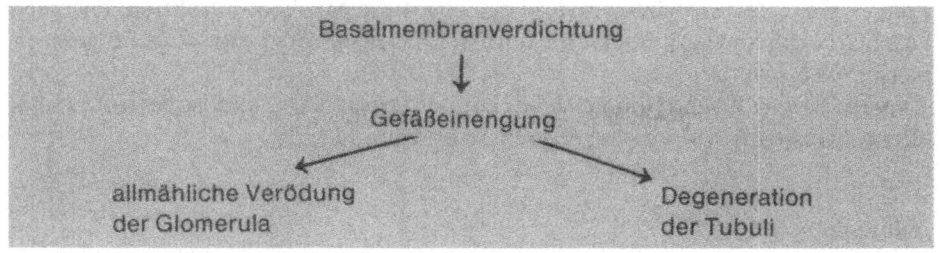

Basalmembranverdichtung

↓

Gefäßeinengung

allmähliche Verödung
der Glomerula

Degeneration
der Tubuli

*Funktionelle Auswirkungen:* Trotz der Verdickung von Mesangium und Basalmembran, ist die Kapillarpermeabilität, wahrscheinlich aufgrund der Zerstörung
der Basalmembran durch die Amyloidablagerung, erhöht. Es resultiert eine
Proteinurie. In späteren Stadien kann es zu Oligurie und Nierenversagen kommen.

● *Gastrointestinaltrakt:* Wiederum durch Änderung der Gefäßpermeabilität resultieren Diarrhoe, Proteinverlust, Malabsorption und Elektrolytstörungen. Aufgrund der leichten Zugänglichkeit ist die Rektumbiopsie zum Nachweis der
Amyloidose die Methode der Wahl. (*Beachte:* Es muß dabei die Submukosa mit-
erfaßt sein, da im Rektum die Amyloidablagerung vorwiegend um die submukö-
sen Gefäße erfolgt.)

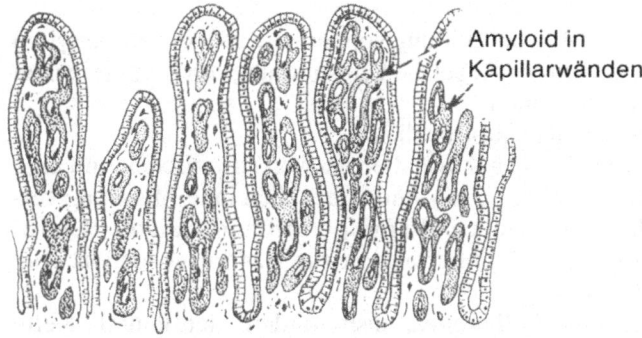

Amyloid in
Kapillarwänden

● *Herz:* Das Amyloid wird um die Muskelfasern und entlang der Basalmembranen
der Kapillaren abgelagert. Das Herz ist vergrößert, und die muskulären Ventrikel-
wände sind deutlich verdickt, obwohl die Muskelfasern selbst durch Druck des umgebenden Amyloids oftmals atrophiert sind.

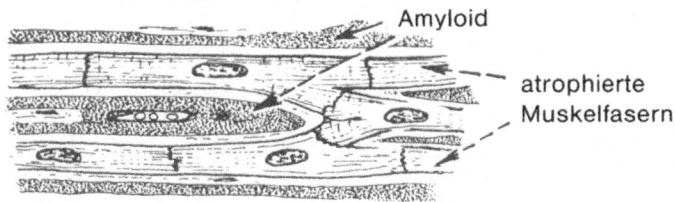

Amyloid

atrophierte
Muskelfasern

*Folgen:* Das interfibrilläre Amyloid erschwert die Muskelkontraktion, das perivaskuläre Amyloid verhindert eine normale Nährstoffversorgung. Die Folge ist eine Herzinsuffizienz.

● *Andere Organe:* Auch Milz und Leber können von der Amyloidose betroffen sein, allerdings sind die Auswirkungen nicht so gravierend.

## Ätiologie

Früher unterteilte man die Amyloidosen in zwei Gruppen:
● primäre (idiopathische Amyloidosen, ohne erkennbaren Ursache) und
● sekundäre Amyloidosen als Komplikation schwerer chronischer Entzündungen
*Beispiel:* Tuberkulose, Syphilis, rheumatoide Arthritis, schwere eitrige Infektionen, aber auch bei Tumoren, insbesondere Lymphomen (Immunozytom oder M. Hodgkin, hier hauptsächlich aufgrund der entzündlichen Begleitreaktion).
Die beiden Gruppen zeigen ein etwas unterschiedliches Verteilungsmuster der Amyloidablagerungen, obwohl auch deutliche Überschneidungen vorkommen.
Da heute die verschiedenen Mechanismen, die zur Amyloidose führen können, weitgehend geklärt sind, erfolgt die Einteilung nach der Art der abgelagerten Substanz.

### Mechanismen der Amyloidablagerung

Der entscheidende Schritt ist dabei die Bildung von Substanzen, die als Amyloid abgelagert werden können, d. h. in der Regel die Umwandlung von körpereigenen Proteinen zu amyloidogenen Proteinen.
Als *Ausgangsproteine* dienen dabei hauptsächlich
● *„acute phase reactant"-Proteine,* die bei fast allen aktiven chronischen und akuten Entzündungen im Serum nachzuweisen sind. Sie stellen eine Mischung verschiedener enzymatisch aktiver Proteine und Transportproteine dar, die elektrophoretisch hauptsächlich in der $\alpha_2$-Globulinfraktion wandern. Ferner gehört wohl auch das $\beta_2$-Mikroglobulin dazu.
● *Derivate der eichten Immunglobulinketten,* insbesondere der lambda-Kette (also ein Produkt von Plasmazellen, Immunozyten und deren Neoplasieformen).

Die entscheidende Veränderung, die mit diesen Proteinen vor sich geht, um zu Amyloid zu werden, ist die Ausbildung von Amyloidfibrillen. Diese kommen durch eine Umstrukturierung der Polypeptidketten zu einer *β-Faltblattstruktur* zustande. Diese bedingt auch das spezifische Färbeverhalten (Einlagerung von Jod wie bei Glykogenketten) und die Widerstandsfähigkeit gegen Abbauprozesse.

Schematisch läßt sich das folgendermaßen darstellen:

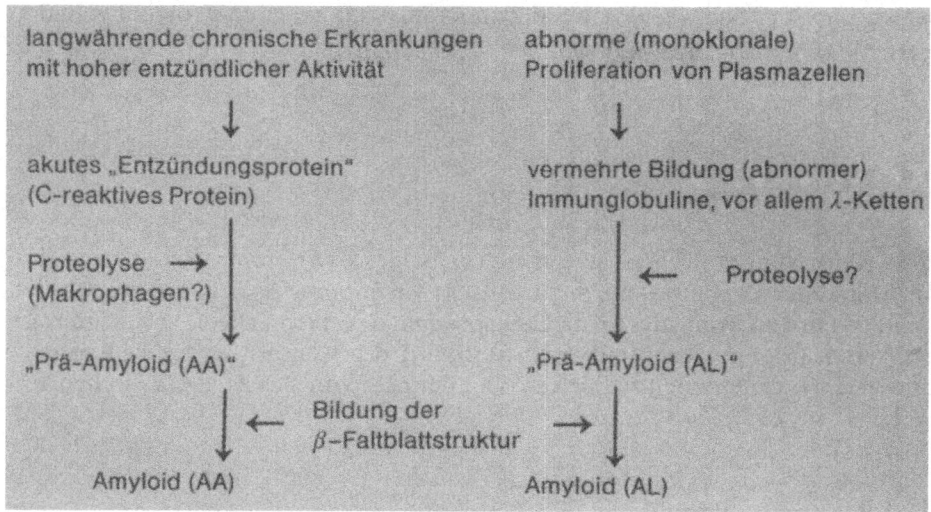

Darüber hinaus gibt es noch eine Reihe weiterer, zum Teil nicht näher klassifizierter Proteine, die ebenfalls zu Amyloid umgewandelt werden können, dazu gehören u. a. auch Polypeptidhormone endokriner Tumoren (Insulin, Calcitonin). Ferner gibt es seltene Fälle von familiärer Amyloidose. Im Alter können kleinere Amyloidablagerungen in Herz und im Gehirn erfolgen, wobei das amyloidogene Protein zumeist ein dem Präalbumin verwandtes Protein darstellt.
Aus diesen neueren Kenntnissen kann folgende Klassifikation abgeleitet werden:

**Systemische Amyloidosen**

● ausgehend von (monoklonaler) Immunglobulinproduktion (AL) (z. B. M. Waldenström, Immunozytom)
● ausgehend von „acute-reactant-Proteinen" (AA) bei akuten rezidivierenden oder aktiven chronischen Entzündungen (z. B. Tuberkulose, Osteomyelitis, rheumatoider Arthritis, M. Hodgkin*)
● idiopathische (familiäre) Amyloidose

**Lokalisierte Amyloidosen**

● ausgehend von endokrinen Polypeptiden (z. B. bei Insulinom, medullärem Schilddrüsenkarzinom)
● ausgehend von Präalbumin (senile zerebrale und kardiale Amyloidablagerungen)

---

*M. Hodgkin ist ein Lymphom, das von einer starken entzündlichen Reaktion begleitet wird.

*Beachte:* Nicht alle chronischen entzündlichen Erkrankungen gehen mit einer Amyloidose einher. So gibt es *keine* Amyloidose bei Colitis ulcerosa und systemischem Lupus erythematodes, bei denen kaum acute-reactant-Proteine gebildet werden.

# 3.8 Verkalkung

Eine Ablagerung von Kalksalzen erfolgt entweder als *dystrophe Verkalkung (lokalisiert)* oder als sogenannte *metastatische Verkalkung (systemisch)*. Sie findet immer dann statt, wenn das Löslichkeitsprodukt des entsprechenden Kalziumsalzes (z. B. Kalziumphosphat) überschritten wird, d. h. wenn entweder die Konzentration der Kalziumionen zu hoch ist oder der pH-Wert sich zum Alkalischen ändert.

### 3.8.1 Dystrophe Verkalkung

*Nekrosen,* die nicht resorbiert werden können, verkalken häufig.
*Beispiele:* verkäsende Nekrosen bei Tuberkulose, alte Infarkte, alte Abszesse, abgestorbene Parasiten, alte Thromben
Kalziumablagerungen in und um abgestorbene Zellen in Gangstrukturen mit Sekretstau führen zur Steinbildung (in Gallenblase, Speicheldrüse etc.).
Langsame *Degeneration* von Geweben führt zur Verkalkung.
*Beispiele:* in hyalin abgewandelten Arealen von Leiomyomen, im Alter besonders in fibrösem Gewebe, Knorpel und Arterien.
Der Mechanismus ist folgender:

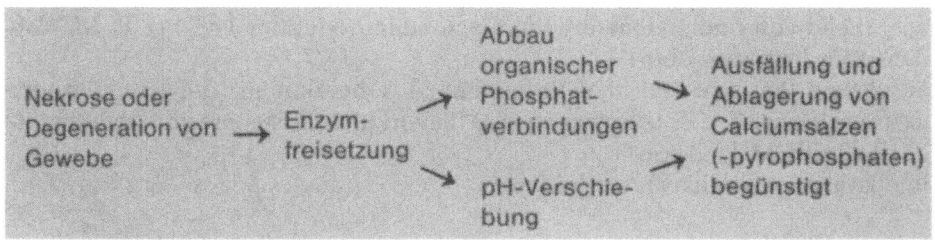

### 3.8.2 Metastatische Verkalkung

Sie ist Folge eines erhöhten Blutkalziumspiegels, der wiederum folgende Ursachen haben kann:
● Erhöhte *Kalziumresorption* aufgrund einer erhöhten Vitamin D-Zufuhr

- *Abbau von Knochen* mit Mobilisierung des Kalziums
  - bei osteolytischen Knochenmetastasen, bei Osteoporose,
    (*Beachte:* Eine Osteoporose kann bereits nach längerer Bettlägerigkeit auftreten) und
  - bei erhöhtem Parathormonspiegel infolge eines Adenoms der Nebenschilddrüse (primärer Hyperparathyreoidismus) oder sekundär bei chronischen Nierenerkrankungen

Bei dieser Form erfolgt die Kalziumablagerung bevorzugt in
- Arterien und in der Wand des linken Herzventrikels,
- in Nieren,
- Lungen und
- in der Magenwand.

Die Erklärung dafür ist, daß einerseits arterielles Blut einen höheren pH-Wert als venöses besitzt und andererseits in den genannten Organen saure Substanzen ausgeschieden werden ($CO_2$ durch die Lungen, bzw. $H^+$-Ionen durch Nierentubuli und Parietalzellen des Magens), wodurch der pH-Wert des Gewebes etwas erhöht wird. Die Ausfällung von Kalziumsalzen wird dadurch begünstigt.

## 3.9 Endogene Pigmente

### 3.9.1 Melanin

Dies ist ein Pigment, das normalerweise in Form von feinen Granula in der Haut, der Chorioidea des Auges (Gefäßhaut) und manchmal auch in den Meningen und im Nebennierenmark gefunden wird. Es wird in *Melanozyten* hergestellt, die neuroektodermaler Herkunft sind, also embryologisch von der Neuralleiste stammen und dann in die Haut eingewandert sind.

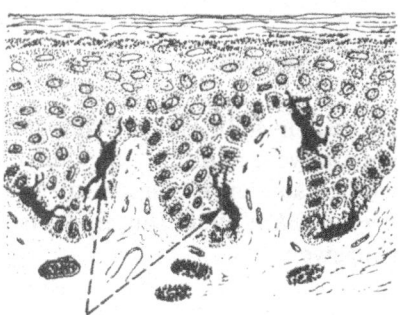

Histologisch sind dies mittelgroße bis große Zellen, deren Zytoplasma feine dendritische Ausläufer bildet. Das Melaninpigment kann sezerniert werden und wird dann von benachbarten epidermalen Epithelien und subepidermal von phagozytierenden Melanophoren aufgenommen.

Melanozyten

**Lokale Häufung von Melaninpigment.** Hauptsächlich bei Tumoren, die von Melanozyten oder sog. Nävuszellen ausgehen (Leberfleck, Melanom, Nävuszellnävus).

**Generalisierte Melaninpigmentierung.** Die Sonnenbräune ist eine vorübergehende generalisierte Melaninpigmentierung der Haut infolge UV-Einwirkung. Der Mechanismus ist folgender:

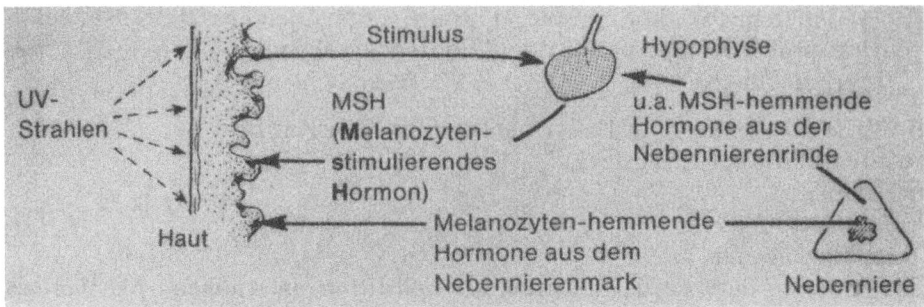

Das *M*elanozyten-*s*timulierende *H*ormon *(MSH)* induziert die kutane Melaninproduktion und wahrscheinlich auch die Vermehrung von Melanozyten. Die Sekretion von MSH wird durch Nebennierenrindenhormone reguliert. Zusätzlich hemmen Katecholamine aus dem Nebennierenmark die Pigmentbildung in der Haut.

**Morbus Addison.** Nebenniereninsuffizienz (meist als Folge einer Autoimmunadrenalitis), bei der durch Zerstörung der Nebenniere und den dadurch bedingten Wegfall der inhibitorischen Hormone eine generalisierte Melanose typisch ist. Sie tritt vor allem in sonnenexponierter Haut und auch an stark beanspruchter Schleimhaut, wie z.B. der plattenepithelialen Mundschleimhaut auf.

**Chloasma.** Fleckförmige braune Melaninpigmentierung von Gesicht, Brust und Genitalien als Folge einer erhöhten MSH-Sekretion; häufig in der Schwangerschaft

### 3.9.2 Lipofuszin

Dies ist ein gelbbraunes Pigment mit hohem Lipidgehalt, das als Abnutzungspigment („wear and tear"-Pigment) im Alter oft in atrophischen Zellen gefunden wird. Besonders häufig kommt es im Herzmuskel vor, man spricht dann von *brauner Atrophie.* Weiterhin findet man Lipofuszin in Leberzellen, Hoden und Nervengewebe.

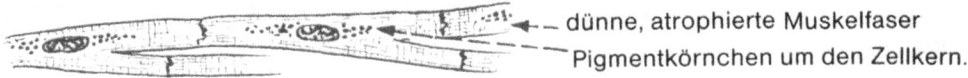

dünne, atrophierte Muskelfaser
Pigmentkörnchen um den Zellkern.

### 3.9.3 Pigmente aus Hämoglobin und seinen Abbauprodukten

Normalerweise werden nach Abbau des Hämoglobins die entstehenden Substanzen entweder ausgeschieden oder reutilisiert. Dies zeigt folgendes Schema:

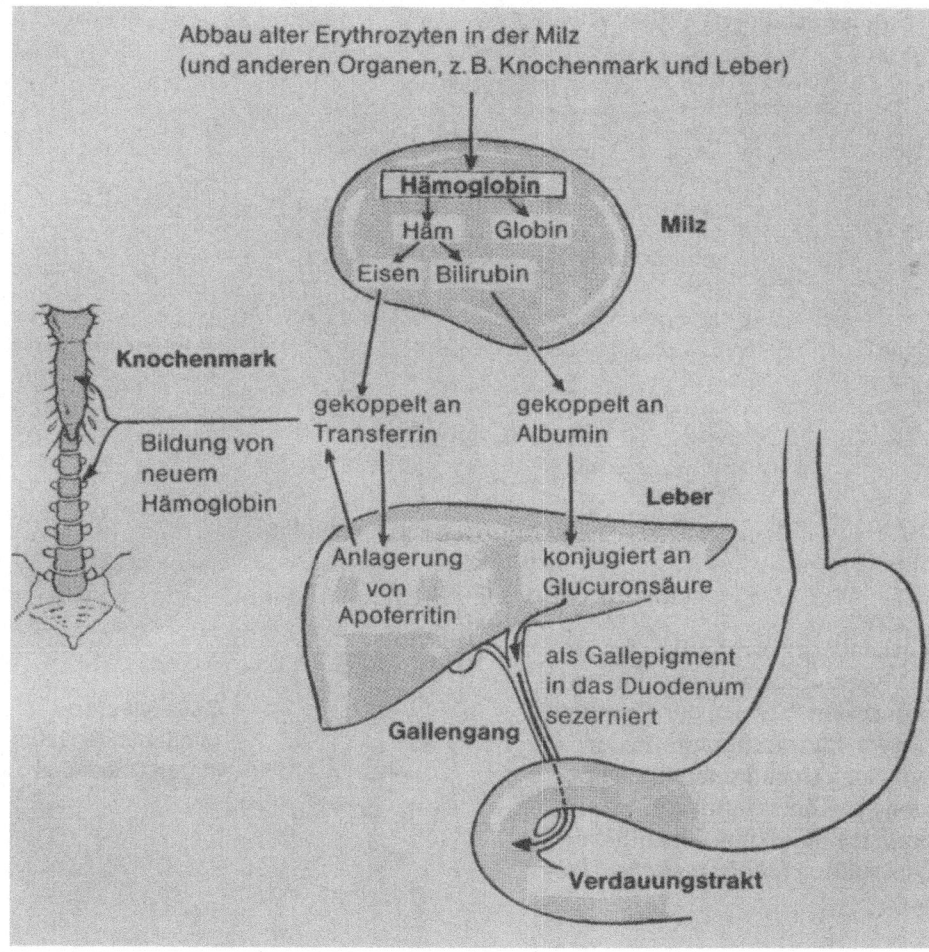

Auf jeder dieser verschiedenen Stufen können Störungen auftreten, die zu einer Akkumulation des entsprechenden Pigments führen.

### Eisenfreies Pigment

**Bilirubin.** Wenn der Bilirubingehalt des Blutes 50 mol/l übersteigt, wird die Pigmentanhäufung makroskopisch als Ikterus (Gelbsucht) sichtbar. Die Bilirubinämie kann folgende Ursachen haben:

● *Obstruktion der abführenden Gallenwege.* Am häufigsten bedingt durch Gallensteine im Dc. choledochus, aber auch durch Pankreaskopftumoren mit Verlegung der Papilla Vateri oder Stenose des Dc. choledochus. Seltenere Ursachen für eine Gallenwegsverlegung sind Fibrosen und Zerstörung der intrahepatischen, kleinen Gallengänge, z. B. bei primärer biliärer Zirrhose. Das konjugierte Bilirubin staut sich in den erweiterten Gallengängen, da in den Hepatozyten weiter Galle gebildet und sezerniert wird. Es wird resorbiert und aufgrund seiner Wasserlöslichkeit im Urin ausgeschieden.

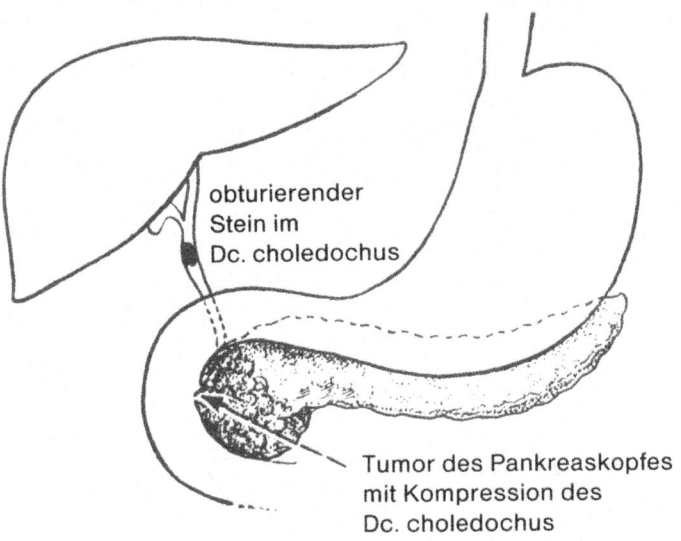

obturierender Stein im Dc. choledochus

Tumor des Pankreaskopfes mit Kompression des Dc. choledochus

Eine andere Form Gallestaus beruht vermutlich auf einer Veränderung in den Wänden der Canaliculi, z. B. bei Steroidtherapie, in der Schwangerschaft oder durch hormonelle Kontrazeptiva. Es resultiert eine Stase ohne eigentliche Obstruktion *(cholestatischer Ikterus)*.

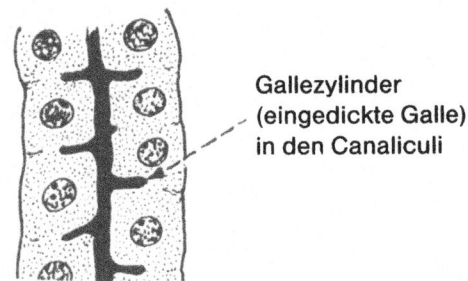

Gallezylinder (eingedickte Galle) in den Canaliculi

- *Vermehrter Abbau von Erythrozyten. Beispiel:* Hämolytische Anämie; dabei wird das vermehrt anfallende Hämoglobin in phagozytierenden Zellen des retikulo-histiozytären Systems (RHS = ortsständige Makrophagen) über Biliverdin zu Bilirubin abgebaut. Dies wird ins Blut sezerniert und als *indirektes, nicht-konjugiertes, wasserunlösliches Bilirubin* an Albumin gekoppelt. Der limitierende Schritt ist nicht der Abbau von Hämoglobin zu Bilirubin in Makrophagen, sondern der relative Mangel an intrahepatischer Glucuronyltransferase, die die Menge des angebotenen Bilirubins nicht ausreichend konjugieren kann. Deshalb staut sich das unkonjugierte Bilirubin, das nicht im Urin ausgeschieden wird im Blut. Dieser relative Glucuronyltransferasemangel ist auch die Ursache des Neugeborenenikterus. (In diesem Alter ist eine Hyperbilirubinämie besonders gefährlich, weil das Bilirubin im Gewebe (Hirn!) auskristallieren und zu Nekrosen führen kann.)

● *Hepatitis.* Im *akuten* Stadium kann durch Leberzelluntergänge die Fähigkeit zur Gallebildung vermindert sein, so daß **unkonjugiertes, indirektes Bilirubin** im Blut akkumuliert. Bei *chronischen* oder auch abgeheilten Formen kann durch intralobuläre Fibrose im Bereich der Canaliculi und kleinen Gallengänge die Sekretion von Bilirubin gestört sein. Deshalb kommt es zu Kumulation und Resorption von **konjugiertem Bilirubin.**

Wenn bei ausgedehnten Blutungen die Erythrozyten zerfallen, können im Zentrum der Blutung die Trümmer häufig nicht restlos durch Makrophagen abgeräumt werden. Vom Hämoglobin spaltet sich das Eisen ab und der Rest kristallisiert in Form eines eisenfreien braun-roten Pigments, des **Hämatoidins,** aus.

### Eisenhaltiges Pigment

**Hämosiderin.** Der Eisenstoffwechsel im menschlichen Organismus ist in der Regel gut ausbalanciert. Die Hauptmenge des Eisens findet man in den Erythrozyten, danach folgen die Stellen des Erythrozytenabbaus und der Erythrozytenbildung (RHS der Milz, z. T. Leber und Knochenmark). Hier liegt das Eisen an *Apoferritin* gebunden vor und kann mit der Berliner Blau-Reaktion nachgewiesen werden. Im Blut ist Eisen an *Transferrin* gekoppelt. Die tägliche Neuaufnahme von Eisen ist gering und wird durch die sog. intestinale Eisenschranke kontrolliert.

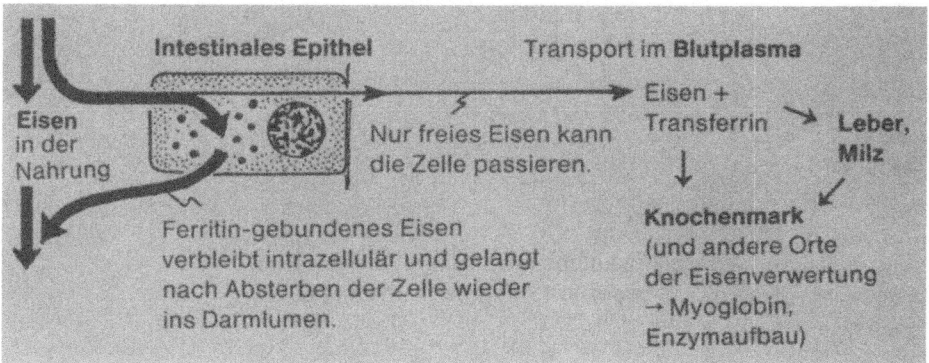

Wenn das Apoferritin-Transferrin-System überlastet ist, wird das Eisen intrazellulär in *Lysosomen* gespeichert. Diese imponieren histologisch als kleine braune, in der Berliner Blau-Reaktion positive Kügelchen ( = Hämosiderin).

Eine **Überlastung des eisentransportierenden Systems** kann folgende Ursachen haben:

● Hämolytische Anämien
● Exogene parenterale Eisenzufuhr (Medikation, Transfusion)
● Zerstörung der intestinalen Eisenschranke (Alkohol)
● Hämochromatose (angeborenes Fehlen der intestinalen Eisenschranke mit ungehemmter Eisenresorption).

Die ersten drei Formen stellen relativ milde Siderosen dar, bei denen Hämosiderin in Leber (zunächst nur in Kupffer-Zellen, dann auch in Hepatozyten), Milz und u. U. auch in den Nieren nachweisbar ist. (Berliner Blau-Reaktion).

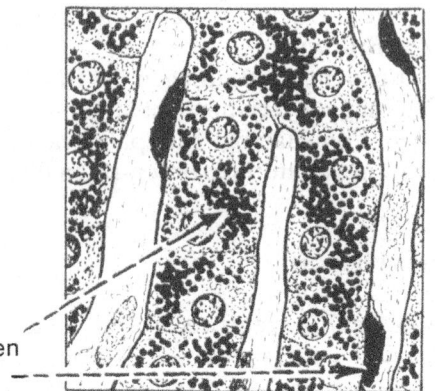

Hämosideringranula in Hepatozyten
und Kupfferschen Sternzellen

Bei der **Hämochromatose** (Siderophilie, Bronzediabetes), die autosomal-rezessiv vererbt wird, erfolgt die Eisenaufnahme ungehemmt. Der Körper wird sozusagen mit Eisen überschüttet. Die Siderinablagerung findet sich fast in allen Organen:

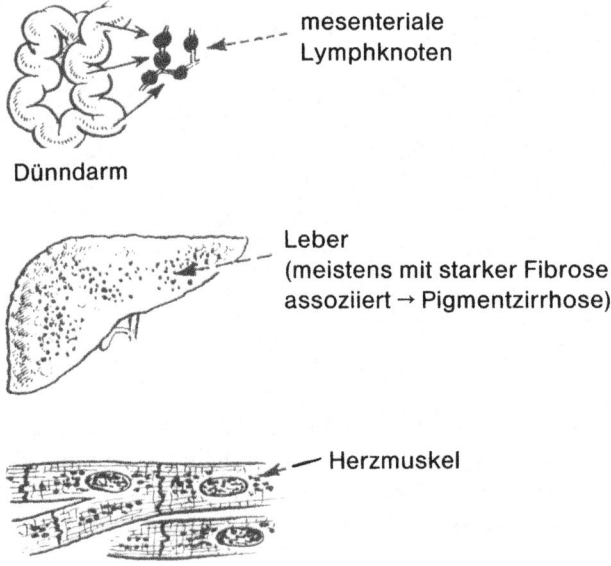

mesenteriale
Lymphknoten

Dünndarm

Leber
(meistens mit starker Fibrose
assoziiert → Pigmentzirrhose)

Herzmuskel

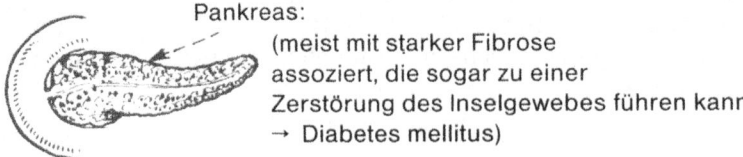

Pankreas:
(meist mit starker Fibrose
assoziert, die sogar zu einer
Zerstörung des Inselgewebes führen kann
→ Diabetes mellitus)

46

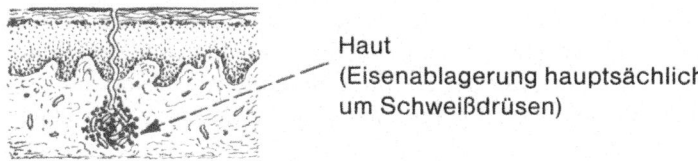

Haut
(Eisenablagerung hauptsächlich
um Schweißdrüsen)

In der Leber ist eine *Siderose der Gallengänge* nahezu beweisend für eine Hämochromatose. Bei leichteren Formen finden sich nur Ablagerungen in Kupffer-Zellen und Hepatozyten. Da mit der Zeit auch die Kapazität der Lysosomen überschritten wird, gelangt das Eisen in direkten Kontakt mit dem Zytoplasma. Hierdurch werden die Zellen zerstört, das Eisen wird frei und ruft eine Fibrose hervor (-> Leberzirrhose, sog. „Pigmentzirrhose", im Pankreas -> Fibrose mit Folge eines Diabetes mellitus). In der Haut erfolgt zumeist auch eine Melaninablagerung, was zusammen mit der Pankreasschädigung zu dem Begriff des „Bronzediabetes" führte.

*Lokale Hämosiderinablagerungen* weisen auf eine nicht mehr frische Blutung hin, z. B. beim „blauen Auge".

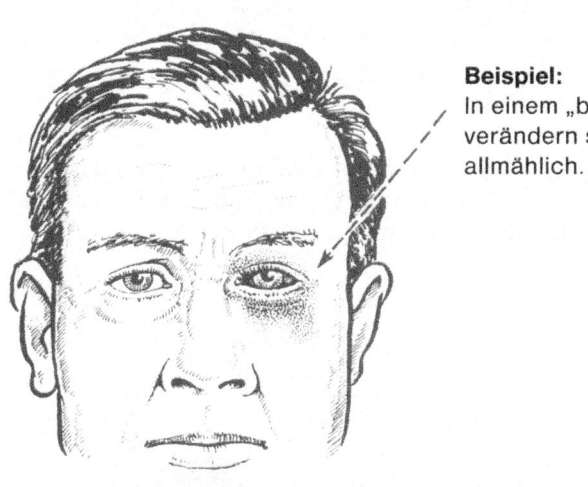

**Beispiel:**
In einem „blauen Auge"
verändern sich die Farben
allmählich.

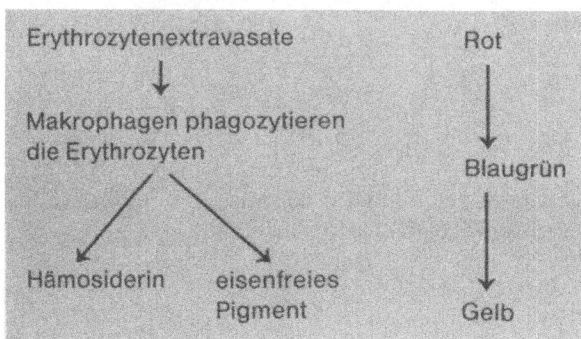

Erythrozytenextravasate → Rot

Makrophagen phagozytieren
die Erythrozyten → Blaugrün

Hämosiderin   eisenfreies
Pigment → Gelb

Die Erythrozyten werden phagozytiert, das Hämoglobin gespalten, das eisenfreie Pigment über Biliverdin zu Bilirubin abgebaut und das Eisen in Form von Hämosiderin in Lysosomen gespeichert. Mit der Berliner-Blau-Reaktion sind diese eisenspeichernden Makrophagen noch längere Zeit nach der Blutung lokal nachweisbar.

**Hämoglobin.** Gelegentlich findet eine Hämolyse auch *intravaskulär* statt, und Hämoglobin wird mit dem Urin ausgeschieden, der eine dunkelrote Farbe annimmt. Bei chronischen Formen wie der paroxysmalen Hämoglobinurie wird das Hämoglobin wieder absorbiert und zerfällt in den Tubulusepithelien der Niere. Hier kann das Eisen in Form von Hämosiderin nachgewiesen werden (Berliner-Blau-Reaktion).

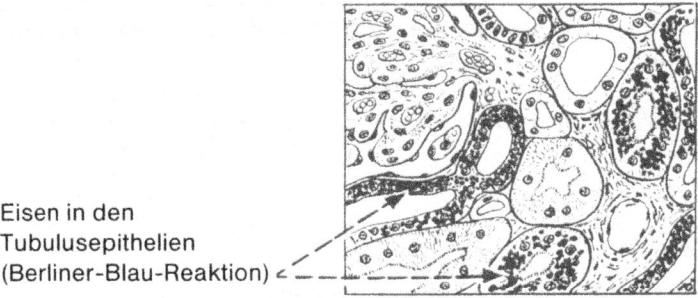

Eisen in den
Tubulusepithelien
(Berliner-Blau-Reaktion)

**Hämozoin** (Malariapigment). Hierbei handelt es sich um ein braunes Pigment, das durch Malariaerreger umgewandeltem Hämoglobin entspricht und in Blutmonozyten, Kupffer-Zellen der Leber und im RHS der Milz abgelagert wird.

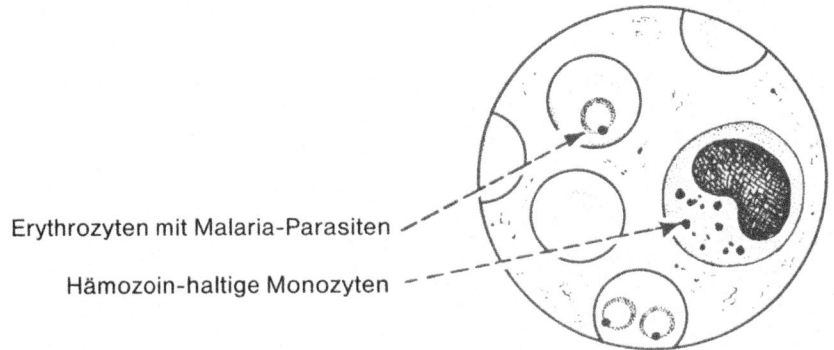

Erythrozyten mit Malaria-Parasiten

Hämozoin-haltige Monozyten

**Hämatin.** Hämatin ist ein schwarz-braunes Pigment, das aus Hämoglobin unter Einwirkung von (Magen-)Salzsäure entsteht (Teerstuhl, Meläna).

## 3.10 Exogene Pigmente

Diese Pigmente werden von außen durch Inhalation, orale Aufnahme oder Injektion zugeführt. Die größte Bedeutung kommt dabei der Inhalation von Rauch und Staub bei industriellen Prozessen und beim Zigarettenkonsum zu.

**Inhalation.** Kleine Partikel ( < 7 µm) gelangen in die Alveolen, besonders wenn die Flimmeraktivität der Bronchialschleimhaut durch chronische Bronchitis (Rauchen!) beeinträchtigt ist. Die Teilchen werden von Alveolarmakrophagen aufgenommen und via Lymphgefäße in die Lymphknoten transportiert bzw. im Lungengerüst in kleinen Aggregaten abgelagert.

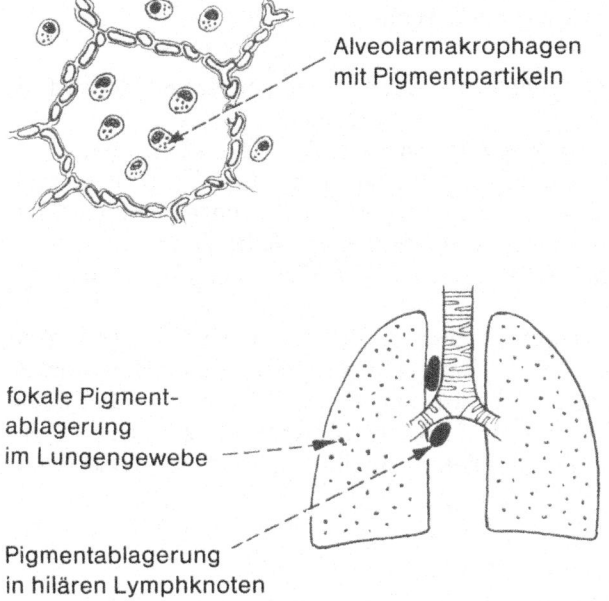

Alveolarmakrophagen
mit Pigmentpartikeln

fokale Pigment-
ablagerung
im Lungengewebe

Pigmentablagerung
in hilären Lymphknoten

Die häufigsten *inhalierten Stoffe* sind:
- Kohlenstaub (Ruß, Zigarettenrauch) – schwarzes Pigment
- Silikat (Quarzstaub) – graues Pigment
- Eisen oder Eisenoxide – rotbraunes Pigment
Ein Teil dieser und andere Stoffe führen zu schwerwiegenden Lungenveränderungen, die unter dem Begriff *Pneumokoniose* zusammengefaßt werden. Zumeist resultiert eine Lungenfibrose unterschiedlichen Ausmaßes. Einige Substanzen (z. B. Asbest können die Entstehung von Tumoren induzieren. Kohlenstaub hingegen ist ein inerter Stoff, der abgesehen von der Schwarzfärbung keine Lungenveränderungen bewirkt.

**Orale Aufnahme.** Die orale Aufnahme von bestimmten Metallen, wie z. B. Silber oder Blei kann zu Hautverfärbungen führen (leicht metallischer Farbton). Bei Bleiaufnahme bildet sich eine blauschwarze Linie entlang des Zahnfleisches, die durch eine Reaktion zwischen Blei und Schwefelwasserstoffen zustandekommt. Exzessiver Genuß von Karotten führt aufgrund des aufgenommenen Karotins zu einer leichten Gelbfärbung der Haut.

**Injektion.** Tätowierungen sind die bekanntesten Beispiele für injizierte Pigmente.

## 3.11 Angeborene Stoffwechselkrankheiten

### 3.11.1 Störungen des Kohlenhydratstoffwechsels

Es gibt zwei Hauptformen von angeborenen Erkrankungen des Kohlenhydratstoffwechsels:
- *Unfähigkeit zum Abbau von Glykogen* zu Glukose: Das fehlende Enzym ist zumeist die *Glukose-6-Phosphatase,* die vor allem in Leber und Nieren vorkommt. Die Folgen sind Hypoglykämie und Speicherung von Glykogen in Leber und Nieren mit Vergrößerung dieser Organe *(von Gierke-Krankheit).* Der Glukosemangel bewirkt eine Umstellung des Fettstoffwechsels mit Ketose und Wachstumsstörungen.
- *Kohlenhydratutilisationsstörung* im peripheren Gewebe: Hierbei kommt es nicht zu einer Hypoglykämie, sondern es wird lokal gebildetes Glykogen in Herzmuskel, Nervensystem, lymphatischem Gewebe u. a. angehäuft *(Pompe-Krankheit).* Die Folgen sind Herzinsuffizienz, geistige Retardierung und Muskelschwäche. Es gibt noch weitere ähnliche Syndrome. Der Diabetes mellitus führt ebenfalls zu Glykogenspeicherproblemen.

### 3.11.2 Störungen des Fettstoffwechsels

Auch hier können zwei Gruppen unterschieden werden:
- *Störungen des Fetttransportes*
  Diese führen zu *Hyperlipidämie* und *Hypercholesterinämie.* Sie beruhen entweder auf einer Insuffizienz der $\alpha$- und $\beta$-Lipoproteine oder auf einer Unfähigkeit, die Chylomikronen aus dem Plasma weiterzuverwerten. Das überschüssige Cholesterol wird von Makrophagen aufgenommen, die sich in Knochenmark, Lymphknoten und anderen Organen anreichern und gelbliche Ablagerungen in der Haut verursachen (Xanthome, Xanthelasmen).
- *Angeborene Störungen des Lipidstoffwechsels*
  *M. Gaucher,* bei dem die Weiterverarbeitung der Glukozerebroside, einem Abbauprodukte der Erythrozyten, gestört ist. Die Zerebroside werden von Makrophagen aufgenommen und in Organen angereichert. Hierdurch kommt es zu einer

Vergrößerung dieser Organe, die besonders drastisch in der Milz, weniger in Leber und Lymphknoten ausgeprägt ist. Ablagerungen im Knochenmark können zu Panzytopenie und pathologischen Frakturen führen. Der M. Gaucher ist gewöhnlich eine Erkrankung des Erwachsenenalters. Es gibt auch eine akute Form des Kindesalters, die aufgrund der Zerebrosidanreicherung in Neuronen fatal verläuft.

Eine andere fatal verlaufende Lipidspeicherkrankheit des Kindesalters, ist der **M. Niemann-Pick.** Dabei ist ein Enzym des Myelinstoffwechsels gestört. Die Folgen sind geistige Retardierung und schließlich Tod infolge der Sphingomyelinablagerung in nahezu allen Organen einschließlich des Gehirns (Sphingomyelin ist ein Phospholipid).

# 4 Entzündungen

Eine Entzündung ist ein dynamischer Prozeß, bei dem das lebende Gewebe auf eine Schädigung reagiert. Besonders sind davon Gefäß- und Bindegewebe betroffen.

**Ursachen.** Die unterschiedlichsten Mechanismen können Zellen zerstören oder schädigen:
- *physikalisch:* Traumen, Hitze oder Kälte, Strahlung
- *chemisch:* anorganisch (z. B. Säuren), organisch (z. B. Paraquat)
- *infektiös:* Bakterien, Viren, Parasiten
- *immunologisch:* Antigen-Antikörperreaktion mit Komplementaktivierung, zellvermittelte Immunität (Killerzellen)

Auch andere Umstände können zu Gewebeschäden führen, z. B. Durchblutungs- oder hormonelle Störungen. An der Entzündungsreaktion sind vor allem Gefäß- und Bindegewebe beteiligt. Die spezialisierten Parenchymzellen sind nicht direkt involviert. Das Anfangsstadium der Entzündung ist als akute Entzündungsreaktion bekannt. Wenn der Prozeß prolongiert, kann die Entzündung subakut oder chronisch werden.

## 4.1 Akute Entzündung

### 4.1.1 Symptomatik

Die **klassischen Zeichen** sind:
- *Rubor* (Rötung)
- *Calor* (Erwärmung)
- *Tumor* (Schwellung)
- *Dolor* (Schmerz)
- *Functio laesa* (Funktionsverlust)

52

**Klassische Entzündungszeichen** (nach Houck und Forscher)

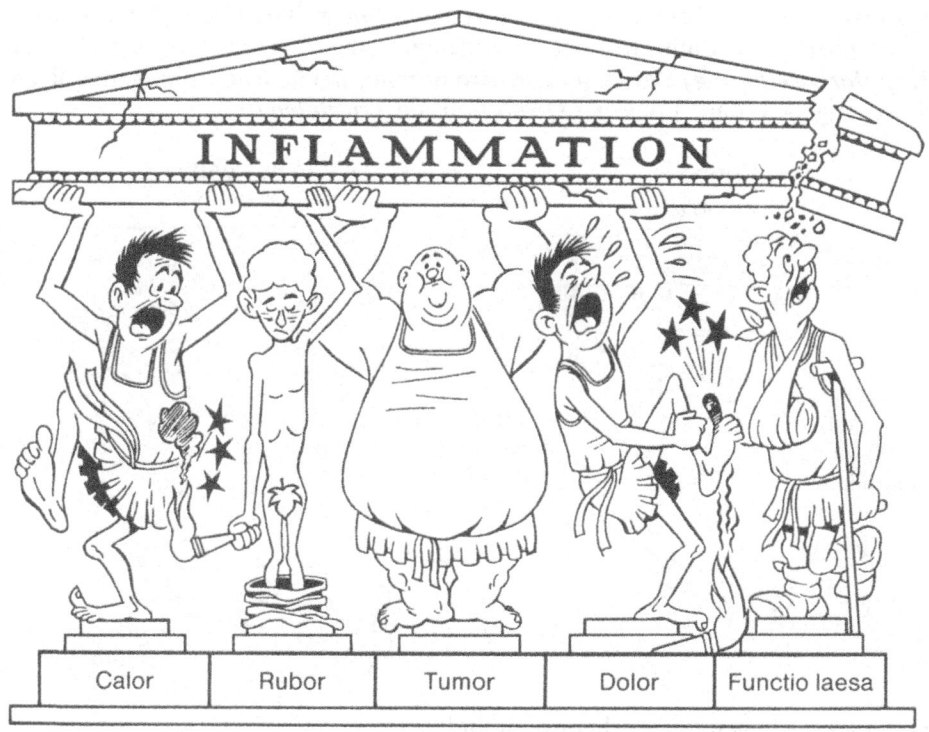

[Abbildung nach Sandritter, Benecke (1981) Allgemeine Pathologie, 2. Aufl. Schattauer, Stuttgart, New York]

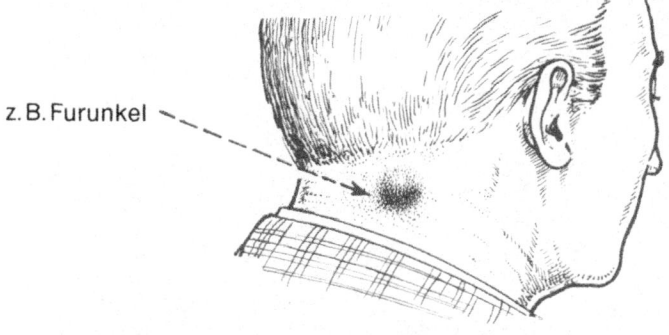

z. B. Furunkel

Diese Veränderungen kommen durch folgende zugrundeliegende Mechanismen zustande:
- Hyperämie
- Exsudation
- Emigration von Leukozyten

**Hyperämie.** Die Hyperämie ist die erste vitale Reaktion des Körpers auf einen Entzündungsreiz. Sie ist Folge mikrovaskulärer Veränderungen. Illustriert werden können diese Veränderungen, wenn mit einem stumpfen Instrument schnell auf der Haut entlang gestrichen wird (Lewis'Trias: flush, flare, weal – Erröten, Aufflackern, Strieme). Der Strich wird sofort durch eine weiße Linie markiert *(Vasokonstriktion)*. Die Linie färbt sich danach unmittelbar dunkelrot (flush, Folge der *Kapillarerweiterung*). Anschließend wird sie von einer hellroten unregelmäßigen Zone umgeben (flare, Folge der *Dilatation von Arteriolen*).

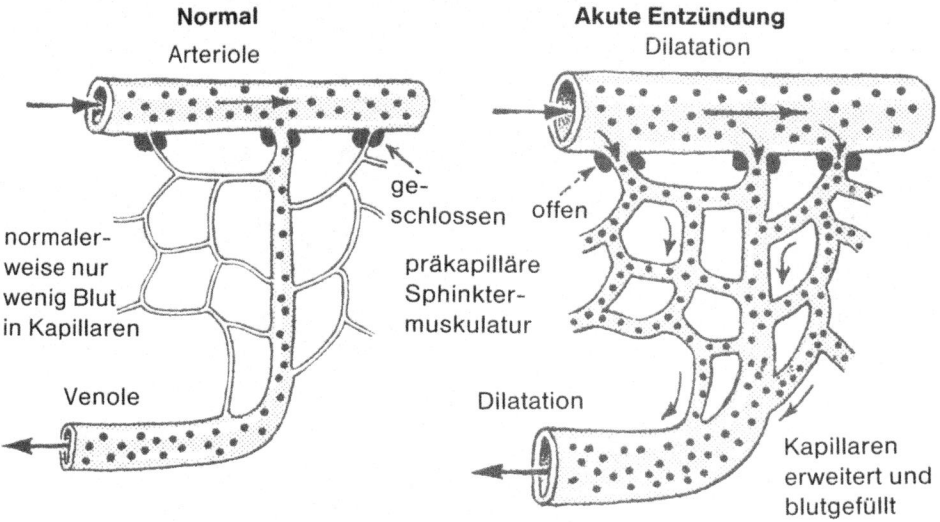

Die zugrundeliegenden Mechanismen sind:

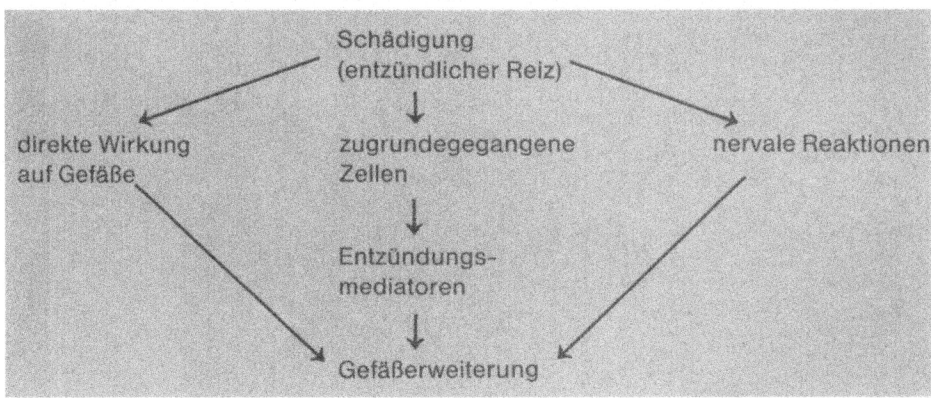

Die Hyperämie erklärt die klassischen Entzündungszeichen Röte (Rubor) und Erwärmung (Calor).

**Exsudation.** Exsudation bedeutet das verstärkte Austreten von eiweißreicher Flüssigkeit aus den Gefäßen in das interstitielle Gewebe. Hierdurch kommt es zu lokalem Anschwellen (Tumor als klassisches Entzündungszeichen, Strieme der Lewis'Trias).

54

Die *Folgen* der Exsudation sind:

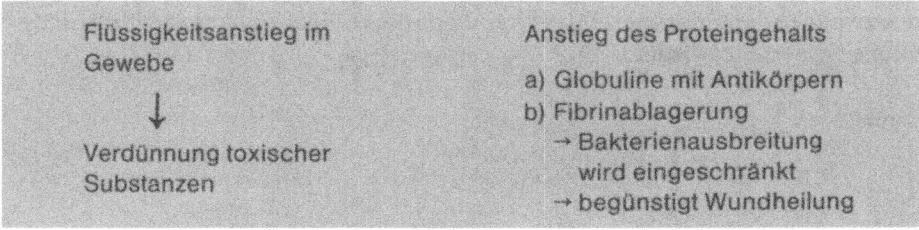

Flüssigkeitsanstieg im
Gewebe
↓
Verdünnung toxischer
Substanzen

Anstieg des Proteingehalts

a) Globuline mit Antikörpern
b) Fibrinablagerung
   → Bakterienausbreitung
     wird eingeschränkt
   → begünstigt Wundheilung

Die zugrundeliegenden *Mechanismen* sind:
- *Proteinexsudation.* Der Austritt der Plasmaproteine erfolgt ungefähr umgekehrt proportional zu ihrem Molekulargewicht. Dabei macht Albumin den größten Teil des Exsudats aus. Wenn die Kapillaren schwerer geschädigt sind, kann auch Fibrinogen austreten (fibrinöses Exsudat).

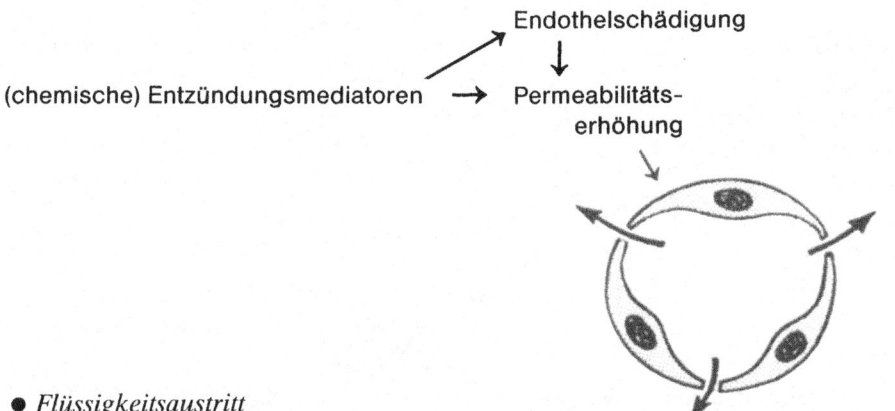

Endothelschädigung
↓
(chemische) Entzündungsmediatoren → Permeabilitäts-
erhöhung

- *Flüssigkeitsaustritt*

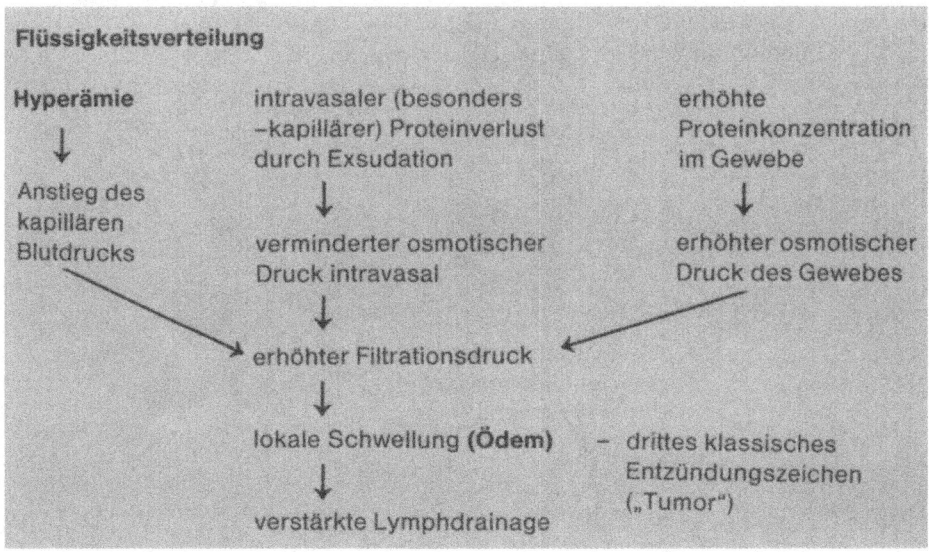

**Flüssigkeitsverteilung**

**Hyperämie**
↓
Anstieg des
kapillären
Blutdrucks

intravasaler (besonders
–kapillärer) Proteinverlust
durch Exsudation
↓
verminderter osmotischer
Druck intravasal
↓

erhöhte
Proteinkonzentration
im Gewebe
↓
erhöhter osmotischer
Druck des Gewebes

erhöhter Filtrationsdruck
↓
lokale Schwellung (**Ödem**)
↓
verstärkte Lymphdrainage

– drittes klassisches
  Entzündungszeichen
  („Tumor")

**Auswanderung von Leukozyten.** Granulozyten und auch mononukleäre Zellen (Monozyten und Lymphozyten) können durch eigenständige amöboide Bewegung zwischen den Endothelzellverbindungen durch die Kapillarwand in das interstitielle Gewebe gelangen.

**Normal**

Blutfluß in einer Venole →

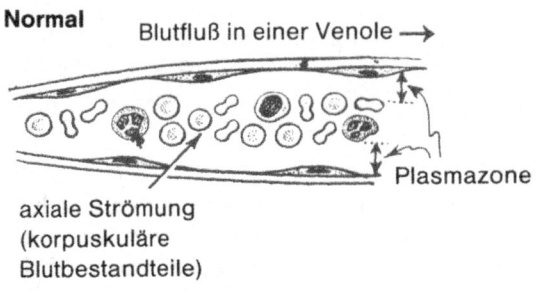

Plasmazone

axiale Strömung
(korpuskuläre
Blutbestandteile)

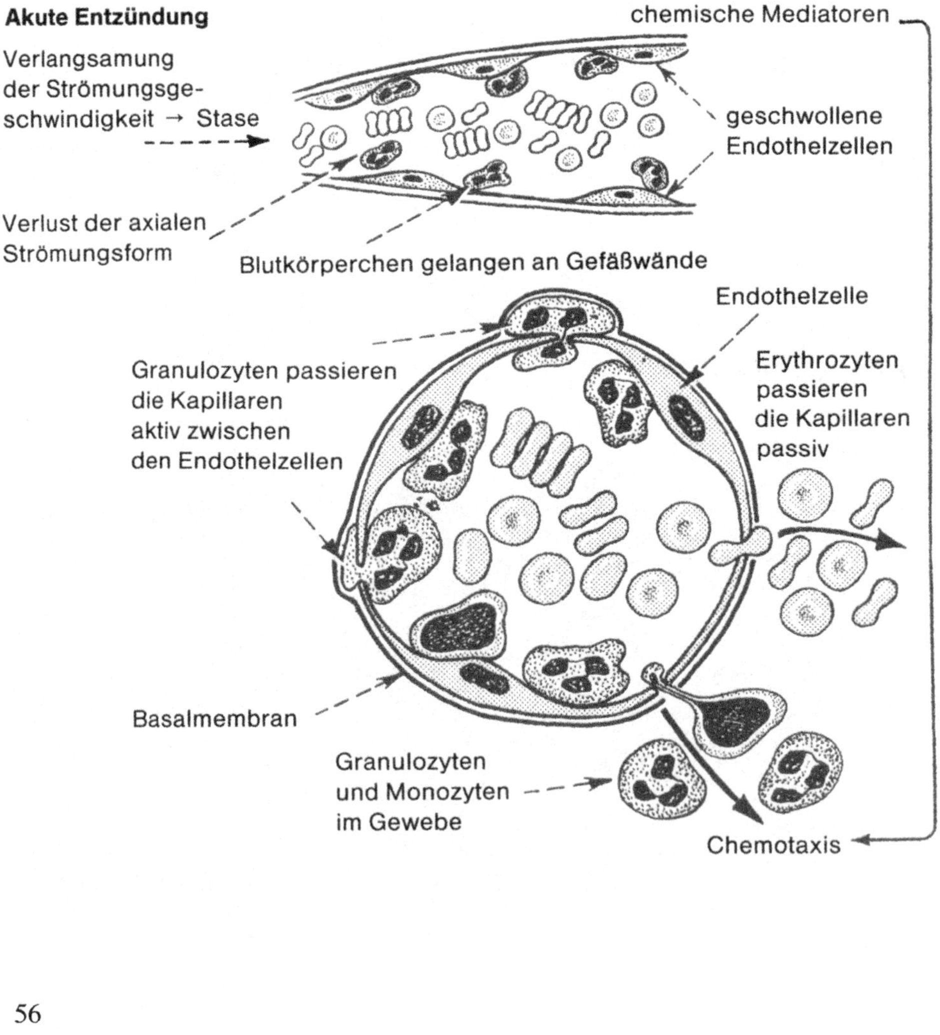

**Akute Entzündung**

chemische Mediatoren

Verlangsamung
der Strömungsge-
schwindigkeit → Stase

geschwollene
Endothelzellen

Verlust der axialen
Strömungsform

Blutkörperchen gelangen an Gefäßwände

Granulozyten passieren
die Kapillaren
aktiv zwischen
den Endothelzellen

Endothelzelle

Erythrozyten
passieren
die Kapillaren
passiv

Basalmembran

Granulozyten
und Monozyten
im Gewebe

Chemotaxis

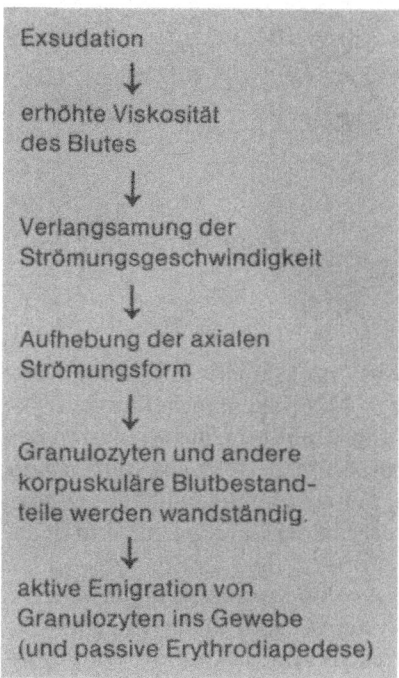

Exsudation

↓

erhöhte Viskosität
des Blutes

↓

Verlangsamung der
Strömungsgeschwindigkeit

↓

Aufhebung der axialen
Strömungsform

↓

Granulozyten und andere
korpuskuläre Blutbestand-
teile werden wandständig.

↓

aktive Emigration von
Granulozyten ins Gewebe
(und passive Erythrodiapedese)

### 4.1.2 Chemische Mediatoren

Einer Reihe von Substanzen werden Aufgaben im inflammatorischen Prozeß zugeschrieben, die zum Teil nur ungenau definiert und nicht vollständig geklärt sind. Als **Mediatoren** wirken:

● *Vasoaktive Amine:* Sie treten in einer sehr frühen Phase des Entzündungsgeschehens und nur kurzfristig auf.

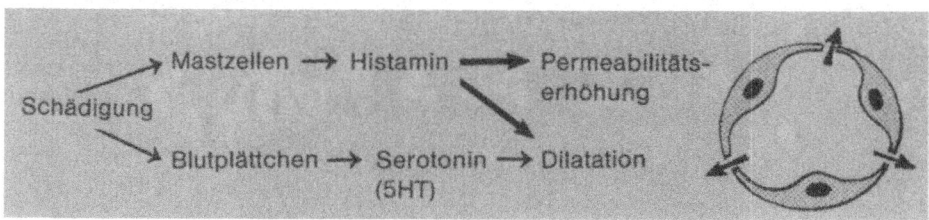

● *Vasoaktive Polypeptide:* Sie werden durch spezifische Enzyme gebildet (Metaboliten des Protein- und Gewebeabbaus).

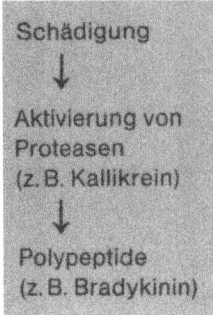

Schädigung

↓

Aktivierung von
Proteasen
(z.B. Kallikrein)

↓

Polypeptide
(z.B. Bradykinin)

Auch Produkte anderer Enzym- und Kaskadensysteme können zur Bildung vaso-
aktiver Polypeptide führen. So bewirkt der *Faktor XII* (Hageman-Faktor, bei Aktivierung des Gerinnungssystems) die Bildung von Kallikrein, das wiederum das
Kininsystem, vor allem Bradykinin, aktiviert. Eine ähnliche Wirkung soll *Plasmin*
(bei Aktivierung des fibrinolytischen Systems, ein $\alpha_2$-Globulin) haben. *Bradykinin* führt zu einer starken Vasodilatation und erhöht die Gefäßpermeabilität bis
hin zu Endothelschäden.

● Verschiedene weitere *vasodilatatorische* und *permeabilitätssteigernde Substanzen*:
Bakterientoxine, Faktoren des Komplementsystems, lysozymale Enzyme aus
Granulozyten, Prostaglandine, Immunkomplexe (Antigen-Antikörperkomple-
xe), DNA- und RNA-Abbauprodukte, weitere nicht näher klassifizierte Permea-
bilitätsfaktoren

**Chemotaktische Substanzen.** Der erste Schritt der Leukozytenwanderung ist die
Ansammlung am Rand der Blutgefäße. Dies wird vor allem durch die Verlangsamung der Blutströmung unterstützt. Nachdem die Leukozyten die Gefäßwand penetriert haben, wird ihre weitere Bewegungsrichtung durch Chemotaxis bestimmt.
Die Zellen bewegen sich aktiv entlang eines aufsteigenden Konzentrationsgra-
dienten einer chemotaktisch wirkenden Substanz. Diese ist meist ein Protein oder
Polypeptid, das am Ort des Gewebsschadens gebildet wird.

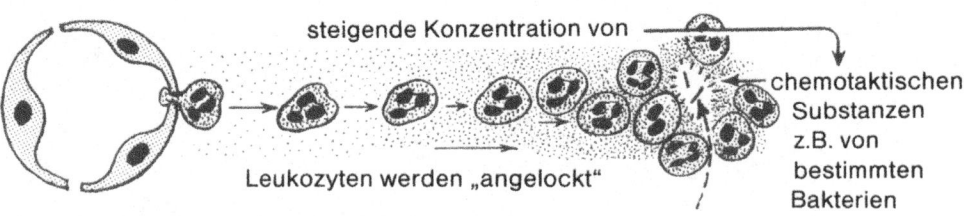

steigende Konzentration von chemotaktischen Substanzen z.B. von bestimmten Bakterien

Leukozyten werden „angelockt"

*Beispiele* für chemotaktische Substanzen sind:
● Bestandteile des Komplementsystems
● Von pathogenen Bakterien gebildete Faktoren oder Toxine
● Von sensibilisierten Lymphozyten gebildete Faktoren – Lymphokine

Dieser Mechanismus erklärt die anscheinend zweckgerichtete Wanderung der
Leukozyten und ihre Aggregation am Ort der Entzündung.

### 4.1.3 Phagozytose

Phagozytose bezeichnet den Prozeß, bei dem *polymorphkernige Leukozyten* und *Makrophagen* Zelltrümmer und Fremdpartikel inkorporieren und verdauen. Die Mechanismen entsprechen der Nahrungsaufnahme der Amöben. Die Phagozytose stellt einen wichtigen Abwehrmechanismus besonders bei bakteriellen Infektionen dar.

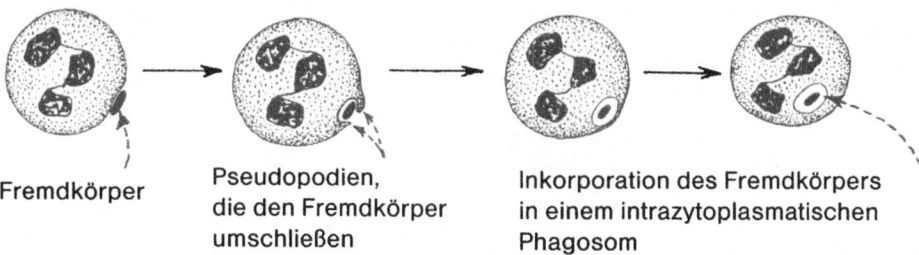

Fremdkörper | Pseudopodien, die den Fremdkörper umschließen | Inkorporation des Fremdkörpers in einem intrazytoplasmatischen Phagosom

Faktoren, die die Effizienz der Phagozytose beeinflussen:

- **Opsonisierung:** Die Anheftung der Bakterien an die Makrophagenwand wird erhöht, wenn die Bakterien mit einem Antikörper oder dem C 3-Faktor des Komplementsystems beladen sind.
- Weitere Bestandteile des **Komplementsystems**
- Allgemeine **Umgebungsbedingungen.** (So wird die Anheftung weiter erhöht, wenn die Bakterien in einem soliden Organ oder einem festeren Medium, z. B. einem Fibrinnetzwerk, dargeboten werden; je flüssiger und lockerer das Medium ist, desto niedriger ist die Phagozytoseeffizienz.)

Zellen, die an der Phagozytose beteiligt sind:

- **Neutrophile Granulozyten** (polymorphkernige, neutrophile Leukozyten, Lebensdauer ca. 1–3 Tage)

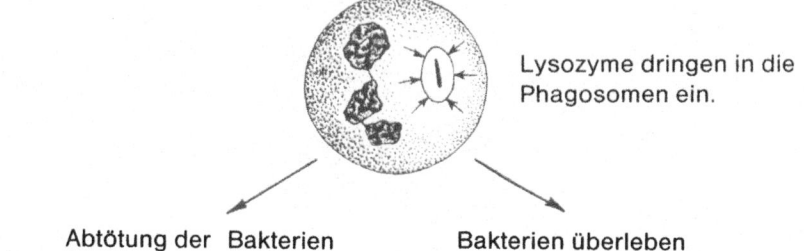

Lysozyme dringen in die Phagosomen ein.

Abtötung der Bakterien

Bakterien werden „vernichtet und verdaut". Die Granulozyten degranulieren.

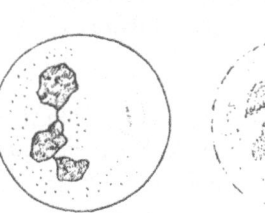

Bakterien überleben

Granulozyten sterben ab, die Zellmembran löst sich auf, lebende Bakterien werden freigesetzt → weitere Infektion (abhängig von der Virulenz der Bakterien, u.U. auch von der Insuffizienz der Granulozyten)

- **Makrophagen** (meist aus dem Blut eingewanderte aktivierte Monozyten, seltener ortsständige Makrophagen = Histiozyten, Lebensdauer Monate bis einige Jahre)
  - Zumeist gelingt die Abtötung der inkorporierten Organismen.
  - Wenn die Bakterien intrazellulär überleben können, werden sie durch die Makrophagen in Lymphgefäße, Lymphknoten und andere Stellen des Körpers transportiert. Dies erklärt zum Teil die typische Ausbreitung der Tuberkulose.

Die Bakterien können weiter intrazellulär überleben.

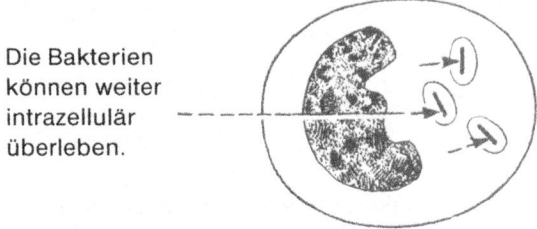

Die Folge ist, daß alle inkorporierten Partikel, auch abgestorbene Granulozyten, die von Makrophagen phagozytiert wurden, allmählich von der Entzündungsstelle abtransportiert werden.

### 4.1.4 Folgen der akuten Entzündung

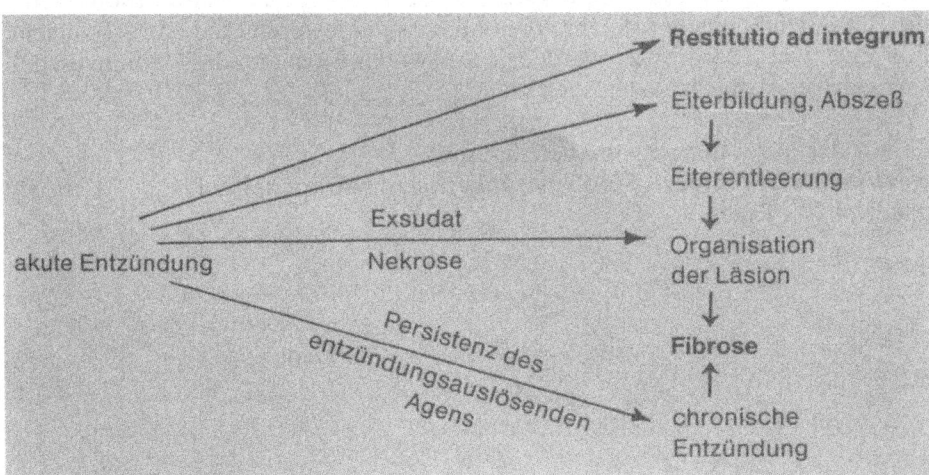

**Resolution (Auflösung).** Bedeutet die völlige Wiederherstellung der normalen Verhältnisse nach Ablauf der Entzündung (restitutio ad integrum). Faktoren, die dies begünstigen, sind
- minimaler Gewebeschaden,
- schnelle Elimination des verursachenden Agens (z. B. Bakterien),
- lokale Bedingungen, die ein schnelles Abräumen von Zellschutt und anderen Entzündungsprodukten (auch Exsudat) ermöglichen.

**Beispiel:** völlige Wiederherstellung des Lungengewebes nach Lobärpneumonie (alveoläre Entzündung)

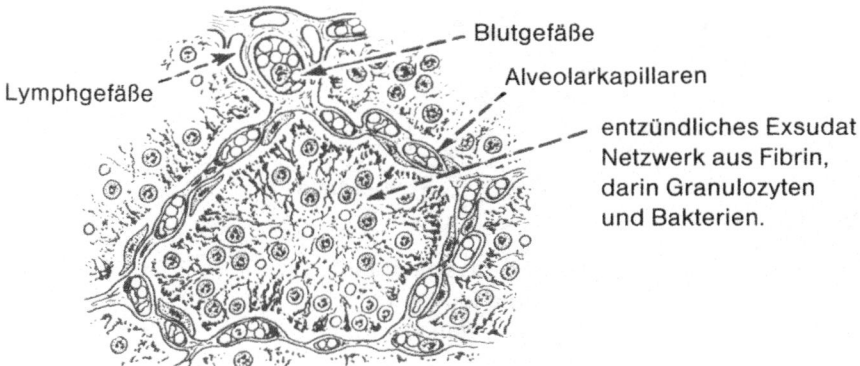

Blutgefäße

Alveolarkapillaren

Lymphgefäße

entzündliches Exsudat Netzwerk aus Fibrin, darin Granulozyten und Bakterien.

*Beachte* die Nähe des Exsudates zu Kapillaren und septalen Lymphgefäßen.

Die Abläufe der Resolution nach erfolgreicher Beseitigung des Agens sind
● enzymatische Auflösung des Fibrins (Granulozyten, Fibrinolysin),
● Flüssigkeitsresorption (Kapillaren, Lymphgefäße),
● Abtransport des Zellschutts etc. durch Makrophagen zu den regionalen Lymphknoten,
● Zurückbildung der kapillaren Hyperämie.

**Eiter (pus).** Als Eiter bezeichnet man entzündliches Exsudat mit massenhaft Granulozyten (und Debris), meist hervorgerufen durch pyogene ( = eiterbildende) Bakterien wie Staphylokokken. Führt die Entzündung durch enzymatischen Abbau zu einer herdförmigen Einschmelzung von Gewebe, in dem dann nur noch eitriges Exsudat zu finden ist, nennt man dies *Abszeß.*
Eiter ist eine dicke, cremige, gelbe Flüssigkeit, die sich nach Zentrifugation in folgende Bestandteile auftrennen läßt:
● *Überstand:* entzündliches Exsudat mit Proteinen und Proteinabbauprodukten,
● *Sediment:* massenhaft Granulozyten („Eiterzellen"), lebende und tote Bakterien, Zellfragmente (Debris), Fettpartikel und andere kleine korpuskuläre Bestandteile

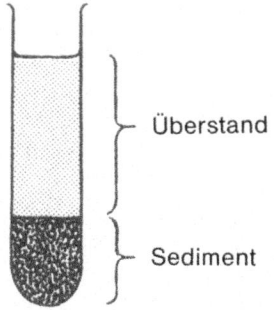

Überstand

Sediment

Sediment:

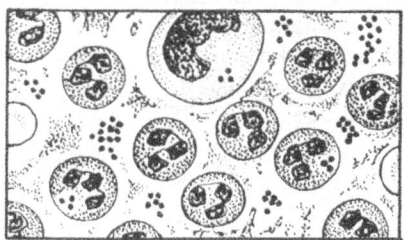

**Abszeßbildung:**

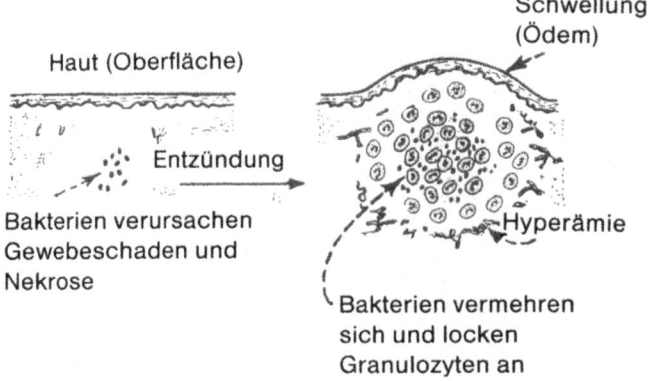

Haut (Oberfläche)

Entzündung

Bakterien verursachen
Gewebeschaden und
Nekrose

Schwellung
(Ödem)

Hyperämie

Bakterien vermehren
sich und locken
Granulozyten an

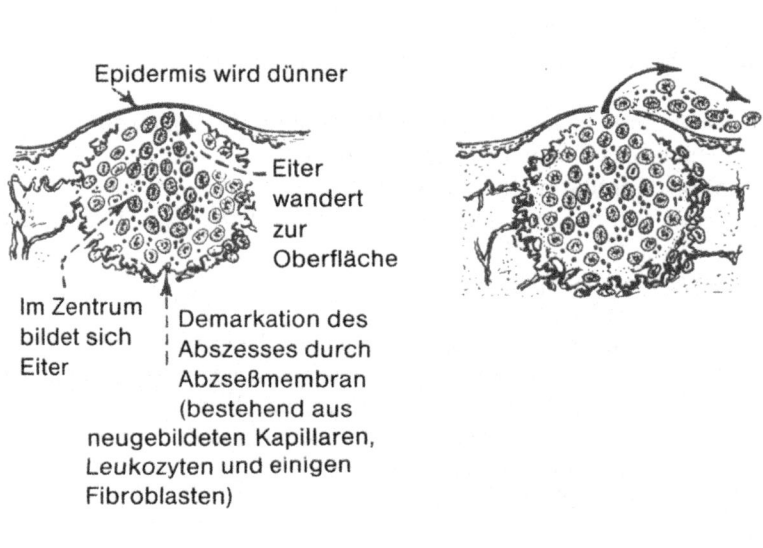

Epidermis wird dünner

Eiter
wandert
zur
Oberfläche

Im Zentrum
bildet sich
Eiter

Demarkation des
Abszesses durch
Abszeßmembran
(bestehend aus
neugebildeten Kapillaren,
Leukozyten und einigen
Fibroblasten)

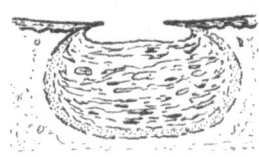

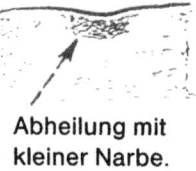

Abheilung mit
kleiner Narbe.

Schwellung läßt nach,
der entstandene
Hohlraum kollabiert
und wird organisiert
→ Fibrose

Bei einem tiefergelegenen Abszeß können folgende Mechanismen ablaufen:

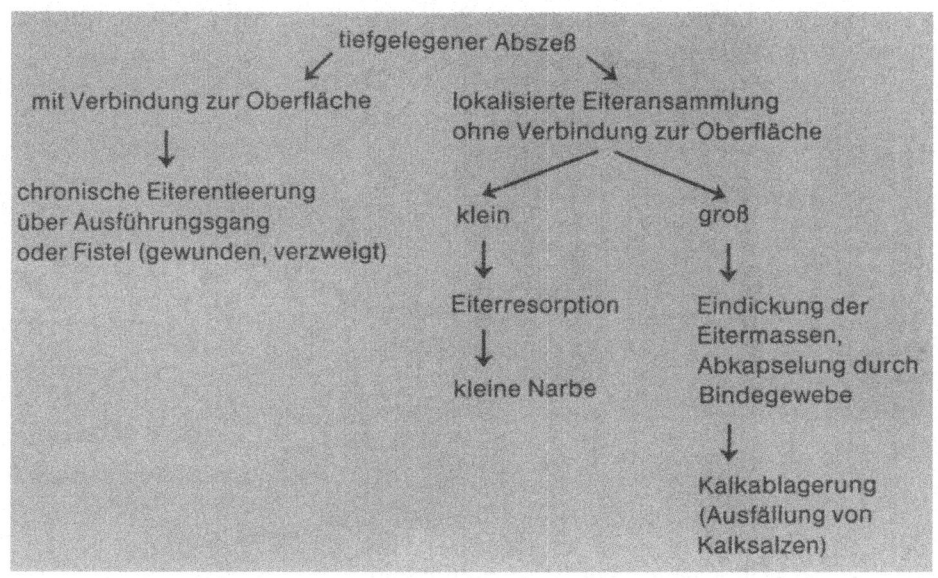

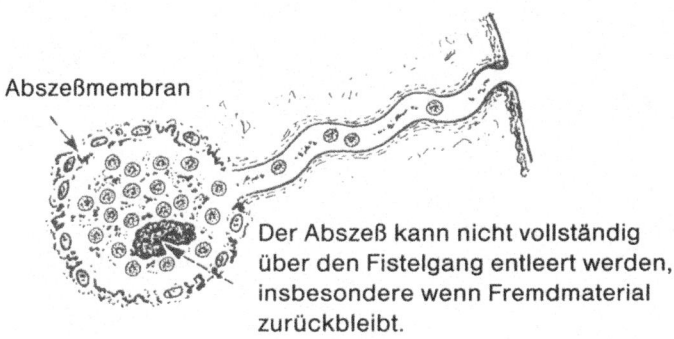

Der Abszeß kann nicht vollständig über den Fistelgang entleert werden, insbesondere wenn Fremdmaterial zurückbleibt.

**Organisation.** Eine akute Entzündung wird organisiert, wenn der Gewebsschaden zu ausgedehnt ist (umfangreiches Exsudat und Nekrosen) oder wenn die lokalen Bedingungen einen Abtransport von Exsudat und Debris nicht ermöglichen.

Bei einem *ausgedehnten Gewebedefekt* (so auch bei einem Abszeß) erfolgt nach der Abräumaktion der Makrophagen die Einsprossung von Kapillaren in das zerstörte Areal. Nachfolgend kommt es zur Granulationsgewebebildung mit Proliferation von Fibroblasten, Bindegewebsbildung und *Vernarbung*. Auch bei akuten Entzündungen ist also nicht immer eine restitutio ad integrum möglich. Die Mechanismen der Organisation (Granulationsgewebebildung, Fibroblastenproliferation und Fibrose) entsprechen denen der Wundheilung. Da diese beiden Prozesse auch bei der lokalen Reaktion auf einen intravaskulären Thrombus auftreten, wird dort ebenfalls der Terminus *Thrombenorganisation* verwandt.

*Beispiel* für eine Organisation nach akuter Entzündung: Pleurafibrose nach Pneumonie. Während Entzündungen des Lungengewebes fast immer folgenlos ausheilen, kann das gebildete Exsudat auf der Pleuraoberfläche nicht entfernt werden und wird organisiert.

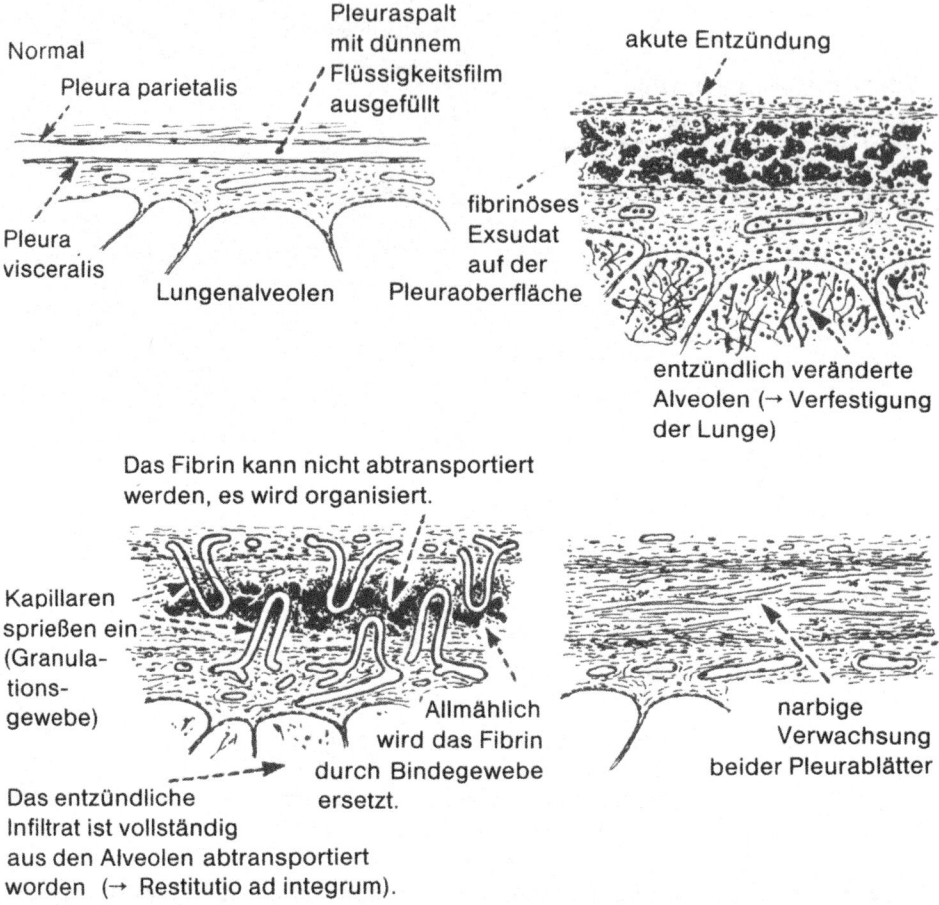

Normal
Pleura parietalis

Pleuraspalt
mit dünnem
Flüssigkeitsfilm
ausgefüllt

akute Entzündung

Pleura
visceralis

Lungenalveolen

fibrinöses
Exsudat
auf der
Pleuraoberfläche

entzündlich veränderte
Alveolen (→ Verfestigung
der Lunge)

Das Fibrin kann nicht abtransportiert
werden, es wird organisiert.

Kapillaren
sprießen ein
(Granula-
tions-
gewebe)

Allmählich
wird das Fibrin
durch Bindegewebe
ersetzt.

narbige
Verwachsung
beider Pleurablätter

Das entzündliche
Infiltrat ist vollständig
aus den Alveolen abtransportiert
worden (→ Restitutio ad integrum).

Andere Beispiele für Organisationsprozesse sind Infarkte.


## 4.2 Chronische Entzündung

**Pathomechanismus**

Eine chronische Entzündung entwickelt sich immer dann, wenn das auslösende Agens nicht beseitigt werden kann und den Entzündungsprozeß unterhält. Die wesentlichen Veränderungen bei einer chronischen Entzündung sind:

- Verminderung der Granulozytenzahl, stattdessen Zunahme der *Lymphozyten* und *Plasmazellen; Makrophagen* bleiben und bilden in einigen Fällen Riesenzellen
- Ständiger Organisationsversuch: Bildung von Granulationsgewebe (Kapillareinsprossung) und Fibroblastenproliferation mit Ausbildung einer *Fibrose*

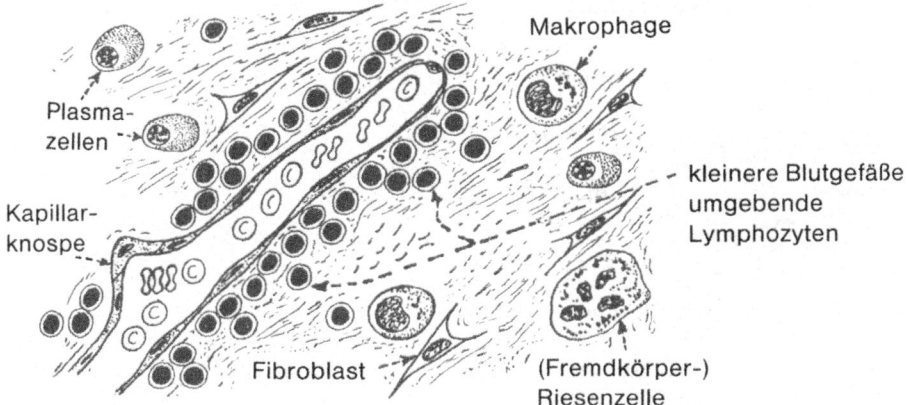

Chronische Entzündungen können auch primär ohne vorangegangene akute Reaktion auftreten.

An dieser Stelle soll noch einmal festgehalten werden, daß der Reaktionsmechanismus des Körpers auf einen schädigenden Reiz im Prinzip immer der gleiche ist:

> Schädigendes Agens → Granulozyten-/Makrophagen-Reaktion → Resolution, bzw. bei ausgedehntem Schaden → Organisation

Dieses Grundprinzip wird lediglich nach Art des schädigenden Agens (z. B. Messerschnitt, Strahlenschäden, pyogene Bakterien) und nach Reaktion des Organismus (Fähigkeit zur Elimination und damit akute oder chronische Entzündung) modifiziert.

**Besondere Formen chronischer Entzündungen**

**Granulomatöse Entzündungen.** Dies sind besondere Formen einer chronischen Entzündung, bei denen es neben dem typischen lympho-plasmazellulären Infiltrat und der Fibrose zu einer T-Zell-vermittelten Umwandlung von Makrophagen zu **Epitheloidzellen** (Zellen, die auf den ersten Blick lichtmikroskopisch eine Ähnlichkeit mit Epithel- oder Endothelzellen aufweisen) kommt. Sie können miteinander fusionieren (Bildung **mehrkerniger Riesenzellen**) und zu kleinen Herden aggregieren (Bildung von **Granulomen,** von lat. granulum = Körnchen).

Solche epitheloidzelligen Granulome kommen vor bei
- Sarkoidose (entzündliche Erkrankung unklarer Ätiologie vor allem der pulmohilären Lymphknoten),

- M. Crohn (Enteritis regionalis, Ileitis terminalis, Ätiologie ebenfalls unklar),
- Lepra,
- bestimmten Medikamenten,
- Talkose (Granulombildung in der Lunge nach Inhalation silikathaltiger Stäube),
- in Lymphknoten im Drainagegebiet von Tumoren oder anderen zerfallenden Prozessen (sog. sarcoid-like-lesions).

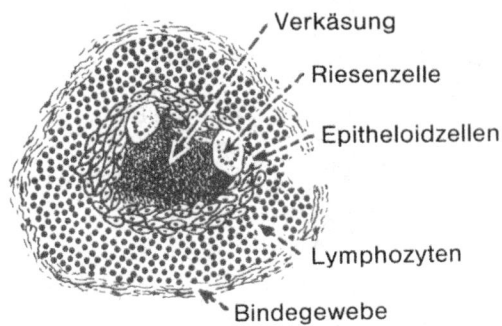

Das Hauptbeispiel einer epitheloidzelligen Granulombildung ist jedoch die *Tuberkulose.* Als zusätzliches wichtiges Kriterium kommt es hierbei zu einer verkäsenden Nekrose im Zentrum des Granuloms. Das histologische Bild einer verkäsenden Nekrose, die von einem Saum von Epitheloidzellen und Lymphozyten umgeben ist, ist auch ohne den direkten Nachweis von säurefesten Stäbchen nahezu beweisend für eine Tuberkulose.

**Endarteriitis.** In einigen entzündlichen Prozessen sind kleine Arterien direkt in das Geschehen involviert. Die Gefäßwand ist dann von einem meist lymphoplasmazellulären Infiltrat durchsetzt, und die Arterien reagieren mit einer Fibroblastenproliferation in der Intima (Endarteriitis, von endo = innen). Dies kann zu einer erheblichen Einengung des Lumens führen.

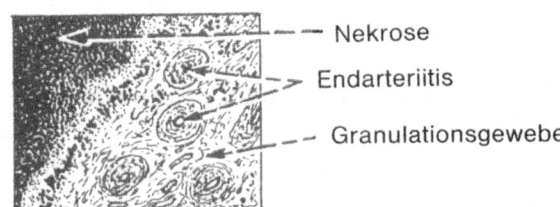

*Beispiel:* Endarteriitis bei
*Lues*

Mögliche Folgen:
- Ischämische Nekrosen der betroffenen Gebiete
- Durch Obliteration der aortalen Versorgungsgefäße Zerstörung der aortalen Gefäßwand mit Verlust der elastischen Fasern (Mesaortitis luica begünstigt Aneurysmenbildung)

Eine Endarteriitis kann die Ursache für ein Ulkus darstellen, umgekehrt können auch unspezifische entzündliche Vorgänge bei der Wundheilung auf Gefäße übergreifen. Eine positive Auswirkung solcher Obliterationen besteht in der geringen Blutungsneigung (z. B. bei peptischen Ulzera des Magens).

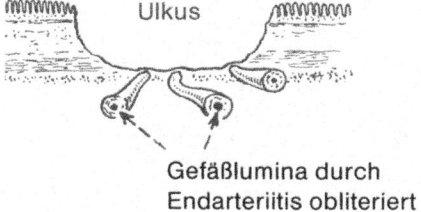

Gefäßlumina durch
Endarteriitis obliteriert

Ähnliche Veränderungen können auch Venen betreffen (Endophlebitis).

## 4.3 Besondere Entzündungsformen

**Terminologie.** Eine Entzündung wird mit dem Suffix „-*itis*" zu dem griechischen Namen des Organs oder des Gewebes gekennzeichnet
*Beispiele:* Cholecystitis: Entzündung der Gallenblase; Gastritis: Magenschleimhautentzündung (nicht Ventrikulitis); Colitis: (chronische) Darmentzündung; Proktitis: Entzündung des Rektums (nicht Rektitis); Hepatitis: Leberentzündung; Pleuritis: Rippenfellentzündung (engl. allerdings pleurisy); Nephritis: Nierenentzündung (nicht Renitis); Myositis: Muskelentzündung (nicht Muskulitis); Angiitis: Gefäßentzündung (Vaskulitis hat sich allerdings auch schon eingebürgert) etc.
Ausnahme: Pneumonie (Lungenentzündung)

Faktoren, die das Entzündungsgeschehen beeinflussen, sind neben den anatomischen Gegebenheiten, wie schon erwähnt Natur des schädigenden Agens sowie Schwere und Dauer der Einwirkung.

### 4.3.1 Katarrhalische Entzündung

(griech. katarrhein – herabfließen) Dies ist eine Entzündung der Schleimhautoberfläche, die mit einer stark erhöhten Produktion von klarem Schleim einhergeht. Später kann besonders bei bakterieller Superinfektion noch zusätzlich eitriges Exsudat gebildet werden.

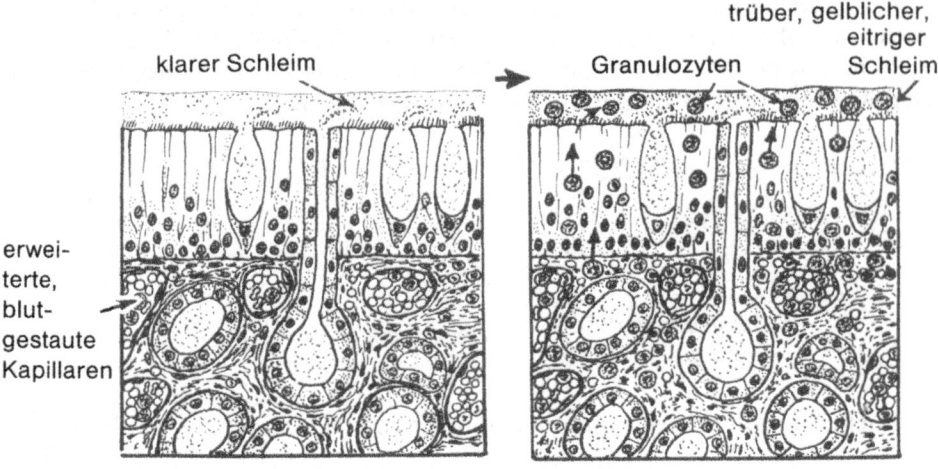

klarer Schleim

erwei-
terte,
blut-
gestaute
Kapillaren

Granulozyten

trüber, gelblicher,
eitriger
Schleim

**Beispiele:** Gewöhnliche Erkältung und einige Formen der Darmentzündung

### 4.3.2 Pseudomembranöse Entzündung

Dabei sind die entzündeten Schleimhautareale von einem membranartigen Film aus Fibrin und abgestorbenen Zellen bedeckt; am häufigsten findet sich diese Form der Entzündung im respiratorischen und gastrointestinalen Trakt. Das klassische Beispiel ist die *Diphtherie* des Rachenraums.

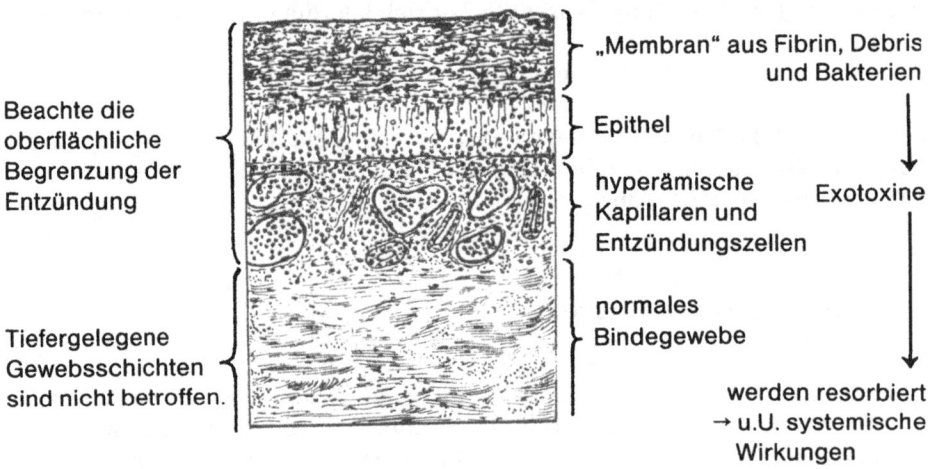

Beachte die
oberflächliche
Begrenzung der
Entzündung

Tiefergelegene
Gewebsschichten
sind nicht betroffen.

„Membran" aus Fibrin, Debris
und Bakterien

Epithel

hyperämische
Kapillaren und
Entzündungszellen

normales
Bindegewebe

Exotoxine

werden resorbiert
→ u.U. systemische
Wirkungen

### 4.3.3 Exsudative Entzündung

Neben der bereits erwähnten eitrigen Entzündung gibt es auch andere Formen, die eine besonders starke durch bestimmte Agentien hervorgerufene Bildung von Exsudat aufweisen. Man unterscheidet folgende Formen:

**Seröse Entzündung.** Dabei wird reichlich wasserklare Flüssigkeit mit unterschiedlichem Proteingehalt, aber ohne Fibrinbeimengung gebildet. Beispiele sind Blasenbildung nach Verbrennung (akut) und das seröse Pleuraexsudat bei Tuberkulose (chronisch).

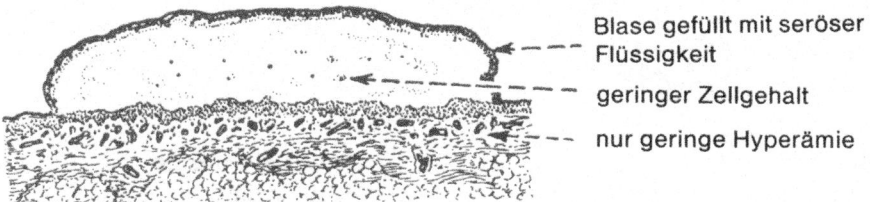

Blase gefüllt mit seröser Flüssigkeit

geringer Zellgehalt

nur geringe Hyperämie

*Beachte,* daß das Exsudat flüssig bleibt und das Gewebe nicht vernetzt, so daß eine restitutio ad integrum erfolgen kann.

**Fibrinöse Entzündung.** Bei dieser Form wird das entzündliche Geschehen durch die exzessive Bildung von Fibrin beherrscht. Beispiel ist die fibrinöse Pleuritis, die als Komplikation der Lobärpneumonie auftritt, und bei der das Fibrin als amorphe, trübe Auflagerung auf der Pleuraoberfläche erscheint. Das Fibrin kann zu einer Verklebung der beiden Pleurablätter miteinander und damit zur Organisation der Entzündung führen.

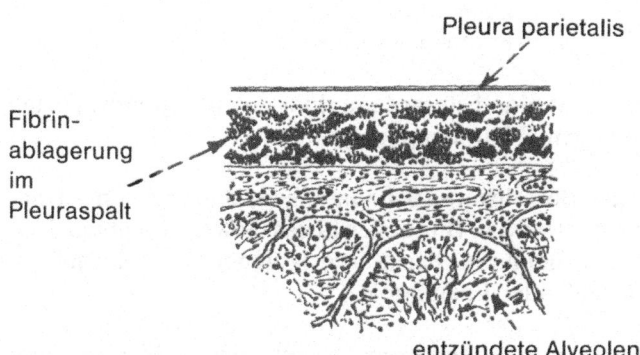

Pleura parietalis

Fibrin-
ablagerung
im
Pleuraspalt

entzündete Alveolen

**Eitrige Entzündung.** Hierbei wird wie schon erwähnt ein Exsudat gebildet, das massenhaft Granulozyten enthält. Ursache sind meist pyogene Bakterien. Beispiele sind *Abszesse* (meist hervorgerufen durch Staphylokokken), bei denen es zu einer herdförmigen Gewebeeinschmelzung kommt, sowie die Vorgänge bei einer akuten Appendizitis. Breitet sich das dichte granulozytäre Infiltrat diffus durch mehrere Gewebeschichten aus, spricht man von einer *phlegmonösen Entzündung* (meist hervorgerufen durch Streptokokken). Hier findet sich keine Einschmelzung und zwischen den Granulozyten sind noch Gewebestrukturen erkennbar.

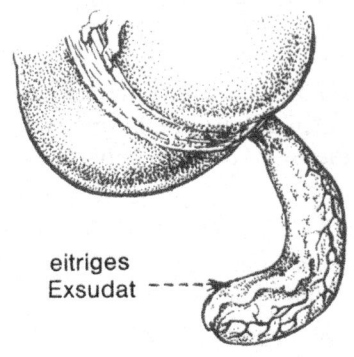

eitriges
Exsudat - - - - →

**Normal**

glatter
Peritoneal-
überzug

Muskelschicht

Schleimhaut
mit intakter Epithelschicht

**Akute Appendizitis**
(beachte die
ödematöse
Schwellung)

eitriges Exsudat
im Lumen
(defekte Epithelschicht)

und bei transmuraler
Entzündungsausbreitung
auch auf der
Peritonealoberfläche

Der Begriff *Empyem* bezeichnet eine Eiteransammlung in einer präformierten Höhle (z. B. Gallenblasenempyem, Pleuraempyem).

**Hämorrhagische Entzündung.** Bei schweren Schädigungen kann es zu einer Ruptur kleinerer Gefäße und nachfolgend zu Blutungen in das Gewebe kommen. Beispiele sind die hämorrhagische Pneumonie bei fatal verlaufender Infektion mit Influenzaviren oder die sog. Friedländer-Pneumonie.

Die einzelnen Entzündungsformen können nicht strikt voneinander getrennt werden, sondern sie gehen zum Teil ineinander über und bilden Mischformen, z. B. mukopurulente Bronchitis oder fibrinös-hämorrhagische Perikarditis bei Urämie.

## 4.4 Ulkus

Ein Ulkus entsteht, wenn die Oberfläche eines Organs oder Gewebes (Haut oder Schleimhaut, z. B. des Gastrointestinal- oder Respirationstraktes) infolge einer Nekrose zerstört und abgestoßen wird und dieser Prozeß von einer entzündlichen Reaktion demarkiert wird.

Die *Ursachen* eines Ulkus sind wie bei einer Nekrose Durchblutungsstörungen, entzündliche oder anderweitig gewebezerstörende Prozesse. Besonders häufig treten Ulzera an der Oberfläche maligner Tumoren auf. Hierbei ist es für den Patienten verständlicherweise von besonderer Bedeutung, daß solche „malignen Ulzera" nicht mißinterpretiert werden.

Im folgenden werden der Einfachheit halber die Ulzera in *maligne* und *einfache* unterteilt, obwohl der Mechanismus der Ulkusentstehung in beiden Fällen der gleiche sein kann und auch die „einfachen" Ulzera u. U. zu lebensbedrohlichen Situationen führen können.

**Stadien eines (einfachen) Ulkus**

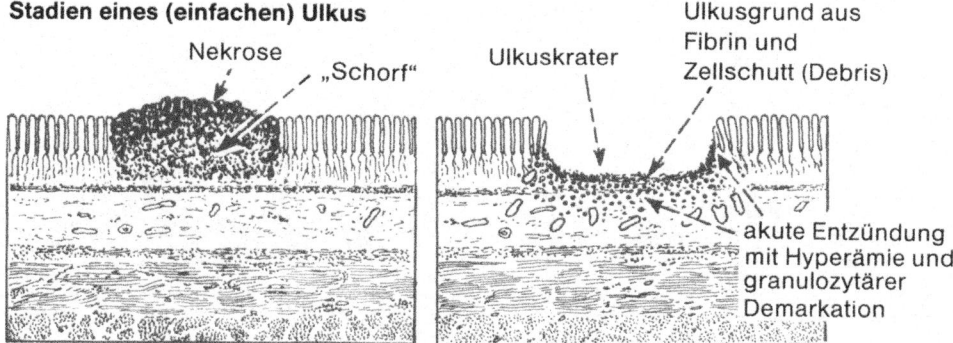

Zu diesem Zeitpunkt ist eine Heilung mit restitutio ad integrum noch möglich (genauer gesagt nur dann, wenn lediglich die oberflächlichste Schicht, die Schleimhaut, betroffen ist, d. h. es sich im engeren Sinne um eine Erosion handelt. Von einem Ulkus darf man strenggenommen erst dann sprechen, wenn auch tiefere Schichten zerstört sind und es somit zu einer Narbenbildung kommt).

Wird das schädigende Agens nicht entfernt, resultiert ein *chronisches Ulkus.*

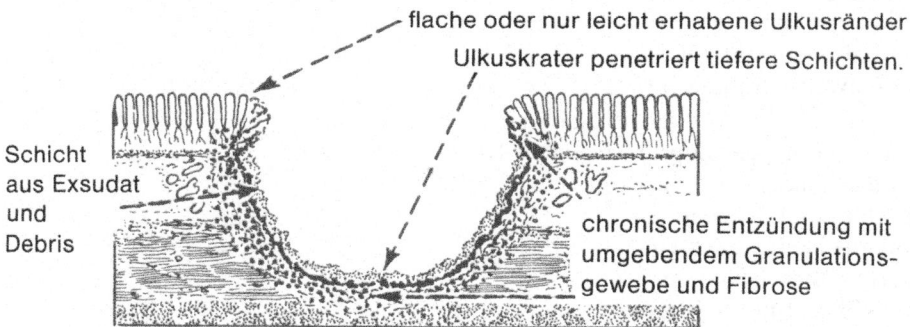

Die Abheilung eines chronischen Ulkus erfolgt meist sehr langsam und hinterläßt eine Narbe.

„Malignes Ulkus" (besser: ***ulzerierter Tumor***).

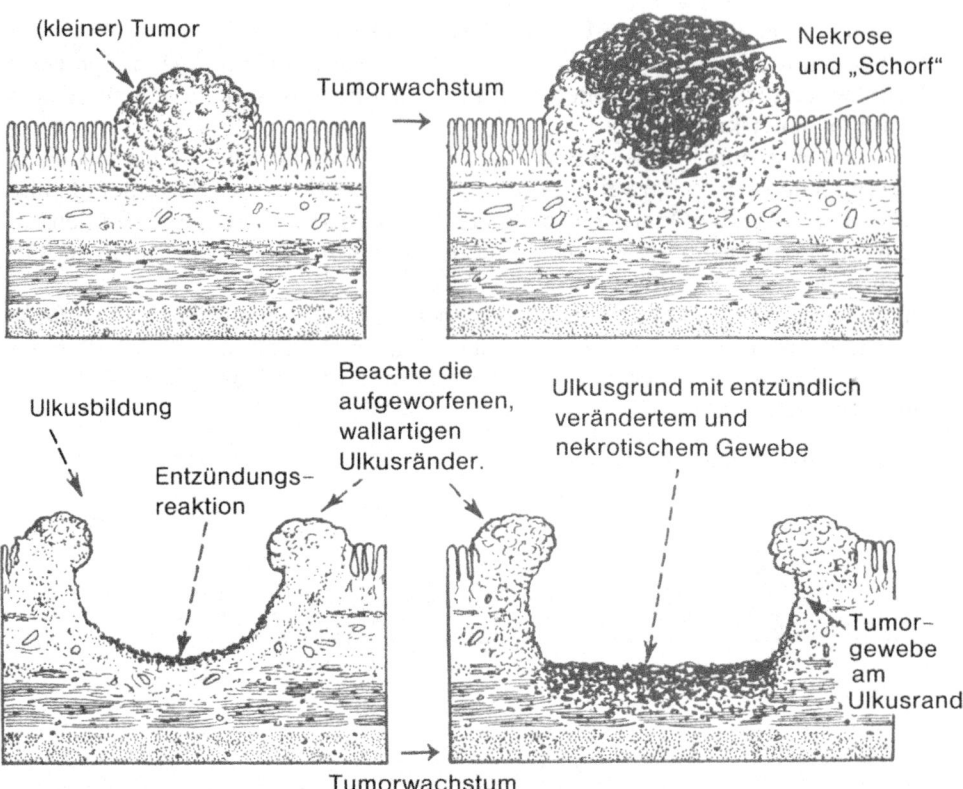

(kleiner) Tumor

Tumorwachstum

Nekrose und „Schorf"

Ulkusbildung

Entzündungsreaktion

Beachte die aufgeworfenen, wallartigen Ulkusränder.

Ulkusgrund mit entzündlich verändertem und nekrotischem Gewebe

Tumorgewebe am Ulkusrand

Tumorwachstum

Die wesentlichen Unterschiede zwischen einem „einfachen" und einem „malignen" Ulkus sind an den *Rändern* zu sehen, von denen auch die Biopsien genommen werden sollten.

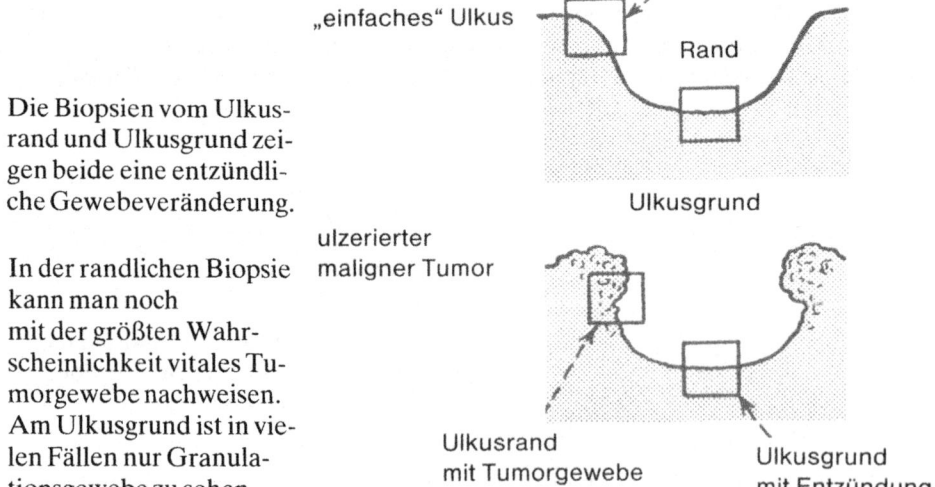

„einfaches" Ulkus

Rand

Die Biopsien vom Ulkusrand und Ulkusgrund zeigen beide eine entzündliche Gewebeveränderung.

Ulkusgrund

In der randlichen Biopsie kann man noch mit der größten Wahrscheinlichkeit vitales Tumorgewebe nachweisen. Am Ulkusgrund ist in vielen Fällen nur Granulationsgewebe zu sehen.

ulzerierter maligner Tumor

Ulkusrand mit Tumorgewebe

Ulkusgrund mit Entzündung

72

# 4.5 Entzündungen bei anatomischen Anomalien

**Fistelbildung**

- Komplett: Verbindung zwischen zwei Oberflächen, d. h. an beiden Enden offen
- Inkomplett: nur an einem Ende offen
  **Ursachen** sind:
- *Entwicklungsabnormitäten,* die entzündlich überlagert sind
  *Beispiele:* laterale Halsfisteln oder ein Pilonidalsinus ( = chronische rezidivieren-
  de Entzündung mit Fistelbildung um Haarfollikel in der Mittellinie über dem Os
  sacrum, wo die Haare entwicklungsbedingt besonders tief liegen)

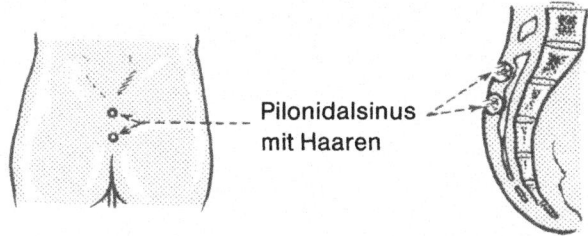

Pilonidalsinus
mit Haaren

- *Traumata*

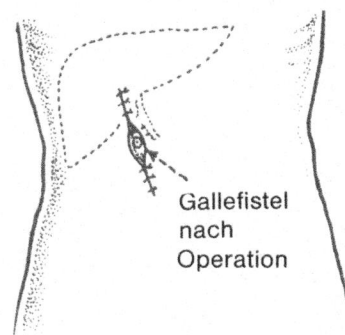

Gallefistel
nach
Operation

- *Entzündungen*

Beispiele:

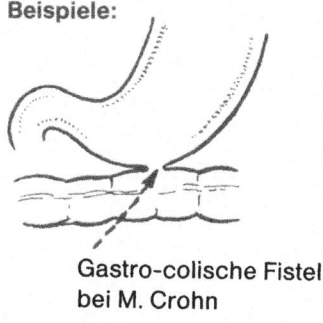

Gastro-colische Fistel
bei M. Crohn

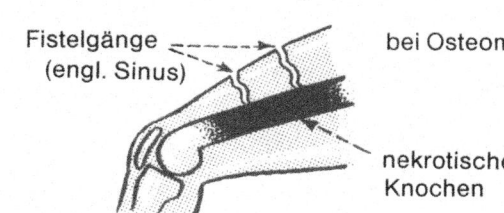

Fistelgänge
(engl. Sinus)

bei Osteomyelitis

nekrotischer
Knochen

● *Nekrosen*

**Beispiel:**

Vesiko-vaginale Fistel
nach Radiumeinlage
( → Nekrose) bei Cervix-Ca.

# 5 Infektionen

Die meisten Mikroorganismen sind für den Menschen harmlos. Nur einige wenige sind pathogen, d. h. haben die Fähigkeit, infektiöse Krankheiten hervorzurufen. *Bakterien* und *Viren* sind die häufigsten und wichtigsten humanpathogenen Gruppen. *Pilze* und andere Organismen (z. B. Chlamydien) führen zu weniger häufigen Erkrankungen.

Normalerweise sind die Körperoberflächen des Menschen (Haut, Verdauungstrakt, Atemwege) von einer Vielzahl apathogener oder wenig pathogener Bakterien besiedelt. Diese erfüllen zum Teil auch nützliche Funktionen, z. B. die Produktion wichtiger Substanzen wie z. B. Vitamin $B_{12}$ oder die Verdrängung pathogener Keime.

---

*Infektion* bedeutet das Eindringen (Invasion) von Keimen in sonst sterile Areale des Körpers und deren Vermehrung.

Eine *Infektionskrankheit* liegt vor, wenn der Infektion ein klinisch manifester (und morphologisch nachweisbarer) Gewebeschaden folgt.

---

## 5.1 Allgemeine Aspekte

### 5.1.1 Eintrittspforten

**Häufigste Eintrittspforten und Übertragungswege**

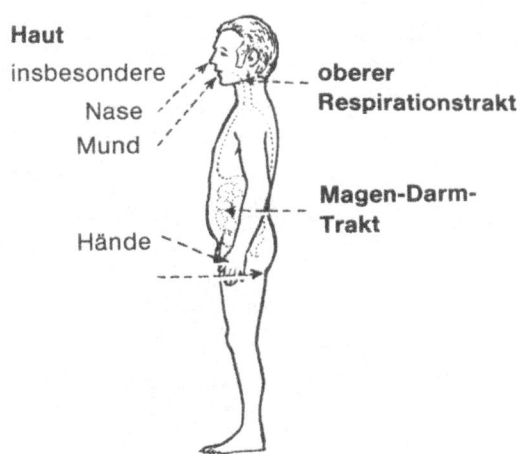

Haut insbesondere

Nase

Mund

oberer Respirationstrakt

Magen-Darm-Trakt

Hände

- **Haut** oder **Schleimhäute:** *Beispiele:* direkter Schleimhautkontakt und Wunden (Geschlechtskrankheiten, AIDS), kontaminierte Wunden (Tollwut = Rabies), Inokulation (Insektenbiß – Gelbfieber; Kanüle – Hepatitis).
- **Orale Aufnahme:** *Beispiel:* kontaminierte Nahrung (Typhus, Cholera, Poliomyelitis, Hepatitis A)
- **Inhalation:** *Beispiele:* Stäube und Tröpfcheninfektion (Grippe, Tuberkulose)

### 5.1.2 Faktoren, die eine Infektion beeinflussen

**Im Wirtsorganismus.** Neben einem guten Allgemein- und Ernährungszustand helfen folgende Mechanismen, eine Infektion zu verhindern:
- **Physikalische Barrieren**

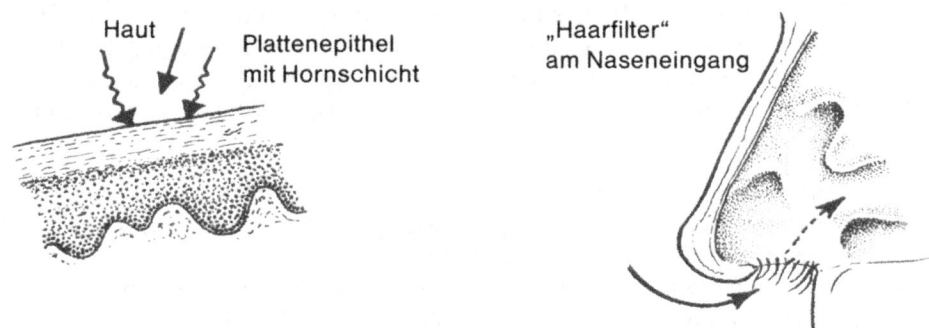

Haut

Plattenepithel mit Hornschicht

„Haarfilter" am Naseneingang

- **Sekretion**

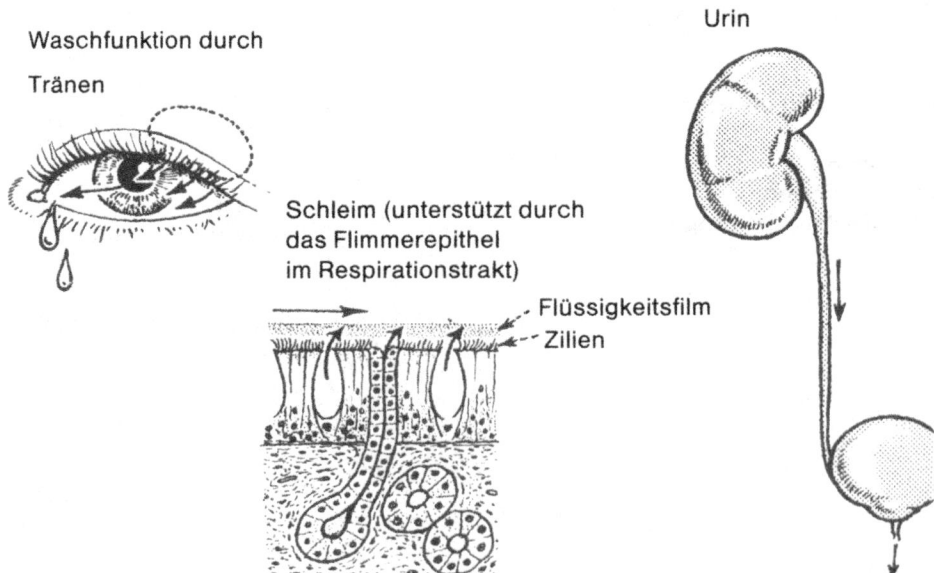

Waschfunktion durch

Tränen

Urin

Schleim (unterstützt durch das Flimmerepithel im Respirationstrakt)

Flüssigkeitsfilm

Zilien

„Malignes Ulkus" (besser: *ulzerierter Tumor*).

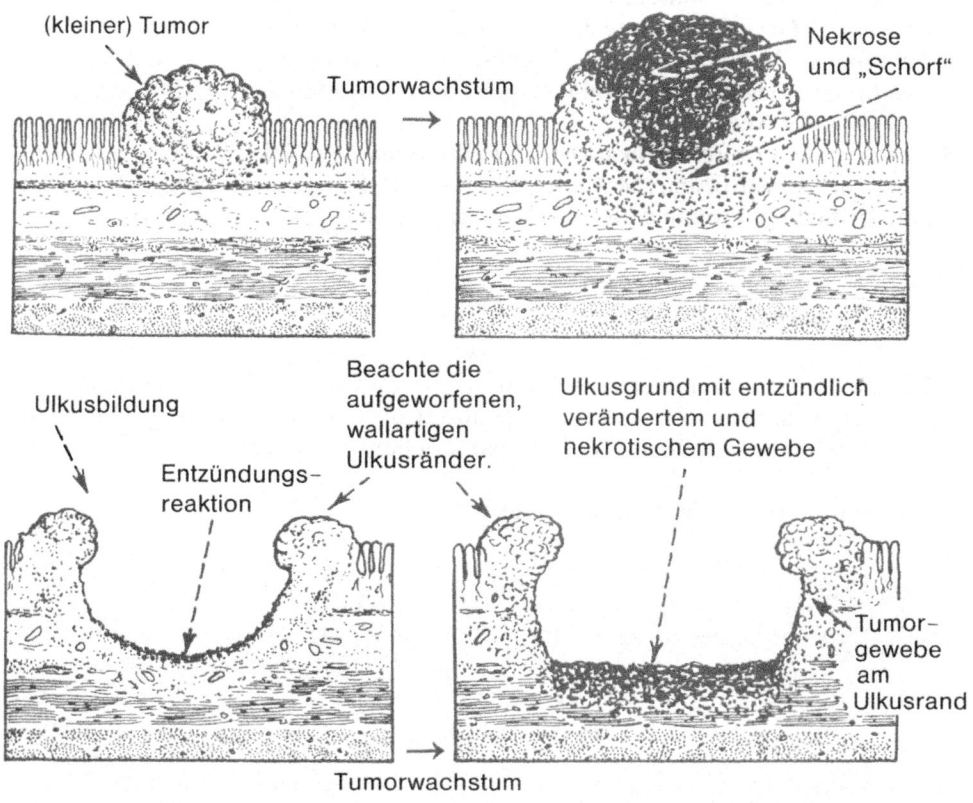

Die wesentlichen Unterschiede zwischen einem „einfachen" und einem „malignen" Ulkus sind an den *Rändern* zu sehen, von denen auch die Biopsien genommen werden sollten.

Die Biopsien vom Ulkusrand und Ulkusgrund zeigen beide eine entzündliche Gewebeveränderung.

In der randlichen Biopsie kann man noch mit der größten Wahrscheinlichkeit vitales Tumorgewebe nachweisen. Am Ulkusgrund ist in vielen Fällen nur Granulationsgewebe zu sehen.

72

- Bei *inadäquater antibiotischer Therapie* kann eine Vermehrung resistenter, pathogener Erreger resultieren.
- *Immundefektsyndrome* (angeborene oder erworbene wie bei medikamentöser Therapie mit Kortikosteroiden, Zytostatika, Immunsuppressiva, bzw. AIDS).
- *Insuffizienz der Leukozyten* (mangelnde Phagozytosefähigkeit und eingeschränkte lysosomale Aktivität).
- Bei allgemein *abwehrschwächenden Erkrankungen* (Diabetes mellitus, chronischer Niereninsuffizienz, Mangelernährung, AIDS, fortgeschrittenem Tumorleiden) ist die Infektanfälligkeit besonders groß.

### 5.1.5 Krankheitsentstehung

Die lokale Antwort auf eine Infektion ist gewöhnlich eine akute Entzündungsreaktion, die durch den Zell- und Gewebeuntergang hervorgerufen wird. Dabei gibt es Unterschiede zwischen viraler und bakterieller Entzündung.

- Produktion von *Toxinen* (durch Bakterien)

| Exotoxine | Endotoxine |
|---|---|
| von lebenden Bakterien sezerniert | Bestandteile der Bakterienwand, die bei Zerstörung des Bakteriums frei werden |
| einfache Proteine | Lipid-Polysaccharid-Komplexe |
| bewirken Antikörperproduktion (Antitoxine) | keine Antikörper-Produktion u. U. T-Zell-vermittelte Immunantwort |
| besitzen u. U. spezifische Enzymaktivität oder wirken auf bestimmte Organe oder Gewebe (z. B. Tetanustoxin) | unspezifische Wirkung auf Kapillarwände und Gerinnungssystem, führen zu Nekrosen; bewirken Fieberreaktion und Endotoxinschock |

- Auslösen einer *Hypersensitivitätsreaktion*
  hierbei kommt der Gewebeschaden durch die humorale oder zellvermittelte Immunantwort meist auf ein bakterielles Protein zustande (s. Kap. 7)
- Eindringen in Gewebe, Lymphwege und Blutstrom

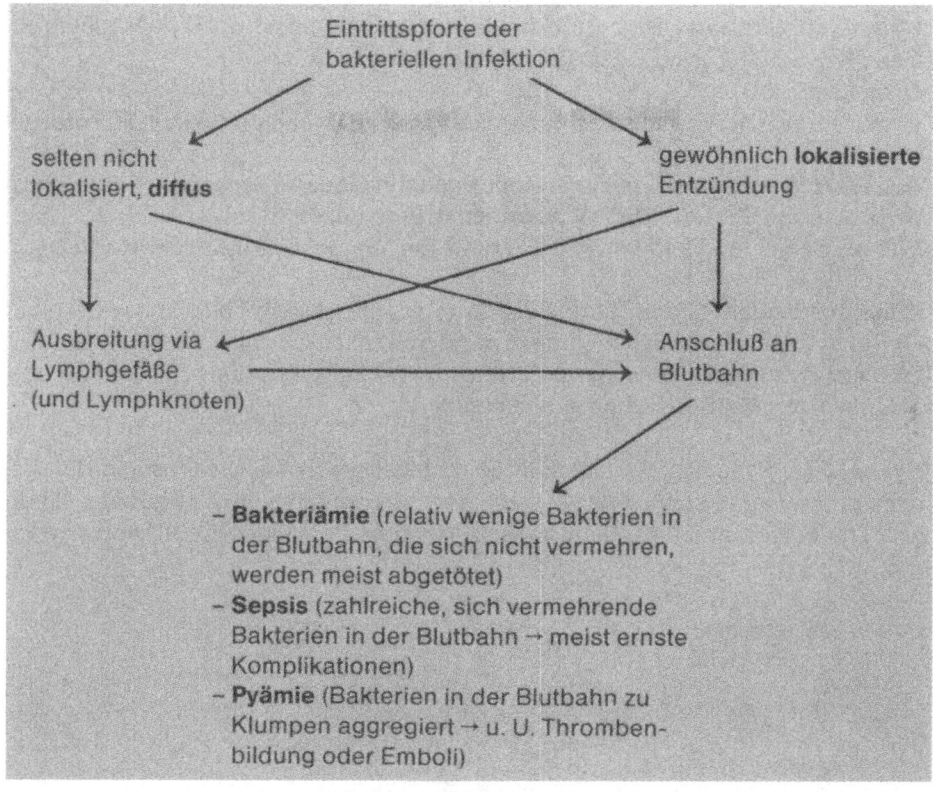

Bakteriämie (relativ wenige Bakterien in der Blutbahn, die sich nicht vermehren, werden meist abgetötet)
Sepsis (zahlreiche, sich vermehrende Bakterien in der Blutbahn → meist ernste Komplikationen)
Pyämie (Bakterien in der Blutbahn zu Klumpen aggregiert → u. U. Thrombenbildung oder Emboli)

**Bakteriämie.** Bakterien gelangen hierbei in die Blutbahn, ohne sich dort zu vermehren. Gewöhnlich bleibt dies ohne Folgen für den Organismus. Bei einigen Erkrankungen gehört eine vorübergehende Bakteriämie zum normalen Krankheitsverlauf (z. B. Typhus).
Anders allerdings bei folgendem Fall:

**Beispiel:**
entzündeter Zahn → Bakteriämie → Bakterien können → bakterielle
(Bakterien von vorgeschädigte Endokarditis
niedriger Virulenz) Herzklappe besiedeln

Zahnextraktion ——————————→ manifeste bakterielle Endokarditis

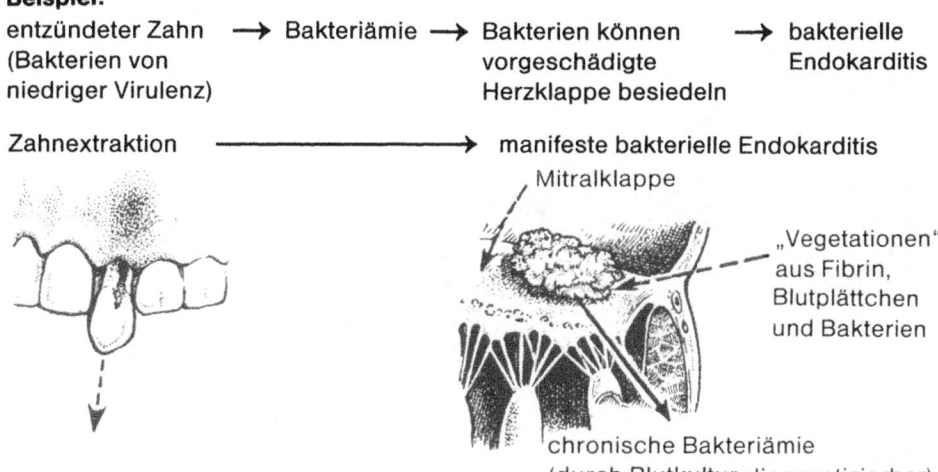

Mitralklappe

„Vegetationen" aus Fibrin, Blutplättchen und Bakterien

chronische Bakteriämie (durch Blutkultur diagnostizierbar)

**Sepsis.** Massive Einschwemmung von Erregern in die Blutbahn, die sich auch dort vermehren, wird als Sepsis bezeichnet. Eine Sepsis ist ein schwerer, lebensbedrohlicher Krankheitszustand, der zum Schock führen kann.

*Ursachen:*
- Primäre Sepsis bei Organismen mit hoher Virulenz (Meningokokken, Streptococcus pyogenes)
- Als *Komplikation* von Schockzuständen anderer Genese (Sepsis durch gramnegative koliforme Bakterien bei mechanischem Ileus und Peritonitis)
- Während einer medikamentösen Therapie mit *Suppression des Immunsystems*

Eine unbehandelte Sepsis führt in der Regel sehr rasch zum Tode, so daß bei einer Obduktion spezifische Schädigungen nur schwer nachzuweisen sind. Gelegentlich finden sich Zeichen einer disseminierten intravasalen Gerinnung (DIC, ‚c' für coagulation) oder Hämorrhagien der Nebenniere.

**Pyämie.** Die Pyämie stellt ebenfalls einen lebensbedrohlichen Zustand dar, bei dem die Erreger in kleinen Aggregaten, sog. Mikroemboli, in die Blutbahn gelangen. Die Folgen sind (sog. metastatische) pyämische Abszesse und septische Infarkte.

*Pyämische Abszesse*

```
septischer Streuherd – gewöhnlich Staphylokokken
                    ↓
Thrombose kleinerer Venolen in der Umgebung
des Streuherdes mit bakterieller Besiedlung
                    ↓
Ablösen von (Mikro-) Emboli
                    ↓
zahlreiche Mikroabszesse in verschiedenen Organen
```

Pyämische Abszesse findet man besonders in folgenden Organen:

Großhirnrinde          Myokard

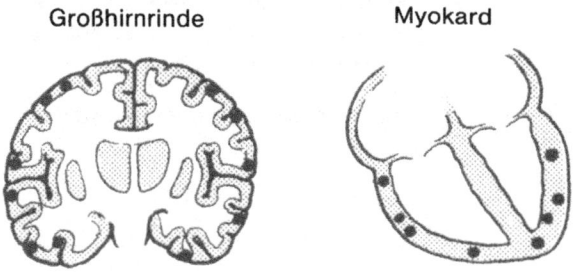

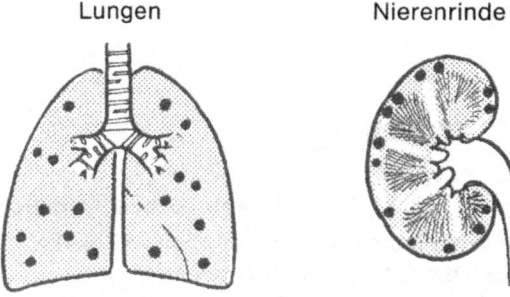

Lungen                    Nierenrinde

Bei *septischen Infarkten* lösen sich septische Thromben (z. B. bei eitriger Thrombophlebitis) von größeren Venen und verstopfen als Emboli größere Gefäße in Lungen und Leber. Die Folge ist ein Infarkt des betroffenen Versorgungsgebietes, das dann sekundär vom Embolus aus bakteriell besiedelt wird.

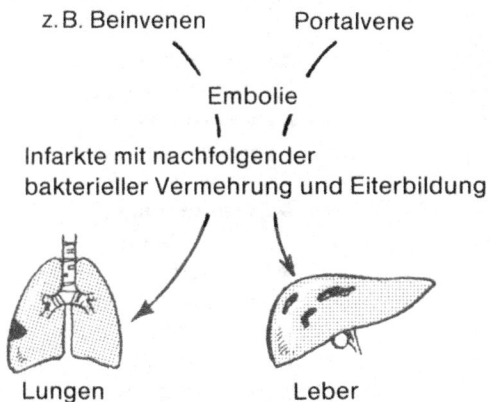

z. B. Beinvenen        Portalvene

Embolie

Infarkte mit nachfolgender
bakterieller Vermehrung und Eiterbildung

Lungen                    Leber

Ähnlich sind die Mechanismen bei einer bakteriellen Endocarditis ulcera-polyposa.

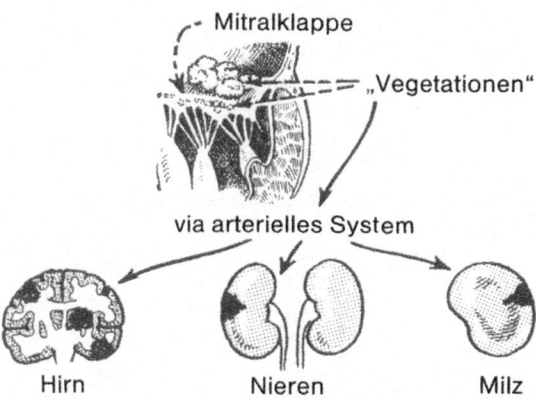

Mitralklappe

„Vegetationen"

via arterielles System

Hirn            Nieren            Milz

## 5.2 Akute bakterielle Infektion

### 5.2.1 Pyogene Bakterien

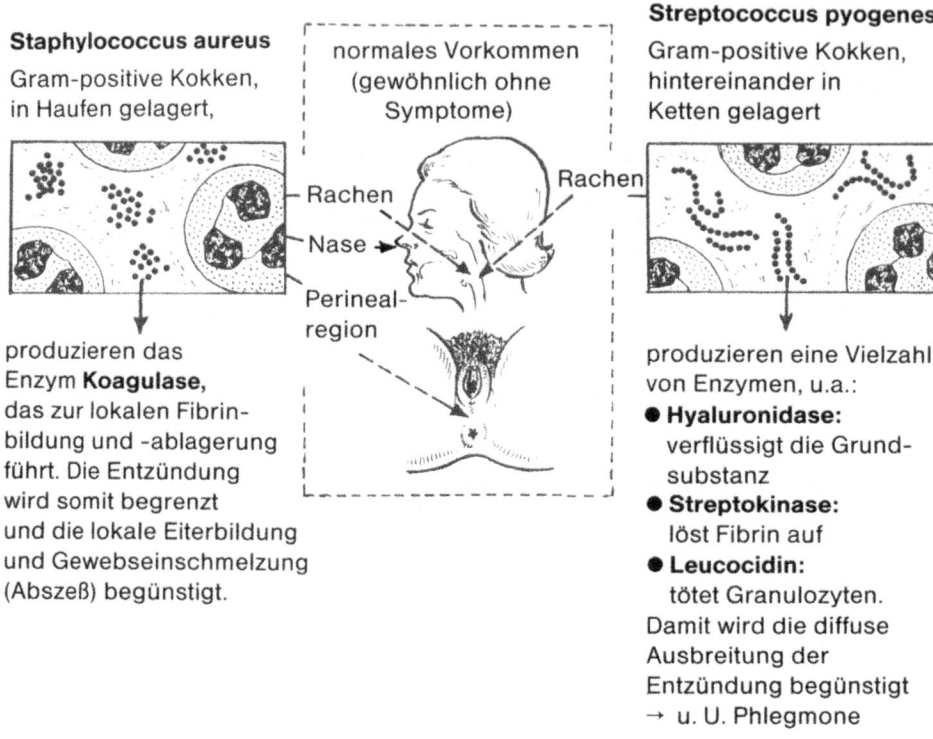

**Staphylococcus aureus**

Gram-positive Kokken, in Haufen gelagert,

normales Vorkommen (gewöhnlich ohne Symptome)

Rachen
Nase
Perineal-region

**Streptococcus pyogenes**

Gram-positive Kokken, hintereinander in Ketten gelagert

Rachen

produzieren das Enzym **Koagulase**, das zur lokalen Fibrin-bildung und -ablagerung führt. Die Entzündung wird somit begrenzt und die lokale Eiterbildung und Gewebseinschmelzung (Abszeß) begünstigt.

produzieren eine Vielzahl von Enzymen, u.a.:
- **Hyaluronidase:** verflüssigt die Grund-substanz
- **Streptokinase:** löst Fibrin auf
- **Leucocidin:** tötet Granulozyten. Damit wird die diffuse Ausbreitung der Entzündung begünstigt → u. U. Phlegmone

| Staphylokokken | Streptokokken |
|---|---|
| *lokal* | |
| Haut: „Pickel" (Akne), Furunkel, Karbunkel, Impetigo | Haut: Impetigo, Erysipel |
| Wundinfektionen | Wundinfektionen |
| Bronchopneumonien (auch als Superinfektion bei Grippe) | Tonsillitis, Racheninfektionen |
| Exotoxinproduktion (Nahrungs-mittelvergiftung) | Exotoxinproduktion (Scharlachexanthem) |
| *hämatogene Ausbreitung* | |
| Pyämie (und Sepsis) als Komplikation: Osteomyelitis (besonders bei Kindern) | Sepsis |

*Beachte:* Rheumatisches Fieber und Glomerulonephritis sind ebenfalls Komplikationen von Streptokokkeninfektionen. Sie beruhen jedoch auf immunologischen Reaktionen und sind nicht Folge einer bakteriellen Besiedlung von Herz und Nieren mit Streptokokken.

### 5.2.2 Gramnegative intrazelluläre Diplokokken

**Meningokokken.** Erreger von Nasopharynx-Infektionen. Sie führen zu Meningitis und u. U. zu der gefürchteten Meningokokkensepsis (Waterhouse-Friedrich-Syndrom).

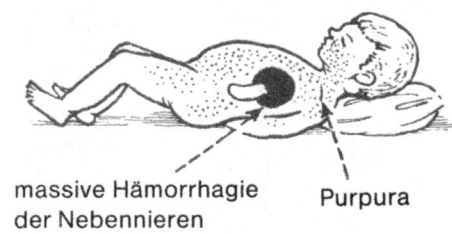

massive Hämorrhagie der Nebennieren

Purpura

**Gonokokken.** Erreger von Genital-Infektionen. Sie führen bei Männern zu einer eitrigen Urethritis und bei Frauen zu einer eitrigen Zervizitis. Als Komplikation kann es durch Aszension der Erreger zu Endometritis und nachfolgend zu Salpingitis und Perioopheritis kommen.

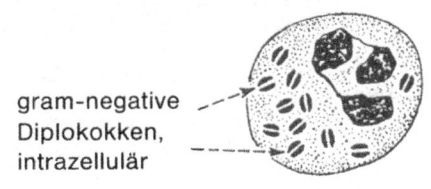

gram-negative Diplokokken, intrazellulär

Mann

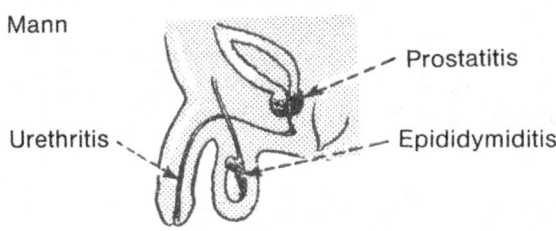

Prostatitis

Urethritis

Epididymiditis

Frau

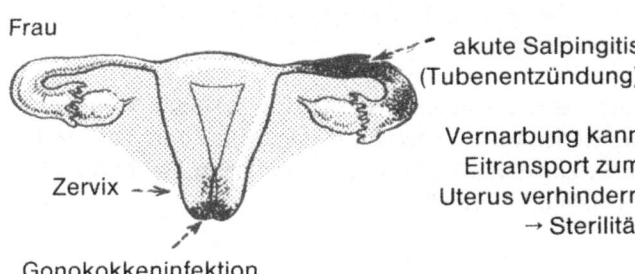

akute Salpingitis (Tubenentzündung)

Vernarbung kann Eitransport zum Uterus verhindern → Sterilität

Zervix

Gonokokkeninfektion

### 5.2.3 Gramnegative Bazillen

Normalerweise finden sich gramnegative Keime im Verdauungstrakt als aerobe, coliforme oder als anaerobe Organismen. Sie besitzen gewöhnlich nur eine geringe Virulenz, können aber schwere lokale Entzündungen in Kolon, ableitenden Harnwegen und (iatrogenen) Wunden hervorrufen. Die Freisetzung von Endotoxinen führt zur Schocksymptomatik.

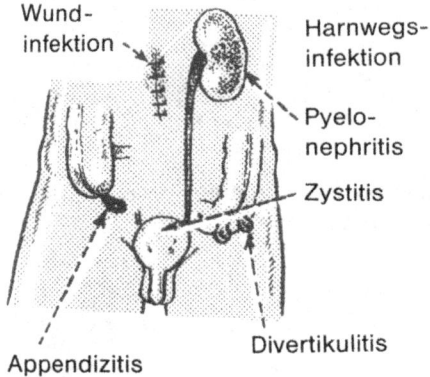

Wund-
infektion

Harnwegs-
infektion

Pyelo-
nephritis

Zystitis

Appendizitis

Divertikulitis

### 5.2.4 Tetanus

Hierbei beruht der pathogene Effekt hauptsächlich auf der Bildung eines ***neurotropen Exotoxins.*** Der lokale bakterielle Gewebeschaden spielt demgegenüber nur eine untergeordnete Rolle.
Der Erreger ist Clostridium tetani, ein obligat anaerobes, grampositives Stäbchen. Durch Bildung einer endständigen Spore bekommt es oft ein trommelschlegelartiges Aussehen. Die Sporen sind sehr widerstandsfähig und kommen nahezu ubiquitär vor.

$5\mu$

**Infektionsmodus.** Die Infektion erfolgt durch kontaminierte, (erdverschmutzte) Wunden, die nicht unbedingt tief sein müssen (z. B. Dornenstich). Bei ungenügenden hygienischen Verhältnissen ist die Infektion des Neugeborenen durch eine fäkalienverschmierte Nabelschnur möglich.

**Toxinwirkung.** Das gebildete Exotoxin wirkt bereits in sehr geringen Mengen. Es gelangt entlang der Nerven zu den motorischen Ganglien und löst dort paroxysmale muskuläre Spasmen aus, die zur Atemlähmung und damit zum Tod führen. Die Bakterien selbst verbleiben im Wundbereich.

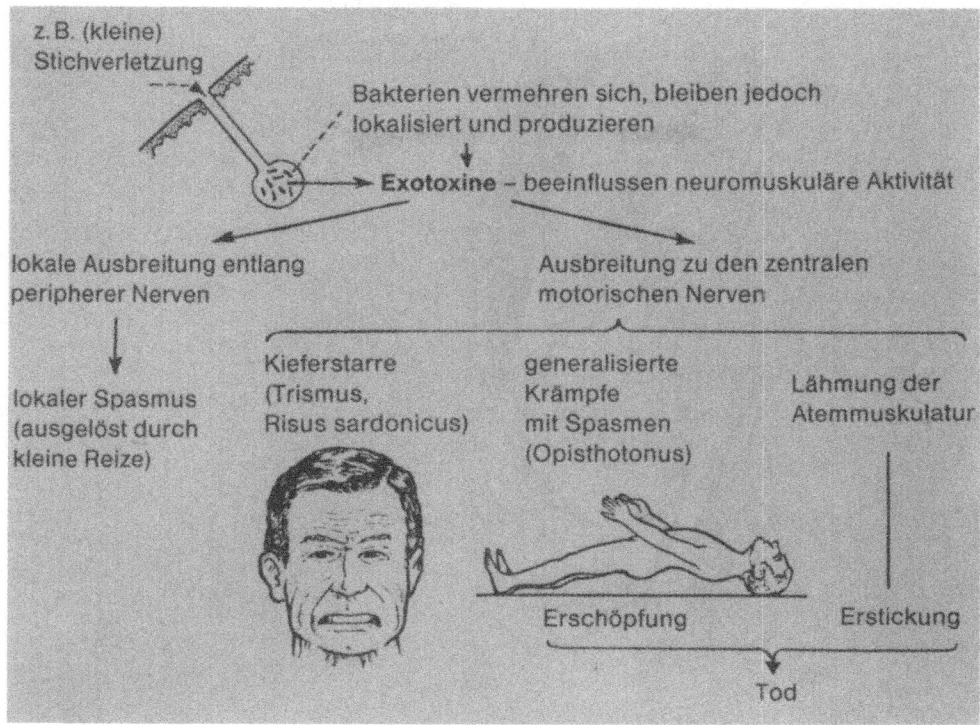

**z.B. (kleine) Stichverletzung**

Bakterien vermehren sich, bleiben jedoch lokalisiert und produzieren

**Exotoxine** – beeinflussen neuromuskuläre Aktivität

lokale Ausbreitung entlang peripherer Nerven

Ausbreitung zu den zentralen motorischen Nerven

lokaler Spasmus (ausgelöst durch kleine Reize)

Kieferstarre (Trismus, Risus sardonicus)

generalisierte Krämpfe mit Spasmen (Opisthotonus)

Lähmung der Atemmuskulatur

Erschöpfung

Erstickung

Tod

**Immunität.** Die prophylaktische Immunisierung erfolgt aktiv mit einem inaktivierten Toxin. Passive Immunisierung ist durch Applikation eines Antitoxins möglich, das allerdings nur wirkt, wenn das Toxin das Nervengewebe noch nicht erreicht hat.

## 5.3 Gangrän

Die Gangrän ist eine Nekrose, bei der die bakterielle Besiedlung im Vordergrund steht. Die Bakterien vermehren sich in dem nekrotischen Gewebe und wandeln es enzymatisch um, zum Teil werden dabei Gase gebildet.

**Primäre Gangrän.** Die Nekrose wird durch die Bakterien selbst hervorgerufen. Gewöhnlich tritt diese Form der Gangrän nur bei sehr tiefen kontaminierten Wunden (z.B. bei Kriegsverletzungen) auf. Die gasbildenden anaeroben Bakterien (Clostridien, grampositive, sporenbildende Bazillen) vermehren sich im Muskelgewebe und zerstören es durch saccharolytische und proteolytische Enzyme. Die Entzündung schreitet schnell fort und führt unbehandelt zum Tod.

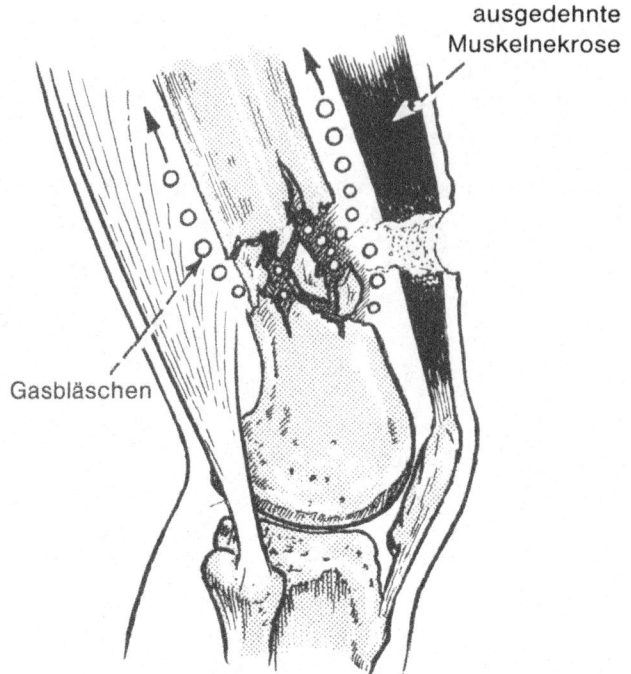

ausgedehnte
Muskelnekrose

Gasbläschen

**Sekundäre Gangrän.** Dabei hat die Nekrose eine andere, abakterielle Ursache und wird anschließend bakteriell besiedelt. Die häufigsten Beispiele sind *strangulierte Darmschlingen* (sog. inkarzerierte Hernien), aber auch bakteriell besiedelte *Hautulzera* (z. B. Beinulzera bei venöser Stauung oder arteriellem Verschluß, sog. *feuchte Gangrän* ). Eine *trockene Gangrän* bezeichnet eine nahezu abakterielle Koagulationsnekrose, die meist an den Extremitäten lokalisiert ist. Durch ihre schwarze Verfärbung sieht sie ebenfalls wie ein „Brand" aus.

# 5.4 Granulomatöse Entzündungen

Wie bereits erwähnt stellen die granulomatösen Erkrankungen eine besondere Form der chronischen Entzündungen dar, bei denen sich unter T-Zell-Einfluß Makrophagen zu *Epitheloidzellen* umwandeln und zu kleinen Knötchen ( = *Granulomen* ) aggregieren. Es liegt also eine besondere Form der Immunantwort vor.

### 5.4.1 Tuberkulose

Die Tuberkulose wird durch das *Mycobacterium tuberculosis* (Tuberkelbazillus) hervorgerufen, einem Stäbchen mit einer *säureresistenten*, wächsernen Wand, die wahrscheinlich für die T-Zell-Reaktion und für den käsigen Eindruck der Nekrose verantwortlich ist. Die Säurefestigkeit macht man sich für den lichtmikroskopischen Nachweis zunutze: Die Bakterien, die zuvor mit Fuchsin angefärbt wurden, bleichen unter Einwirkung einer starken Säure und Alkohol nicht aus.

Die Krankheit ist in den letzten Jahren in Westeuropa und Nordamerika stark zurückgegangen. Die Gründe hierfür sind

- verbesserte Hygiene und Ernährungsbedingungen,
- Chemotherapie,
- BCG-Impfung (**B**ile- bzw. **B**acillus-**C**almette-**G**uérin-Impfung).

In unseren Regionen tritt die Tuberkulose zumeist nur bei abwehrgeschwächten oder älteren Personen auf. Sie stellt jedoch noch weiterhin ein großes Gesundheitsproblem in Ländern mit niedrigerem Lebensstandard dar.

### Granulom-(Tuberkel-)Bildung

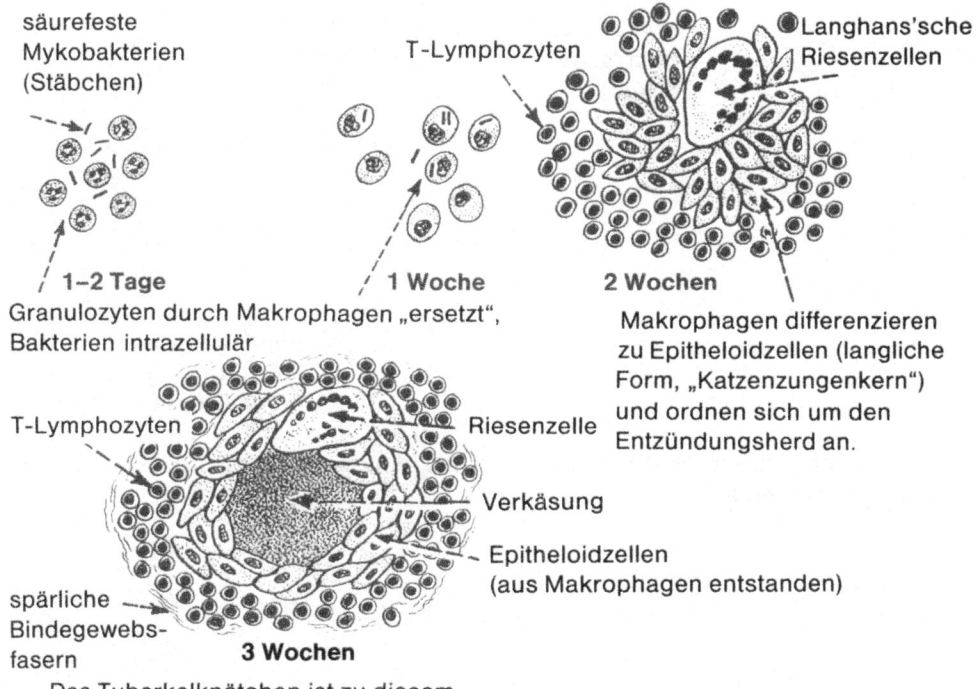

säurefeste Mykobakterien (Stäbchen)

T-Lymphozyten

Langhans'sche Riesenzellen

**1–2 Tage**
Granulozyten durch Makrophagen „ersetzt", Bakterien intrazellulär

**1 Woche**

**2 Wochen**
Makrophagen differenzieren zu Epitheloidzellen (längliche Form, „Katzenzungenkern") und ordnen sich um den Entzündungsherd an.

T-Lymphozyten

Riesenzelle

Verkäsung

Epitheloidzellen (aus Makrophagen entstanden)

spärliche Bindegewebsfasern

**3 Wochen**
Das Tuberkelknötchen ist zu diesem Zeitpunkt schon mit bloßem Auge sichtbar.

Je nach Abwehrlage des Organismus wird das Bild durch ausgedehnte verkäsende Nekroseherde (viele Mykobakterien, zugrundegegangene Makrophagen = *exsudative Form,* schlechte Abwehrlage) oder durch zahlreiche kleine, zum Teil miteinander konfluierende Granulome mit geringer Nekrose (***proliferativ-produktive Form,*** gute Abwehrlage) bestimmt. Die exsudative Form hat eine ausgesprochen schlechte Prognose und führt zur Bildung riesiger *Kavernen* (galoppierende Schwindsucht). Die proliferative Form kann unter Narbenbildung ausheilen (*zirrhotische* Abheilungsform).

**Primäraffekt.** Er erfolgt gewöhnlich bei nicht geimpften Kindern bei *Erstkontakt* mit Tuberkelbazillen. Einige Mykobakterien infizieren periphere Lungenabschnitte, seltener Tonsillen oder Dünndarm.

Inhalation
infektiöser
Mykobakterien
(geringe Anzahl zur
Infektion ausreichend)

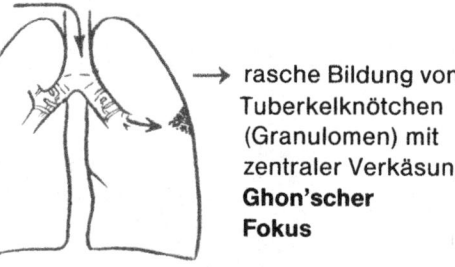

● Nahezu spurenlose Abheilung oder Zurückbleiben einer kleinen verkalkten subpleural gelegenen Narbe.

→ rasche Bildung von Tuberkelknötchen (Granulomen) mit zentraler Verkäsung **Ghon'scher Fokus**

↘● schnelle lymphogene Ausbreitung (→ hiläre Lymphknoten mit verkäsenden Granulomen)

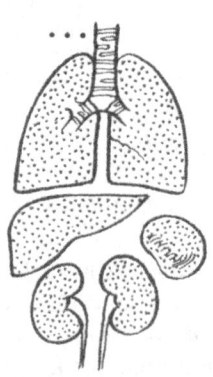

**Primärkomplex** = Ghon-Fokus + befallener Lymphknoten

Zumeist heilt dieser Herd aus und hinterläßt kleine Verkalkungen in *Ghon-Fokus und Lymphknoten.*

Bei schlechter Abwehrlage können die Bakterien hämatogen streuen und kleine Tuberkuloseherde disseminiert im ganzen Körper oder in einzelnen Organen bilden.

Miliartuberkulose

tuberkulöse
Meningitis
(Meningitis
tuberculosa)

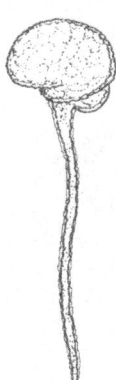

Tuberkulose
von Knochen
und Gelenk

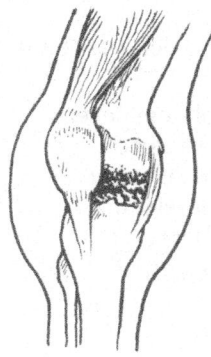

Wirbelkörper

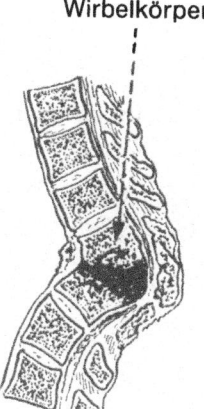

**Sekundäraffekt.** Eine tuberkulöse Sekundärinfektion tritt bei abwehrgeschwächten Personen auf, die zuvor schon einen immunologisch wirksamen Kontakt mit den Tuberkelbakterien durchgemacht haben (also ältere Kinder oder Erwachsene nach Primäraffekt oder BCG-Impfung).

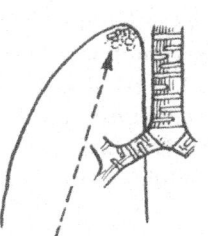

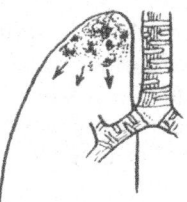

Die Entwicklung dieses Zweitaffektes geht in der Regel wesentlich langsamer vor sich und wird durch die schnell einsetzende Fibrosebildung an übermäßiger Ausdehnung gehindert. Bei unbehandelten Infektionen kann der Prozeß natürlich auch kontinuierlich fortschreiten und schließlich das gesamte Lungengewebe zerstören.

„Re-Infekte"
sind am häufigsten
in der Lungenspitze lokalisiert
(Sekundärfokus
= Simon'scher
Spitzenherd)

Durch die
allmählich fortschreitende
Erkrankung wird
weiteres
Lungengewebe
zerstört.

Bei extrem geschwächter Abwehrlage ist der Körper zu einer eindämmenden Immunantwort kaum mehr in der Lage. Die Folgen sind ausgedehnte Verkäsung mit Kavernenbildung und Miliartuberkulose. Auch bei einer offensichtlich ausgeheilten Tuberkulose können die Mykobakterien jahrelang in vernarbtem oder verkalktem Gewebe überleben und bei Gelegenheit reaktiviert werden. Zumeist erfolgt die Reaktivierung in den gutbelüfteten Lungenspitzen. Diese Reaktivierung ist in unseren Breiten die häufigste Tuberkuloseform und tritt bei älteren Patienten auf, die einen Erstinfekt zu einer Zeit durchgemacht haben, als die Tuberkulose noch weit verbreitet war.

**Besondere Formen**

● *Ergußbildung* bei tuberkulöser Begleitpleuritis oder -peritonitis

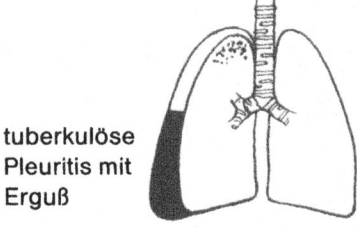

tuberkulöse
Pleuritis mit
Erguß

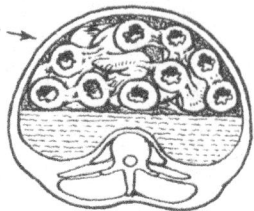

bei abdomineller
Tuberkulose
Aszitesbildung
mit Verklebung
der Darm-
schlingen

● *Kavernenbildung* bei ausgedehnten verkäsenden Nekrosen, die analog einem Abszeß Fisteln vorwiegend zum Bronchialsystem bilden. Dies ist die sog. *offene Tuberkulose,* da die bakterienhaltigen Nekrosen abgehustet werden und eine Infektionsquelle darstellen. Bei Arrosion von Blutgefäßen kommt es zu blutigem Auswurf bis hin zum Blutsturz.
● *Vernarbende Tuberkulose:* Bei relativ guter Abwehrlage des Organismus erfolgt eine starke, entzündliche Reaktion mit zahlreichen Granulomen, dichtem lymphatischem Infiltrat und ausgedehnter Fibrosebildung. Diese führt, wenn die Infektion nicht vollständig bekämpft werden kann, zur Vernarbung der gesamten Lunge (*zirrhotische* Form der Tuberkulose).
● *Akute verkäsende Tuberkulose:* Bei Patienten, die zu fast keiner Immunantwort mehr fähig sind, wird das Bild fast ausschließlich von ausgedehnten käsigen Nekrosen ohne umgebende zelluläre Reaktion beherrscht.

### 5.4.2 Syphilis (Lues)

Die Syphilis ist eine venerische Krankheit (Geschlechtskrankheit). Die häufigsten Eintrittspforten sind dementsprechend Penis, Vulva und Vagina, etwas weniger häufig ist der orale oder anale Infektionsmodus. Weiterhin kann eine Übertragung diaplazentar, durch Transfusionen und Eindringen der Erreger durch kleine Verletzungen und Erosionen von Haut und Schleimhäuten erfolgen.

Der Erreger ist Treponema pallidum aus der Gruppe der Spirochäten, ein schraubenförmiges, gramnegatives, aktiv bewegliches Bakterium.

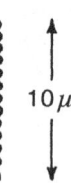

$10\mu$

Der Erregernachweis gelingt am Nativpräparat mittels Dunkelfeldmikroskopie oder, jedoch weniger effizient, nach Versilberung an histologischen Schnitten. Da Treponemen auf ihrer Oberfläche zahlreiche antigene Strukturen tragen, ist auch nach Abklingen der akuten Krankheitsphase der *serologische Nachweis der gebildeten Antikörper* die sicherste diagnostische Maßnahme.

Die Syphilis ist eine Erkrankung, die in drei Stadien abläuft:
- *Primärstadium* (2–5 Wochen nach Infekt): lokale Veränderung einschließlich regionaler Lymphknoten, zahlreiche Erreger sind in der Läsion nachweisbar, histologisch: Ulzera, Endarteriitis
- *Sekundärstadium* (2–3 Monate nach Infekt): generalisierte Hautläsionen mit zahlreichen Erregern, Histologie ähnlich wie Primärstadium, serologischer Nachweis positiv (Antikörperbildung, B-Zell-Aktivität)
- *Tertiärstadium* (5–15 Jahre, nicht obligat): Gummenbildung in Haut und Organen; Gummen sind tuberkuloseartige Granulome, die keine Erreger mehr enthalten (T-Zell-Aktivität); Serologie weiterhin positiv; Histologie: Nekrosen, Granulome, End- und Periarteriitis

**Primärstadium.** Die typischen lokalen Veränderungen (harter Schanker, Ulcus durum) bilden sich ca. 3 Wochen nach Infektion, obwohl die Erreger schon generalisiert in der Blutbahn vorhanden sind.

„harter Schanker"

↓

erhabenes, schmerzloses, derbes, rötlich-glänzendes Knötchen, u.U. zentral ulzeriert

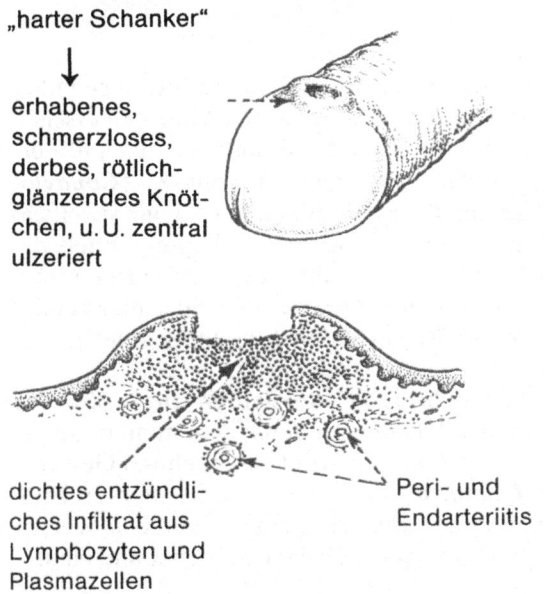

dichtes entzündliches Infiltrat aus Lymphozyten und Plasmazellen

Peri- und Endarteriitis

*Histologisch* finden sich Spirochäten mit einem dichten lymphoplasmazellulären Infiltrat. Dabei wird nur wenig Gewebe zerstört und die Läsion heilt ohne Narbenbildung ab.

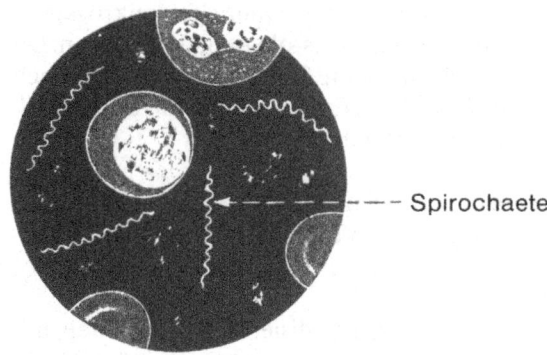
--- Spirochaete

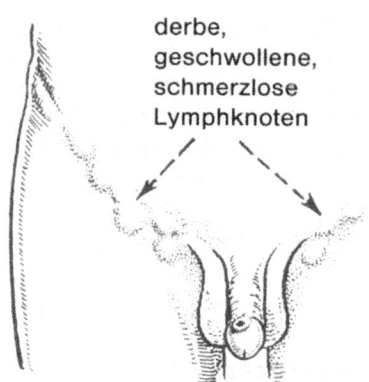
derbe,
geschwollene,
schmerzlose
Lymphknoten

Die Diagnose wird durch die mikroskopi-
sche Untersuchung des unfixierten, aus dem
Ulkus gewonnenen Exsudats im Dunkelfeld
gestellt.
Zur gleichen Zeit treten schmerzlose
Lymphknotenschwellungen auf.

**Sekundärstadium.** Nach ca. 2–3 Monaten werden die generalisierten syphilitischen Veränderungen manifest. Sie sind gekennzeichnet durch Allgemeinerschei-
nungen mit generalisierter Lymphknotenschwellung und zahlreichen papulösen,
nässenden Hautausschlägen, die massenhaft Treponemen enthalten (***Condylomata lata***), ähnlichen Veränderungen an den Schleimhäuten (Angina specifica)
und herdförmigem Haarausfall (Alopecia syphilitica). Histologisch ähnelt das
Bild dem Primäraffekt mit dichtem lymphoplasmazellulären entzündlichen Infiltrat, einigen Makrophagen und milder End- und Periarteriitis. Auch hier kommt
es nicht zur Narbenbildung. Die *Infektiosität* ist in diesem Stadium sehr hoch.

**Tertiärstadium.** Nach einer Latenz von mehreren (5–15) Jahren tritt in 35% der
Fälle meist plötzlich ein Tertiärstadium auf. Dieses ist durch disseminiert auftretende T-Zell-vermittelte immunologische Reaktionen mit ausgedehnter Gewebezerstörung und Granulombildung (***Gummen***) sowie Folgen einer starken End-
und Periarteriitis gekennzeichnet. Gummen können prinzipiell überall im Körper
vorkommen; am häufigsten sind sie jedoch in Knochen, Hoden, Leber und Haut.

Von der ***Mesaortitis syphilitica*** sind hauptsächlich Aortenbogen und Aorta tho-
racica betroffen. Durch eine starke Endarteriitis der Vasa vasorum folgen Zerstörung der Gefäßwand und Übergreifen der Entzündung vor allem auf die Media.
Dies führt zu einem nahezu vollständigen Verlust der elastischen Fasern mit nachfolgender Aneurysmenbildung durch mangelnde Elastizität. Die Intima ist kompensatorisch verdickt, was ihr ein baumrindenähnliches Aussehen verleiht.

92

normal

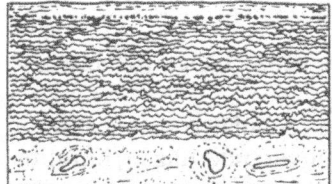

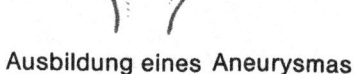

Komplikationen:
Druck auf Nachbar-
strukturen, Ruptur

„baumrindenartige" Verdickung
der Intima

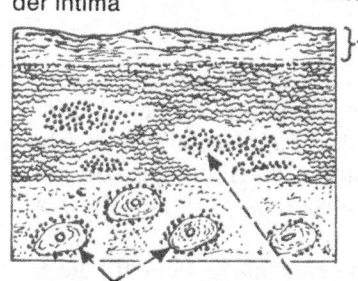

Ausbildung eines Aneurysmas

Periarteriitis und „Fensterung" der Media
Endarteriitis     durch entzündliche Infiltrate

**Neurolues.** Die Neurolues bezeichnet meist sehr spät auftretende syphilitische Veränderungen des ZNS mit Enzephalomeningitis vorwiegend des Frontalhirns, Atrophie der Großhirnrinde und entzündlichen Veränderungen der meningealen Gefäße. Die Symptomatik (Persönlichkeitsveränderung, Demenz etc.) ist unter dem Begriff der *progressiven Paralyse* bekannt.

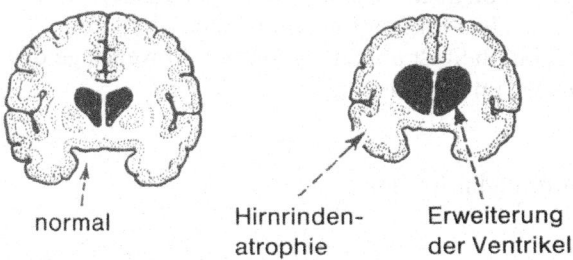

normal     Hirnrinden-     Erweiterung
           atrophie        der Ventrikel

Hinterwurzeln
              Hinterstränge

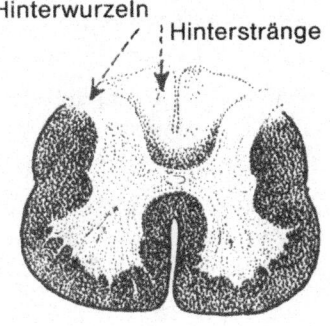

Im Rückenmark sind hauptsächlich die hinteren Wurzeln und die Hinterstränge betroffen mit entsprechender Einschränkung der propriozeptiven Empfindungen (Tabes dorsalis).

**Lues connata (kongenitale Lues).** Nach diaplazentarer Infektion des Feten kommt es zu

- Abort oder Totgeburt
- Geburt unterentwickelter Kinder mit Organ- und Gewebeschäden (Säbelscheidentrachea, Sattelnase bei Befall des Skelettsystems),
- Geburt von Kindern mit latenter Lues, die meist erst im Schulalter manifest wird. (Die Symptome werden als Hutchinson-Trias: Hornhautveränderungen [Keratitis interstitialis], Innenohrschwerhörigkeit, Zahnveränderungen im bleibenden Gebiß – Tonnenform) bezeichnet.

**Immunologische Reaktionen.** Hier finden sich:

- *Antikörperbildung* gegen ein nicht sehr spezifisches *Phospholipid* (Cardiolipin), nachweisbar mit der heute veralteten Wassermann-Reaktion und dem VDRL-Test (venereal diseases reference laboratory), der hauptsächlich zur Therapiekontrolle eingesetzt wird. Darüber hinaus kommt es zur Bildung spezifischer *anti-Treponema-Antikörper* (Treponema-Immobilisations-, Hämagglutinin-, Fluoreszenz-Test).
- *Zellvermittelte* immunologische *Reaktionen:* Sie sind ausschlaggebend für die gewebezerstörenden syphilitischen Veränderungen.

### 5.4.3 Lepra

Lepra ist eine langsam fortschreitende Krankheit in Tropen und Subtropen, die u. a. schwerste Schäden der peripheren Nerven bewirkt. Die Infektion erfolgt nach Kontakt mit *Mycobacterium leprae,* einem ähnlich der Tuberkulose säurefesten, aber *obligat intrazellulären* Stäbchen. Die Inkubationszeit ist mit 3–5 Jahren sehr lang. Das Erscheinungsbild der Krankheit ist abhängig von der Abwehrlage des Organismus. Es werden zwei Formen unterschieden,

- die *lepromatöse Lepra* und
- die *tuberkulöse Lepra.*

Dazwischen gibt es zahlreiche Intermediärformen.

| lepromatöse Lepra | tuberkulöse Lepra |
|---|---|
| *schlechte Abwehrlage* (verminderte zellvermittelte Immunität) | *gute Abwehrlage* (ausreichend entwickelte zellvermittelte Immunität) |
| entstellende Knötchenbildung in der Haut (Löwengesicht), periphere Nerven spät befallen | fokale Blässe und Anästhesie der Haut aufgrund des frühen Nervenbefalls |
| Läsionen enthalten Lymphozyten, Plasmazellen und Makrophagen mit zahlreichen intrazellulären Bakterien | Läsionen entsprechen den tuberkulösen Granulomen, aber ohne Verkäsung; Bakterien kommen nur vereinzelt vor |

## 5.5 Aktinomykose

Die Aktinomykose ist eine lokalisierte, sich allmählich ausbreitende eitrige Entzündung, die bevorzugt den **Unterkiefer** befällt, seltener den Ileo-Zökal-Bereich oder die Lungen. Die Erreger sind **Aktinomyceten** (**grampositive anaerobe Fadenbakterien**), die sich zu strahlenförmigen Kolonien (Drusen) zusammenlagern und somit ein strahlenpilzförmiges Aussehen annehmen. Sie kommen fast ubiquitär vor, beim Menschen im Mund-Rachenraum (Aktinomyces israeli).

Die häufigsten Lokalisationen der Aktinomykosen sind:

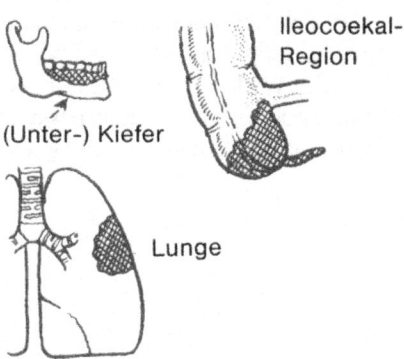

Ileocoekal-Region

(Unter-) Kiefer

Lunge

Die Aktinomykose macht sich durch rezidivierende, schwer heilende Abszeßbildungen bemerkbar, die auch nach außen oder in die Mundhöhle fisteln können.

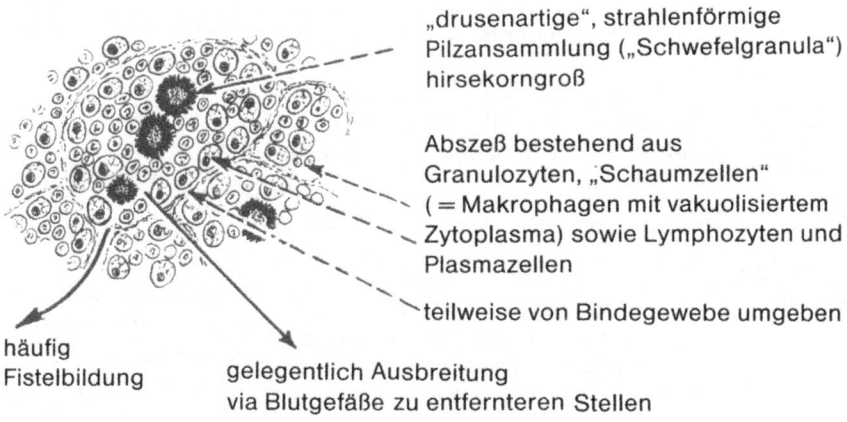

„drusenartige", strahlenförmige Pilzansammlung („Schwefelgranula") hirsekorngroß

Abszeß bestehend aus Granulozyten, „Schaumzellen" ( = Makrophagen mit vakuolisiertem Zytoplasma) sowie Lymphozyten und Plasmazellen

teilweise von Bindegewebe umgeben

häufig Fistelbildung

gelegentlich Ausbreitung via Blutgefäße zu entfernteren Stellen

## 5.6 Virusinfektionen

Viren stellen die kleinsten bislang bekannten Mikroorganismen dar. Ihre Größe liegt im Nanometer-Bereich. Sie sind lichtmikroskopisch nicht sichtbar, sondern können direkt nur elektronenmikroskopisch dargestellt werden. Indirekt ist jedoch der immunhistochemische Nachweis mit antiviralen Antikörpern oder die Detektion viraler DNA oder RNA durch In-situ-Hybridisierung auch lichtmikroskopisch möglich.

Der Grundaufbau der Viren ist recht einfach. Sie bestehen entweder aus *DNA oder aus RNA,* die von einer je nach Virus unterschiedlich *komplexen Proteinhülle (Kapsid)* umgeben ist. Diese Hüllproteine stellen für den tierischen und menschlichen Organismus eine Vielzahl antigener Strukturen dar, gegen die Antikörper gebildet werden.

50 – 300 nm

Da das Virus keine eigenen Enzyme zur Replikation besitzt, ist es zu seiner Vermehrung obligat auf das System der Wirtszelle angewiesen. Dabei kann es entweder, der Wirts-DNA assoziiert, die normale Zellteilung mitmachen (*latente Infektion*) oder es kann das Wirtssystem unter seine Kontrolle bringen, so daß nur noch virale DNA und Proteine gebildet werden (*akute Infektion*).

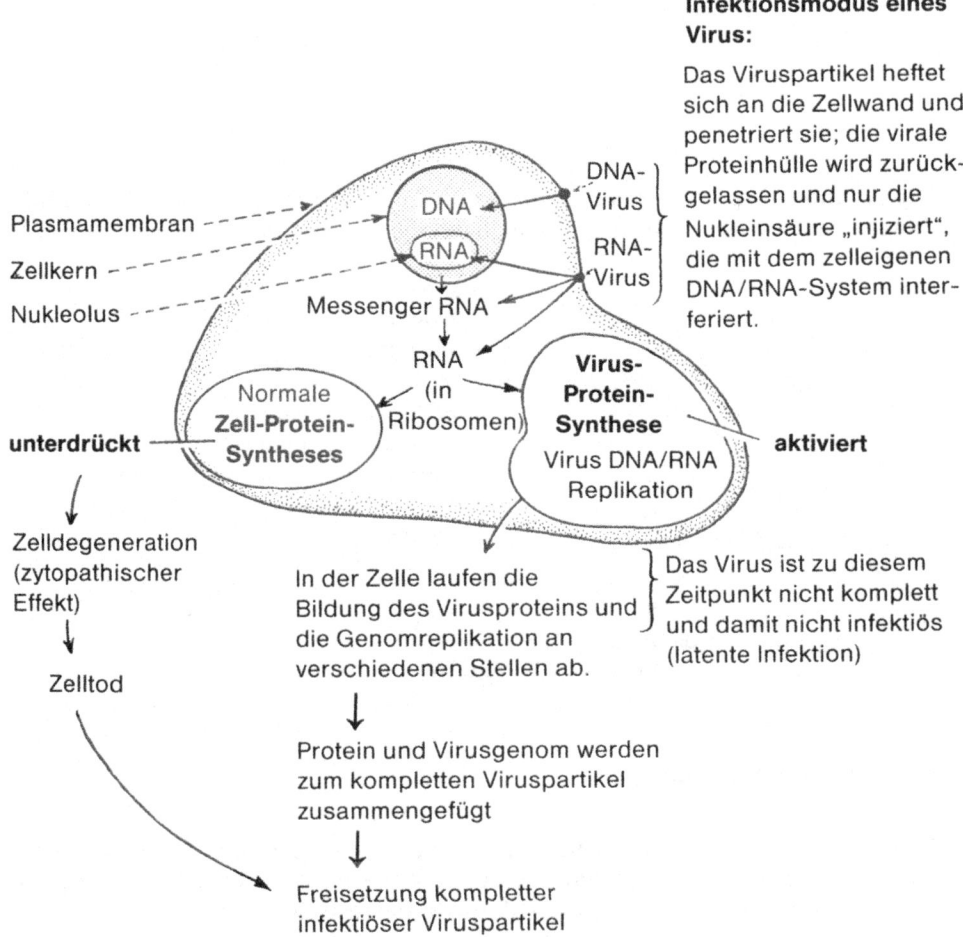

**Infektionsmodus eines Virus:**

Das Viruspartikel heftet sich an die Zellwand und penetriert sie; die virale Proteinhülle wird zurückgelassen und nur die Nukleinsäure „injiziert", die mit dem zelleigenen DNA/RNA-System interferiert.

Plasmamembran
Zellkern
Nukleolus

DNA
RNA
Messenger RNA

DNA-Virus
RNA-Virus

RNA
(in
Ribosomen)

Normale
**Zell-Protein-Syntheses**

**Virus-Protein-Synthese**
Virus DNA/RNA
Replikation

**unterdrückt**

**aktiviert**

Zelldegeneration
(zytopathischer
Effekt)

Zelltod

In der Zelle laufen die Bildung des Virusproteins und die Genomreplikation an verschiedenen Stellen ab.

Das Virus ist zu diesem Zeitpunkt nicht komplett und damit nicht infektiös (latente Infektion)

Protein und Virusgenom werden zum kompletten Viruspartikel zusammengefügt

Freisetzung kompletter infektiöser Viruspartikel

Das Erscheinungsbild einer typischen Virusinfektion wird durch die Mechanismen der Vermehrung, der Freisetzung, der Ausbreitung und der Reaktion des Wirtsorganismus auf das Virus verständlich.

## Akute Virusinfektion

Typischer Verlauf

| Inkubationszeit | Virusbefall einiger Zellen an der Infektionsstelle | lokale Symptome: Erkältung, Schnupfen, Grippe Enteritis (Enteroviren) |
| --- | --- | --- |
| | ↓ | |
| | Virusvermehrung in diesen Zellen | |
| Läsion lokalisiert | ↓ | |
| | Zelluntergänge, Freisetzung von Viren | |
| | ↓ | |
| | Virusausbreitung zu regionalen Lymphknoten | |
| | ↓ | |
| | Virusvermehrung und Zelluntergänge | |
| manifeste Viruserkrankung | Anschluß an Blutbahn | Allgemeinsymptome: Abgeschlagenheit, Unwohlsein, Fieber sowie Lymphknotenvergrößerung |
| | ↓ | |
| primäre Virämie | generalisierte Ausbreitung zunächst in lymphatisches Gewebe | |
| | ↓ | |
| | Vermehrung/Zelluntergänge/Weiterverbreitung via Blutstrom | spezifische Symptome entsprechend dem befallenen Gewebe: Poliomyelitis: Nervenzellen Hepatitis A od. B: Leberzellen Windpocken: Haut |
| | ↓ | |
| sekundäre Virämie | generalisierte Ausbreitung mit bevorzugtem Befall der Gewebe, für die das Virus eine hohe Affinität besitzt | |

Eine *generalisierte* Viruserkrankung stellt also die zweite Welle einer lokalen Erstinfektion dar. Im allgemeinen verläuft ein großer Teil der Virusinfektion jedoch klinisch inapparent, da Virusvermehrung und -ausbreitung durch die Abwehrmechanismen des Körpers rechtzeitig eingedämmt werden können. Schwere Erkrankungen resultieren in der Regel nur bei extrem virulenten Viren oder bei Abwehrschwäche des Organismus.

Nicht alle Viren führen zu einer akuten Entzündung. So gibt es häufig latente Virusinfektionen (s. u.), Slow-Virus-Erkrankungen und Viren, die mit der Entstehung von Tumoren assoziiert sind.

**Latente Virusinfektion**

Ein gutes Beispiel sind die Lippenbläschen bei *Herpes-simplex*-Infektion (DNA-Virus).

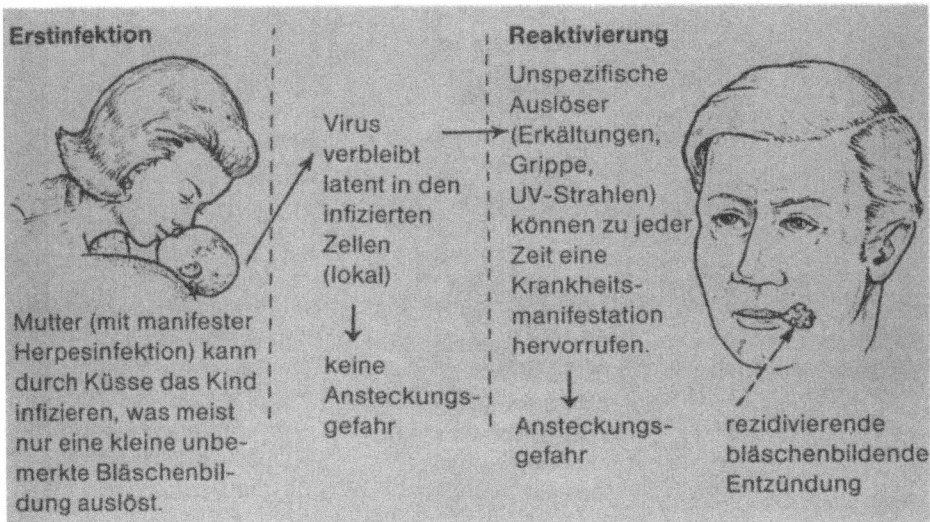

Ein anderes Beispiel ist die *Gürtelrose,* ein schmerzhafter segmentaler Befall von sensorischen Nerven und Wurzelganglien mit *Herpes-zoster*-Viren als Folge einer Windpocken-Infektion (*Varizellen*). Die Bläschen der Windpockeninfektion enthalten Viren und sind somit infektiös. Dies gilt auch für die nach vielen Jahren der Latenz auftretenden Bläschen der Gürtelrose, die nach Reaktivierung der Viren entsprechend dem Versorgungsgebiet eines sensiblen Nerven, z.B. eines Interkostalnerven angeordnet sind.

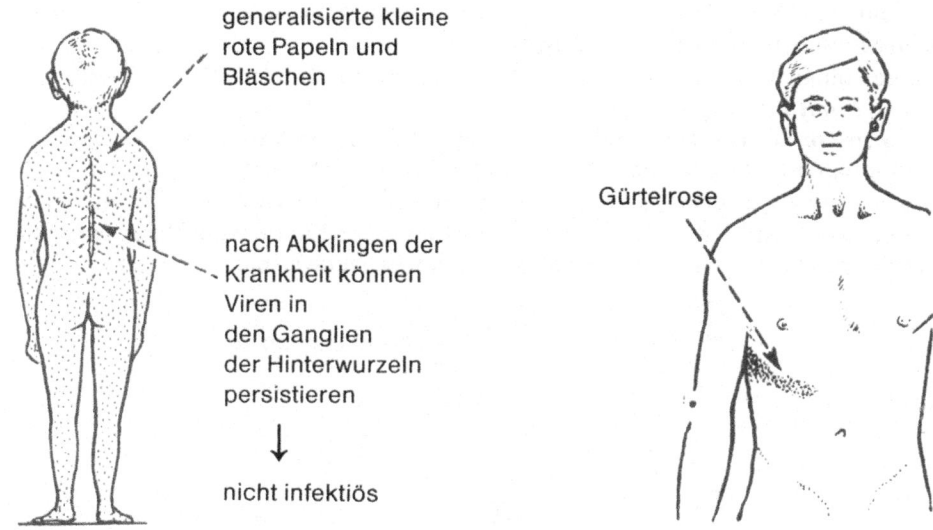

generalisierte kleine
rote Papeln und
Bläschen

nach Abklingen der
Krankheit können
Viren in
den Ganglien
der Hinterwurzeln
persistieren

↓

nicht infektiös

Gürtelrose

Bei Befall des Trigeminusnervs können schwere Augenschäden die Folge sein.

## Slow-Virus-Infektion

*Scrapie* ist eine Schafkrankheit, bei der schwere Schäden des Nervensystems nach einer Inkubationszeit von mehreren Jahren auftreten. Das Äquivalent beim Menschen ist *Kuru,* eine Erkrankung, die auf Neuguinea vorkommt und mit Kannibalismus in Verbindung gebracht wird. In beiden Fällen ist der Erreger weitgehend unempfindlich gegenüber den herkömmlichen Sterilisierungsmethoden. Die in letzter Zeit aufgetretene Rinderseuche bei Tieren, die mit Schafsbestandteilen (Knochenmark u. a.) ernährt wurden, ist offenbar auf eine Mutante des Scrapie-Virus zurückzuführen. Bei anderen chronisch verlaufenden Erkrankungen des ZNS gilt die slow-virus-Genese ebenfalls als wahrscheinlich, so z. B. bei der *Jakob-Creutzfeldt-Erkrankung,* einer subakut verlaufenden spongiösen Enzephalopathie. *Beachte:* Die Erreger sind **formalinresistent**!

## Viren assoziiert mit Tumorbildung

Bei Tieren sind eine Reihe von *Retroviren (RNA-Viren)* bekannt, die mit der Entstehung von malignen Neubildungen (Tumoren) eng assoziiert sind. Bei Menschen konnte dieser Infektionsmodus noch nicht nachgewiesen werden. Im menschlichen Genom existieren jedoch einige Gene, die diesen Retroviren ähnliche Gensequenzen aufweisen und zum Teil auch in manchen malignen Tumoren exprimiert werden. Als einzig gesicherte retrovirale, tumorassoziierte Infektion gilt die Entstehung von bestimmten T-Zell-Lymphomen bei HTLV-I- und II-Infektion (HTLV = Human T-cell Lymphoma Virus).

Bei einigen *DNA-Viren* ist die Verbindung zu bestimmten Tumoren jedoch auch beim Menschen offensichtlich. *Beispiele:*

- Die gewöhnliche Warze (Verruca vulgaris) beruht auf einer Infektion mit dem humanen *Papillomavirus* (HPV)
- Das *Epstein-Barr-Virus (EBV)* führt in westlichen Ländern zu der infektiösen Mononukleose (Pfeiffersches Drüsenfieber) einer nicht-malignen Erkrankung. Dasselbe Virus verursacht in Afrika jedoch das Burkitt-Lymphom, eine maligne Neubildung lymphatischer Zellen und in fernöstlichen Ländern ein Nasopharynx-Karzinom. Das Virus ist dabei in den Tumorzellen nachweisbar.

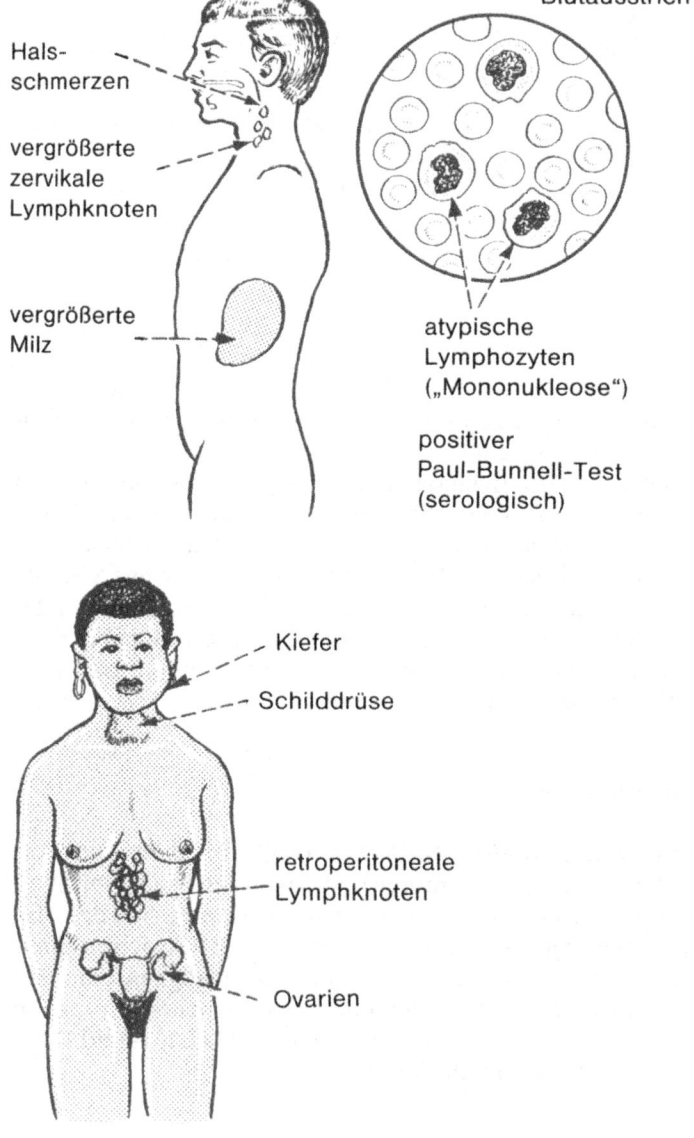

Blutausstrich

Hals-schmerzen

vergrößerte zervikale Lymphknoten

vergrößerte Milz

atypische Lymphozyten („Mononukleose")

positiver Paul-Bunnell-Test (serologisch)

Kiefer

Schilddrüse

retroperitoneale Lymphknoten

Ovarien

**Interaktion zwischen Virus und Wirtsorganismus**

**Virusbedingte** Veränderungen der infizierten Zellen:
- Degeneration, Funktionsverlust und Auflösung der Zelle

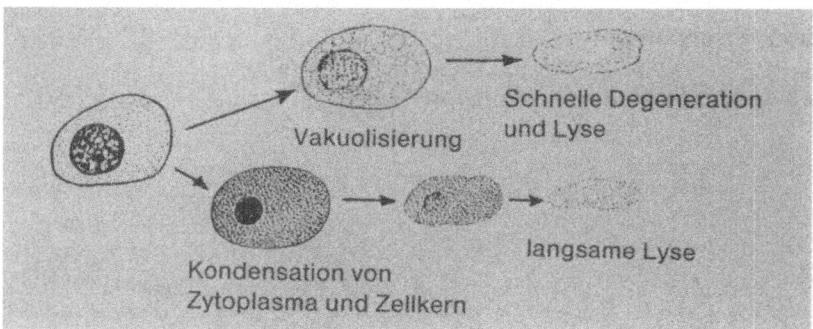

- Bildung von *Riesenzellen* durch Fusion infizierter Zellen, z. B. Warthin-Finkeldey-Riesenzellen bei Masern

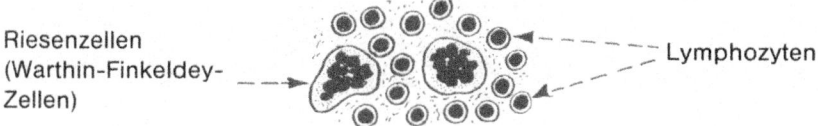

- *Zellproliferation* (zum Teil autonom als (benigner) Tumor, sog. Papillom)

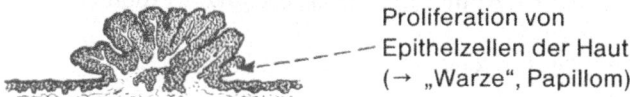

- Auftreten sog. *Einschlußkörperchen* in Zytoplasma oder Zellkern; das sind Aggregate von Viren und/oder zellulären Degenerationsprodukten (z. B. Negri-Körperchen bei Tollwut oder „Eulenaugenzellen" bei Zytomegalievirus-Infektion).

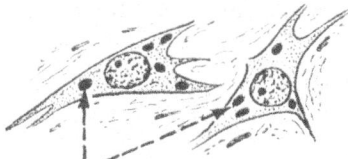

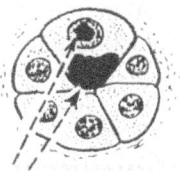

diagnostisch bedeutsame eosinophile intrazytoplasmatische Einschlußkörperchen (Negri-Körperchen) in den Nervenzellen des Hippokampus bei Tollwut (Rabies)

nukleäre und zytoplasmatische Einschlüsse in den Epithelzellen von Speicheldrüsen bei Zytomegalievirus-Infektion.

- Zunächst keine ersichtliche Zellveränderung, später langsames Freisetzen der Viren und Fortschreiten der Krankheit (bei *slow-virus*).
- Zunächst keine ersichtlichen Zellveränderungen; später werden maligne Transformationen begünstigt (bei *tumorassoziierten Viren*).

### Reaktion des Wirtsorganismus

- *Produktion von Interferon* durch die infizierte Zelle

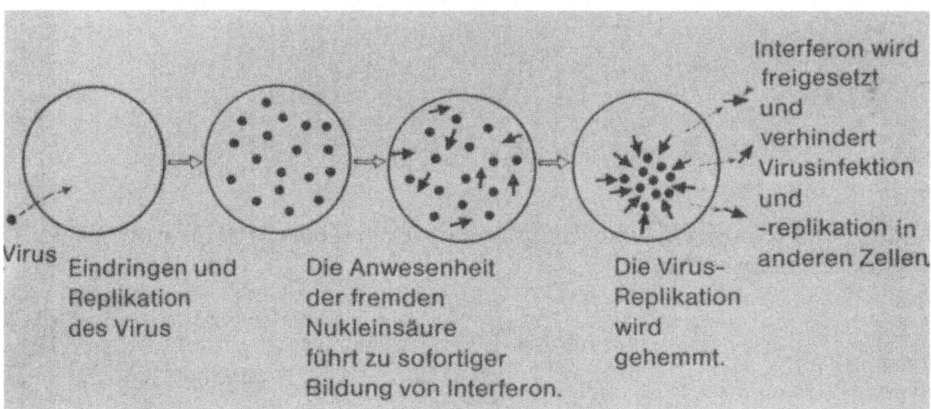

Interferon ist ein Proteingemisch, das noch nicht infizierte Zellen zu der Bildung eines weiteren Proteins anregt, das dann die Transkription der viralen messenger-RNA verhindert, so daß die Zellen von einer Infektion geschützt werden.
- *Immunantwort*
  - Antikörperbildung gegen Virusantigene
  - zellvermittelte Immunität
  - gelegentlich Hypersensitivitätsreaktionen, die durch gebildete Komplexe aus Viren und Antikörpern ausgelöst werden und mit lokalen Gewebsschäden oder einer Glomerulopathie einhergehen
- *Entzündungsreaktion:* Im Vordergrund stehen neben den üblichen vaskulären und exsudativen Veränderungen vor allem rundzellige Infiltrate, d.h. Lymphozyten, Plasmazellen und Makrophagen; Granulozyten erscheinen nur bei ausgedehntem Gewebsuntergang.


## 5.7  Opportunistische Infektionen

Hierunter versteht man Infektionen durch Organismen, die bei normaler Abwehrlage des Körpers kaum "eine Chance haben", da sie von sich aus nur über eine geringe Virulenz verfügen. Bei Immundefektsyndromen, immunsuppressiver

Therapie oder unter anderen besonderen Bedingungen können sie jedoch zu schwerwiegenden Krankheitsbildern führen.

**Ursachen einer geschwächten Abwehr**

- *Angeborene Immundefektsyndrome*
  *Beispiele:* Agammaglobulinämie, Di-George-Syndrom, Wiskott-Aldrich-Syndrom u.a., sehr selten
- *Erworbene Immundefektsyndrome*
  *Beispiele:* AIDS, unspezifische Immunschwäche bei malignen Tumoren, besonders M.Hodgkin und Lymphomen, Urämie, Leberkrankheiten; immunsuppressive Therapie nach Transplantationen oder als Nebeneffekt einer zytostatischen Tumortherapie; antibiotische Therapie mit Überwuchern der normalen Flora durch resistente Keime; ferner direkte Keimverschleppung bei Implantation von Fremdmaterial (Herzklappenersatz) oder langliegendem zentralen Venenkatheter

Opportunistische Infektionen können ausgelöst werden durch

- *Bakterien. Beispiel: Staphylococcus albus*
  auf Herzklappen führt zu einem leichten septischen Krankheitsbild.

bakterienhaltige
Vegetationen auf dem
implantierten
Herzklappenersatz

Sepsis bei Frühgeborenen und nach Wundinfektionen im Krankenhaus ist häufig durch penicillinresistente Acinetobacter verursacht.

- *Protozoen. Beispiel: Pneumocystis carinii-*Pneumonie

schaumiges Exsudat,
Zysten mit 1-8 Innenkörperchen
(im Interstitium Plasmazellen)

● **Viren.** *Beispiele:*

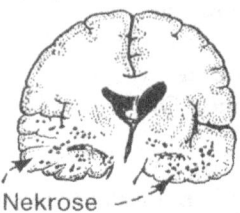

Herpes-Simplex-Enzephalitis

Herzpesenzephalitis

Nekrose

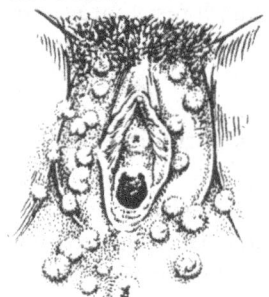

Kondylome der Vulva

Ausgedehnte Entwicklung von Condylomata acuminata (spitze Kondylome, Papillomavirus-infektion)

● **Pilze.** *Beispiele:*
  - **Aspergillose** kann über eine Lungeninfektion (Aspergilluspneumonie) bis zur Sepsis führen.
  - **Candidose** (Infektion mit Candida albicans): Diese Hefepilzinfektion greift vom Mund häufig auf die übrigen Schleimhäute des Gastrointestinaltraktes (Ösophagus bis zum Darm) und den Anus über. Es kann nach systemischem Befall zu Sepsis und u. a. zur Endokarditis kommen.

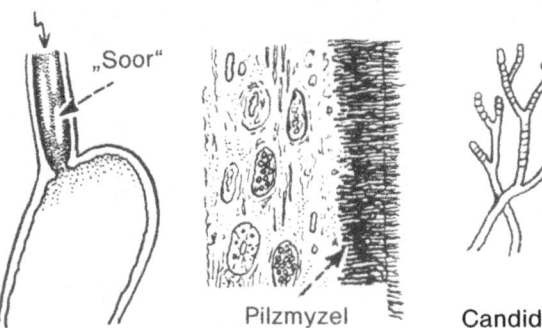

„Soor"

Pilzmyzel          Candida

# 5.8 Allgemeine Veränderungen bei Infektionen

Die unspezifischen Reaktionen des Körpers auf eine Infektion sind Fieber und Umstellung des Stoffwechsels.

## Fieber

Die Änderung der Körpertemperatur wird durch Erhöhung des Temperatursollwertes im Hypothalamus erreicht. Dies ist Folge der **Pyrogen-Produktion** einiger Bakterien (Pyrogene = fiebererzeugende Substanzen) und der Prostaglandinwirkung.
Die Folgen sind:

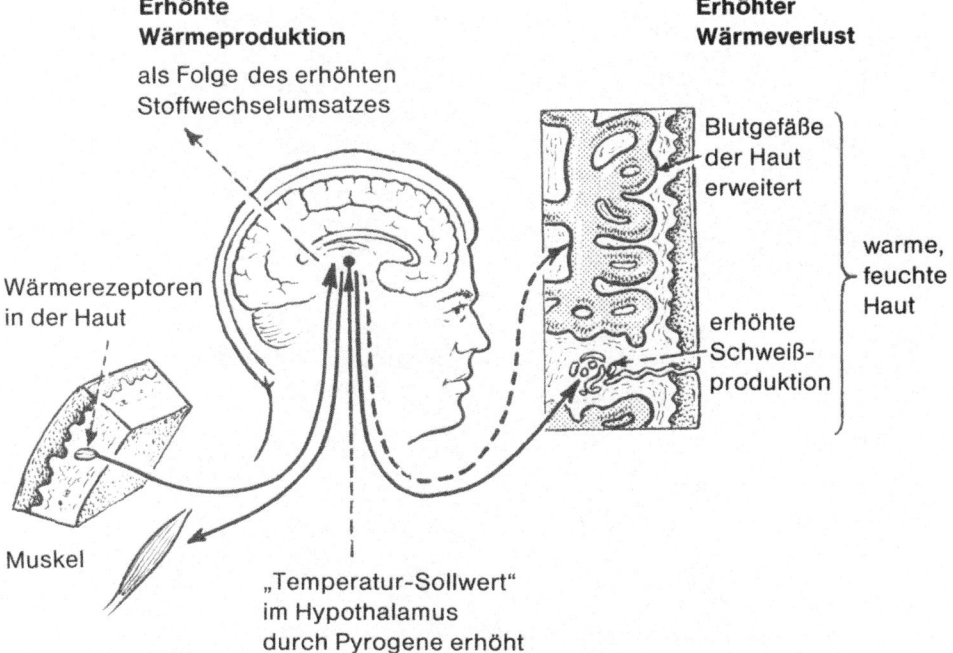

Erhöhte
Wärmeproduktion

als Folge des erhöhten
Stoffwechselumsatzes

Erhöhter
Wärmeverlust

Blutgefäße
der Haut
erweitert

warme,
feuchte
Haut

erhöhte
Schweiß-
produktion

Wärmerezeptoren
in der Haut

Muskel

„Temperatur-Sollwert"
im Hypothalamus
durch Pyrogene erhöht

Die erste Maßnahme, um die Körpertemperatur auf den neuen, gewünschten Sollwert anzuheben, besteht in forcierter Muskelaktivität (**„Schüttelfrost"**). Dies wird von einer subjektiven Kälteempfindung begleitet. Wenn die gewünschte Temperatur erreicht ist, wird die erhöhte Stoffwechselaktivität auch äußerlich sichtbar. Der Puls ist beschleunigt, die Hautgefäße erweitert, die Haut warm und feucht; es besteht die Gefahr der Dehydration.

Fieber tritt weiterhin auf bei

- ausgedehnten *Gewebeuntergängen* im Körper (Infarkte, Tumornekrosen),
- *Erkrankungen des ZNS,* vor allem im Brücken- und Hypothalamusbereich (Verstellung des Temperatursollwertes),
- *Hitzschlag,* bei hoher Außentemperatur und Luftfeuchtigkeit mit starken Salz- und Wasserverlusten des Körpers.

Eine Körpertemperatur über 41 °C (Hyperpyrexie) kann für den Organismus lebensbedrohlich werden.

### Stoffwechselveränderungen

Diese sind vor allem durch einen erhöhten Abbau von Gewebeeiweiß gekennzeichnet.

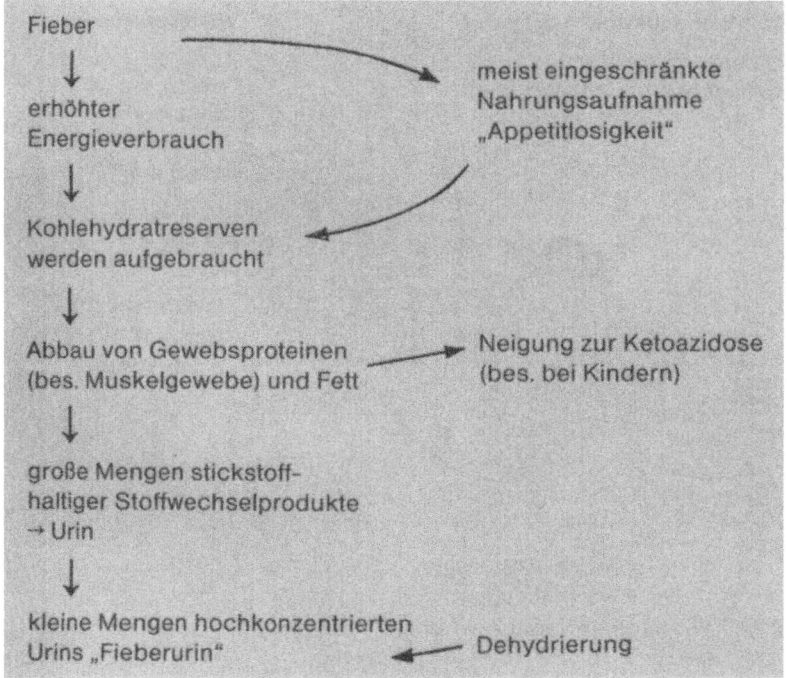

**Plasmaproteine.** Während bei der *akuten* Entzündung die Vermehrung von *α-Globulinen* (akute Phasen-Proteine mit Komplementkomponenten) im Vordergrund steht, findet man bei *chronischen* Entzündungen häufig eine Vermehrung der *Immunglobuline* (Hypergammaglobulinämie). Diese Verschiebung der Plasmaproteine bewirkt eine erhöhte *Blutkörperchensenkungsgeschwindigkeit* (BSG).

106

## 5.9 Entzündungszellen

Die Zellen der Entzündungsreaktion stammen fast ausschließlich aus dem Knochenmark.

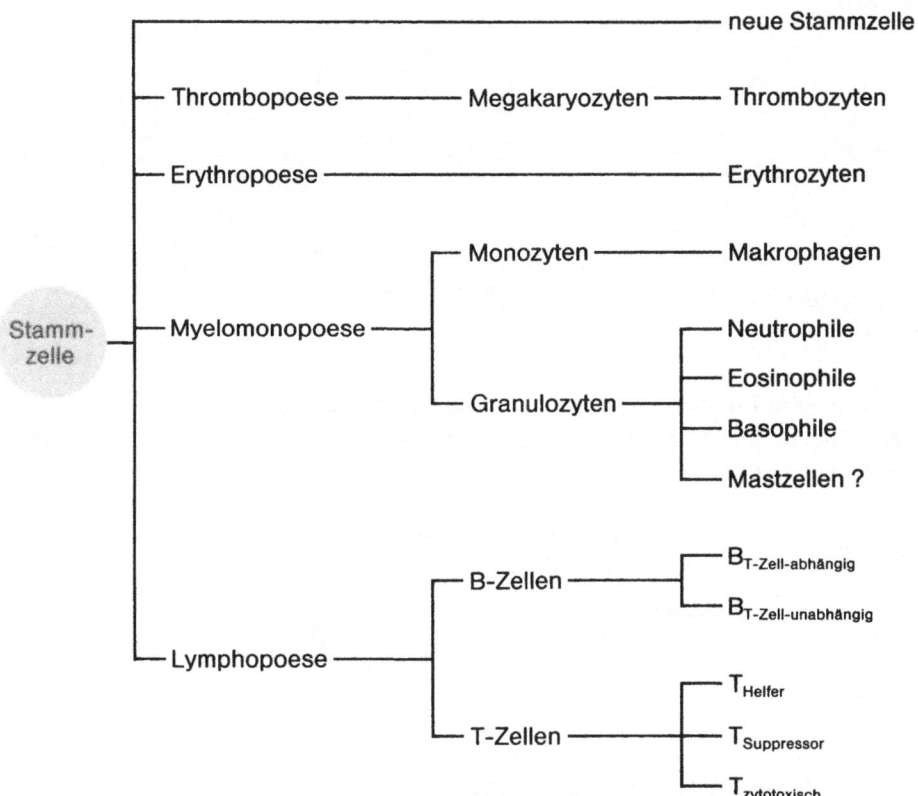

[Abbildung nach Roitt I (1984) Essential immunology, 5th edn. Blackwell Scientific Publications, Oxford, London]

### 5.9.1 Polymorphkernige neutrophile Leukozyten (neutrophile Granulozyten)

Diese Zellen werden im Knochenmark gebildet und haben eine kurze Lebensdauer von ca. 2–3 Tagen. Ihre Hauptfunktion besteht in der Phagozytose und dem Abtöten infektiöser Organismen. Die Leukozyten enthalten Lysosomen, die bei Aktivierung stark wirksame antibakterielle Enzyme freisetzen. Die normale Zellzahl im peripheren Blut beträgt 3000–7500/mm$^3$ (3–7.5 × 10$^9$/l). Bei akuten, vor allem eitrigen Entzündungen ist ihre Anzahl auf über 10000 bis zu 50000/mm$^3$ erhöht (*Leukozytose*). Eine weniger drastische Erhöhung ist auch bei ausgedehnten Nekrosen, Hämorrhagien und Hämolysen zu beobachten. Bei Bedarf, also z.B.

bei akuten Entzündungen, werden die Leukozyten sehr schnell und zum Teil in noch nicht ausgereifter Form aus dem Knochenmark freigesetzt. Dies drückt sich in einer sog. *Linksverschiebung des Blutbildes* aus.

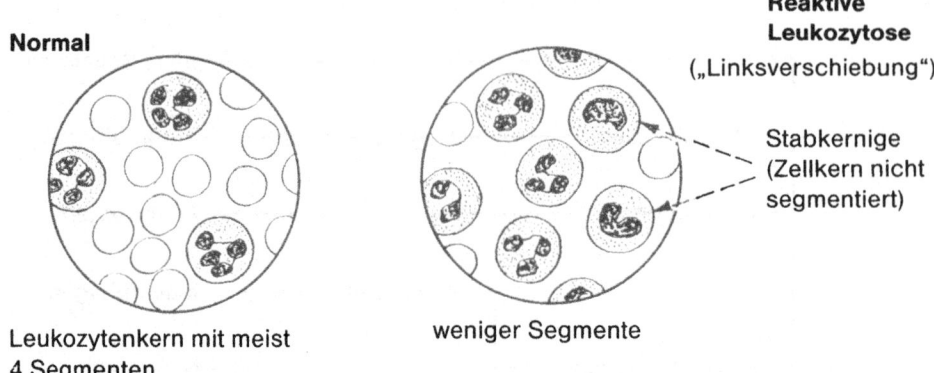

**Normal**

**Reaktive Leukozytose** („Linksverschiebung")

Stabkernige (Zellkern nicht segmentiert)

Leukozytenkern mit meist 4 Segmenten

weniger Segmente

Bei schweren Infektionszuständen können die Granulozyten in ihrem Zytoplastma grobe, in der Hämatoxylin-Eosin-Färbung blaue Körnchen ( = toxische Granulationen), enthalten.

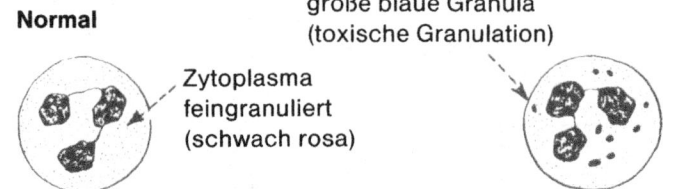

**Normal**

große blaue Granula (toxische Granulation)

Zytoplasma feingranuliert (schwach rosa)

Eine Granulozytose ist *nicht* zu beobachten bei
- einigen akuten bakteriellen Infekten (Typhus, Bruzellose),
- chronischen bakteriellen Infekten,
- den meisten viralen Erkrankungen, es sei denn bei ausgedehnten Nekrosen oder bakterieller Superinfektion,
- perakuten, fatal verlaufenden Infektionen, meist mit Freisetzung starker Toxine.

### 5.9.2 Lymphozyten

Diese Zellen stammen ebenfalls von Vorläuferzellen aus dem Knochenmark ab und entwickeln sich dann zu B- oder T-Lymphozyten.
Die normale Lymphozytenzahl im peripheren Blut beträgt 1500–3500/mm$^3$ (1.5–3.5 × 10$^9$/l). Eine Lymphozytose (Vermehrung von Lymphozyten im peripheren Blut) tritt vor allem bei viralen Infekten besonders bei Kindern auf. Zusätzlich zu einer Erhöhung der Zellzahl ändern die Lymphozyten bei Aktivierung ihr Aussehen.

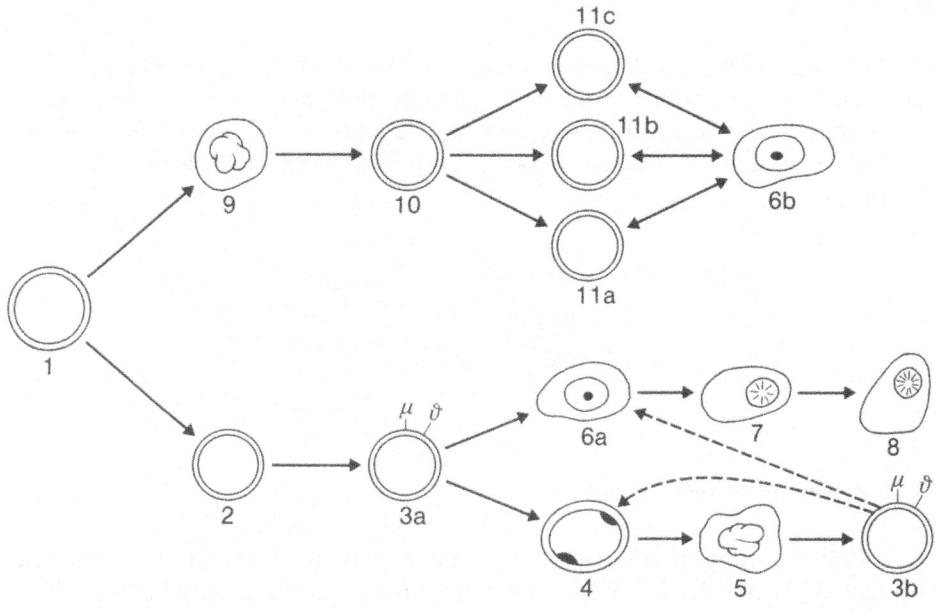

| | |
|---|---|
| 1 pluripotente Stammzelle | 7 Immunozyt |
| 2 B-Vorläufer-Zelle | 8 Plasmazelle |
| 3a B1-Zelle (mit oberfl. IgM und IgD) | 9 Thymozyt-Vorläufer |
| 3b B2-Zelle (memory-cell, mit oberfl. IgM und IgD) | 10 Thymozyt |
| 4 Zentroblast | 11a T-Helfer-Zelle |
| 5 Zentrozyt | 11b T-Suppressor-Zelle |
| 6a B-Immunoblast | 11c T-Killer-Zelle |
| 6b T-Immunoblast | |

normaler Lymphozyt: dichter runder Kern mit kleinem Zytoplasma-saum

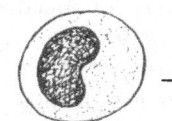

größere Zelle mit aufgelockertem Kernchromatingerüst und hellerem schaumi-gen Zytoplasma; kann leicht mit einem Mono-zyten verwechselt werden

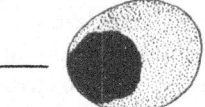

größere Zelle mit dichtem exzentrisch gelegenen Kern

Eine Infektionskrankheit, bei der fast ausschließlich solch aktivierte Lymphozyten zu sehen sind, ist die *infektiöse Mononukleose,* das Pfeiffer'sche Drüsenfieber, das durch eine Infektion der B-Lymphozyten mit dem *Epstein-Barr-Virus* hervorgerufen wird. Eine Lymphozytose ist ebenfalls bei chronischen bakteriellen Entzündungen zu beobachten.

**Plasmazellen**

Sie entwickeln sich aus B-Lymphozyten. Ihre Hauptaufgabe ist die Bildung und Sekretion von Antikörpern (Immunglobulinen). Bei chronischen Entzündungen sind sie als eine der Hauptkomponenten des entzündlichen Gewebeinfiltrates anzutreffen. Dagegen kommen sie im peripheren Blut in der ausgereiften Form fast nie vor.

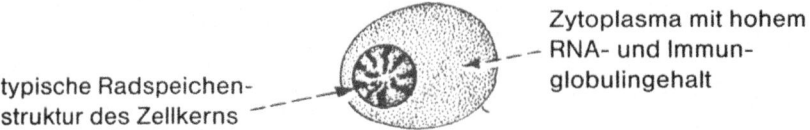

typische Radspeichen-
struktur des Zellkerns

Zytoplasma mit hohem
RNA- und Immun-
globulingehalt

### 5.9.3 Eosinophile Granulozyten

Diese Zellen werden ebenfalls im Knochenmark gebildet. Ihre zytoplasmatischen Granula, die sich in der HE-Färbung eosinophil rot anfärben, enthalten verschiedene Enzyme ähnlich denen der neutrophilen Granulozyten. Sie machen ca. 1–4% der Blutleukozyten aus. Eine Vermehrung (Eosinophilie) in Blut und entzündlich infiltriertem Gewebe findet man bei Wurmerkrankungen, bei allergischen Reaktionen (z. B. Asthma) und bei besonderen Krankheitsformen wie M. Crohn, M. Hodgkin und dem eosinophilen Granulom (eine Form der Histiocytosis X).

### 5.9.4 Monozyten

Sie stammen ebenfalls von Vorläuferzellen aus dem Knochenmark ab. Im peripheren Blut machen sie ca. 4–7% der Leukozyten aus. Die wichtigste Rolle spielen sie in der lokalen Entzündungsreaktion, wobei sie sich zu Makrophagen umwandeln. Eine Monozytose des peripheren Blutes ist nur bei einigen wenigen chronischen bakteriellen Infektionen wie z. B. der Tuberkulose sowie bei einigen Protozoeninfektionen (z. B. Malaria) zu sehen. Die im entzündlich veränderten Gewebe anzutreffenden Epitheloidzellen (Granulome) und mehrkernigen Riesenzellen sind aus Makrophagen (also aktivierten Monozyten) entstanden.

Langhans'sche Riesenzelle;
bei chronischen granulomatösen
Erkrankungen (Tuberkulose, Sarkoidose)

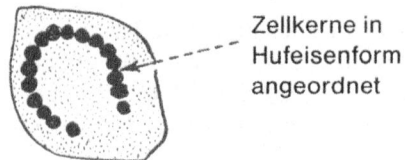

Zellkerne in
Hufeisenform
angeordnet

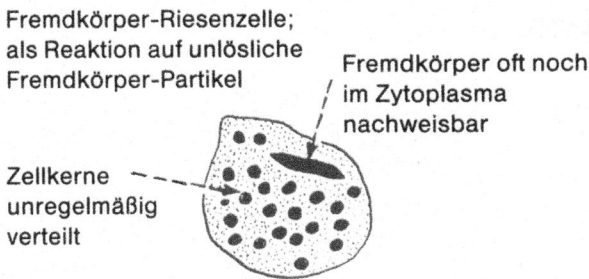

Fremdkörper-Riesenzelle;
als Reaktion auf unlösliche
Fremdkörper-Partikel

Fremdkörper oft noch
im Zytoplasma
nachweisbar

Zellkerne
unregelmäßig
verteilt

### 5.9.5 Mastzellen und basophile Granulozyten

Die basophilen Granulozyten stammen aus dem Knochenmark und machen weniger als 1% der Blutleukozyten aus. Mastzellen stellen wohl ihr gewebeständiges Pendant dar. Man findet sie im gesamten Bindegewebe, jedoch nur in geringer Zahl verstreut. Ihre in der HE-Färbung stark basophilen, blauen Granula enthalten Histamin, Heparin und einige Enzyme, die in einer sehr frühen Phase der Entzündungsreaktion freigesetzt werden. Basophile Granulozyten und Mastzellen haben auf ihrer Oberfläche Rezeptoren für das Immunglobulin IgE. Ist die Oberfläche mit IgE-Molekülen besetzt, erfolgt die Degranulation der Zellen und die Freisetzung der Enzyme.

# 6 Reparationsvorgänge

## 6.1 Wundheilung

Der Ablauf der Wundheilung entspricht der einer normalen Entzündungsreaktion auf einen Gewebedefekt. Entscheidende Bedeutung kommt dabei dem Ausmaß der Bildung von **Granulationsgewebe** zu.

### 6.1.1 Primäre Wundheilung

Eine primäre Wundheilung ist durch eine minimale Bildung von Granulationsgewebe bei glatten und gut adaptierten Wundrändern gekenzeichnet, wie z. B. nach einer chirurgischen Naht.

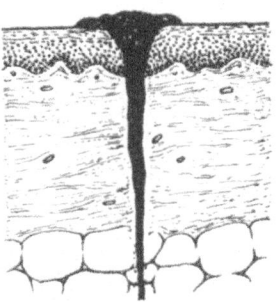

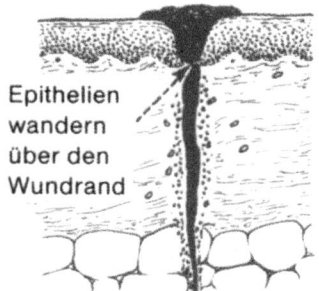

Epithelien
wandern
über den
Wundrand

**sofort:** Koaguliertes Blut und „Zellschutt" füllen den schmalen Gewebsspalt

**2–3 Stunden:** Entzündungsreaktion an den Wundrändern: mäßige Hyperämie, wenige Granulozyten

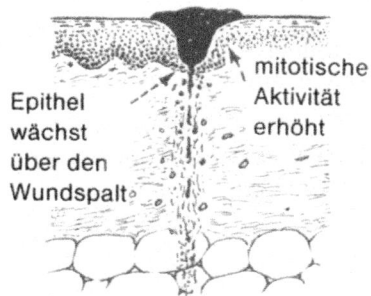

Epithel wächst über den Wundspalt

mitotische Aktivität erhöht

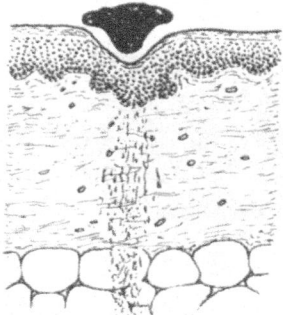

**2–3 Tage:** Makrophagen phagozytieren Zellschutt und Blutungsreste. Fibroblasten aktiviert; beginnende Granulationsgewebsbildung

**10–14 Tage:** lockerer Schorf auf der Wundoberfläche, Epithelbedeckung komplett, Wundränder durch lockeres, gefäßreiches Bindegewebe verbunden; Wunde noch nicht sehr belastbar

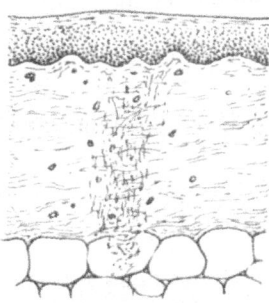

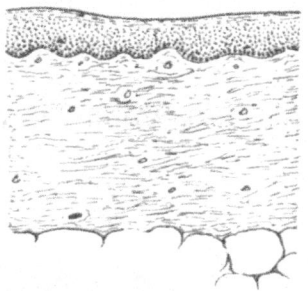

**Wochen:** Narbengewebe noch immer etwas hyperämisch; trotz des guten bindegewebigen Zusammenhalts noch keine volle Belastbarkeit

**Monate bis Jahre:** Gefäßgehalt und Bindegewebsstruktur (Kollagenfasern) der Narbe gleichen sich dem umgebenden Gewebe an

### 6.1.2 Sekundäre Wundheilung

Bei einer sekundären Wundheilung herrscht eine starke Bildung von Granulationsgewebe vor. Dies ist z.B. bei offenen Wunden mit nicht adaptierten Wundrändern oder ausgedehntem Gewebeverlust (Nekrosen, Infektionen) der Fall.

113

## Frühe Wundreaktion

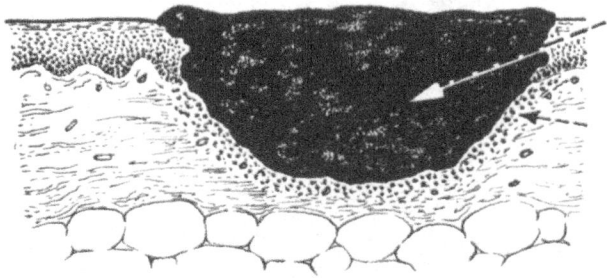

Wundhöhle füllt sich mit
koaguliertem Blut und
Fibrin

akute Entzündungsreaktion
am Wundrand

## Nach ein paar Tagen

Schorf trocknet aus

erhöhte
mitotische
Aktivität
des Epithels

Einzelne epitheliale
Zellschicht schiebt
sich zwischen ober-
flächlichen „Zellschutt"
(Debris) und das darunterliegende vitale Gewebe

Bildung neuer Kapillar-
schlingen und Einstrom
von Makrophagen,
Leukozyten und
Fibroblasten

Die Wunde wird durch kontraktile Aktivität der *Fibroblasten* an den Wundrändern verkleinert.

## Nach ca. 1 Woche

Epithel wächst
über den
Wundrand

Neugebildete
Kapillarschlingen sind
als kleine rote „Körnchen"
an der Wundoberfläche
zu sehen (daher der
Name „Granulationsgewebe").

Schorf und ober-
flächlicher Zellschutt
haben sich abgelöst

Fibroblasten bilden
lockeres Bindegewebe.

Die Wundfläche schrumpft weiter.

Der Begriff *Granulationsgewebe* (körneliges Gewebe) bezeichnet das bei einer
Entzündungs- bzw. Wundheilungsreaktion gebildete Ersatzgewebe aus Kapillar-
sprossen („Körnchen"), Fibroblasten und Makrophagen, das in einer späteren
Phase wiederum durch Narbengewebe ersetzt wird.

Nach ca. 2 Wochen

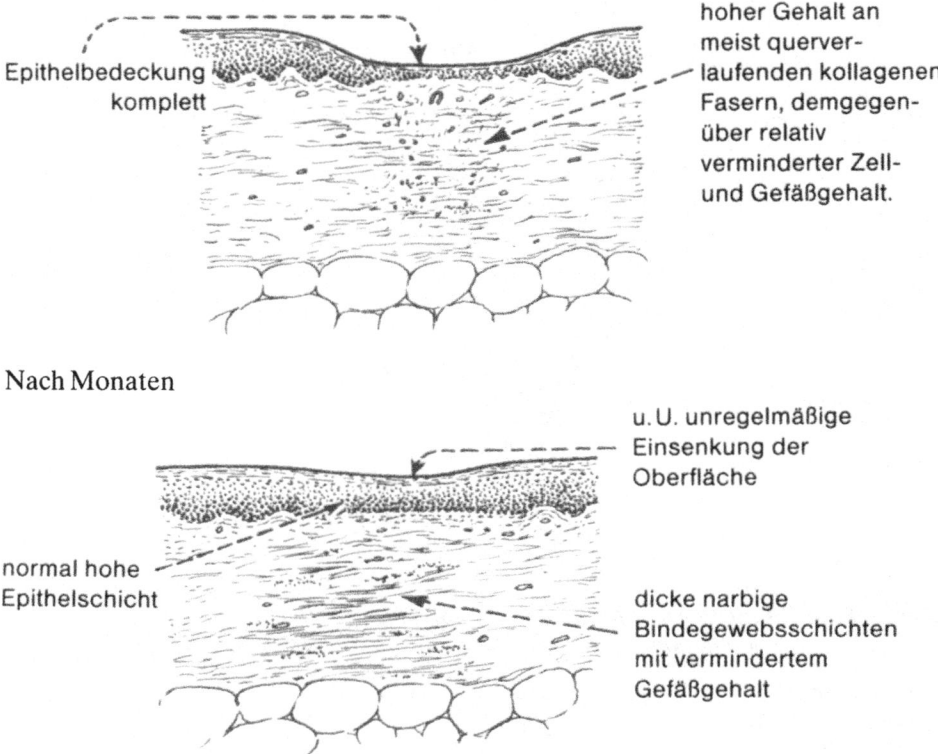

Epithelbedeckung komplett

hoher Gehalt an meist querver-laufenden kollagenen Fasern, demgegen-über relativ verminderter Zell- und Gefäßgehalt.

Nach Monaten

u. U. unregelmäßige Einsenkung der Oberfläche

normal hohe Epithelschicht

dicke narbige Bindegewebsschichten mit vermindertem Gefäßgehalt

*Beachte:* Die Grundmechanismen bei primärer und sekundärer Wundheilung sind die gleichen. Nur das Ausmaß der Narbenbildung und damit des Funktionsverlustes des betreffenden Areals ist unterschiedlich.

Die Verkleinerung der Wunde durch Wundkontraktion setzt relativ früh ein und ist Folge der *kontraktilen Aktivität der Myofibroblasten,* die als Bestandteil des Granulationsgewebes mit den neugebildeten Kapillaren von den Wundrändern aus in die Wunde einsprossen. Die Oberfläche wird durch allmähliche Regeneration des Epithels wiederhergestellt. Die funktionelle Adaptation des kollagenen Narbengewebes an die jeweiligen Zug- und Scherkräfte dauert mehrere Monate und bleibt meist unvollständig.

### 6.1.3 Komplikationen im Wundheilungsprozeß

Späte *Narbenkontrakturen* als Folge einer übermäßigen Verdickung und Verkürzung der neugebildeten narbigen Kollagenfaserbündel können zu schweren kosmetischen und funktionellen Störungen führen; vor allem tritt dies bei ausgedehnten, tiefen Verbrennungen und in der Umgebung von Gelenken auf, wenn große Muskelbereiche geschädigt sind.

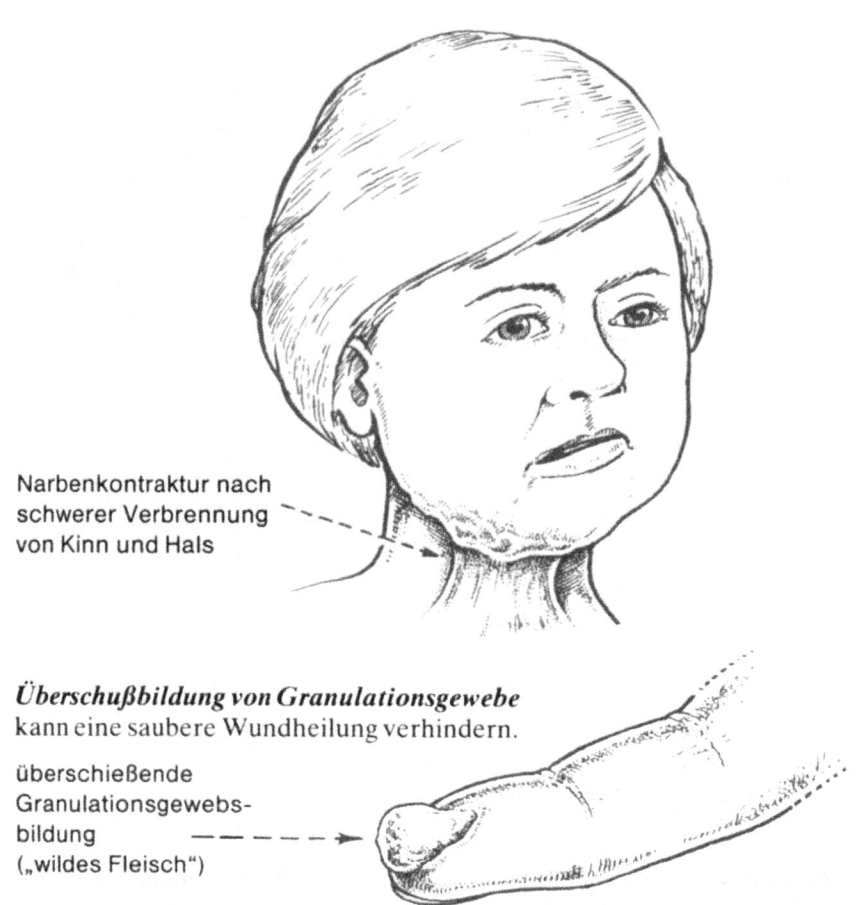

Narbenkontraktur nach
schwerer Verbrennung
von Kinn und Hals

**_Überschußbildung von Granulationsgewebe_**
kann eine saubere Wundheilung verhindern.

überschießende
Granulationsgewebs-
bildung
(„wildes Fleisch")

**_Überschießende Narbenbildung,_** bei der die Bildung von Bindegewebe über den eigentlichen Wundrand hinausreicht und die kollagenen Fasern nicht zu Bündeln vernetzt werden, nennt man **_Keloid._** Histologisch erscheint das Keloid durch die fehlende Faserstruktur und einen erhöhten Grundsubstanz(Proteoglykan-)Gehalt homogen und glasig. Die Ursache liegt möglicherweise in einer Insuffizienz der Myofibroblasten mit Bildung eines veränderten Kollagens oder in einer unzureichenden Polymerisation von Fibrin (Faktor XIII-Mangel?) in einem früheren Stadium der Wundheilung. Die Epidermis über dem Keloid ist meist atrophisch und leicht verletzbar. Bestimmte Rassen (Neger, Kaukasier) neigen zu Keloidbildung vor allem im Brustbereich.

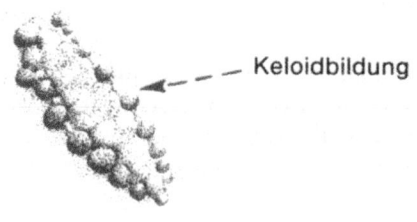

Keloidbildung

## 6.2 Fibrose

**Fibrose** ist das Resultat von Wundheilung (Narbenbildung), chronischer oder eitriger Entzündung und Organisation.
Bildung der Fibrose.

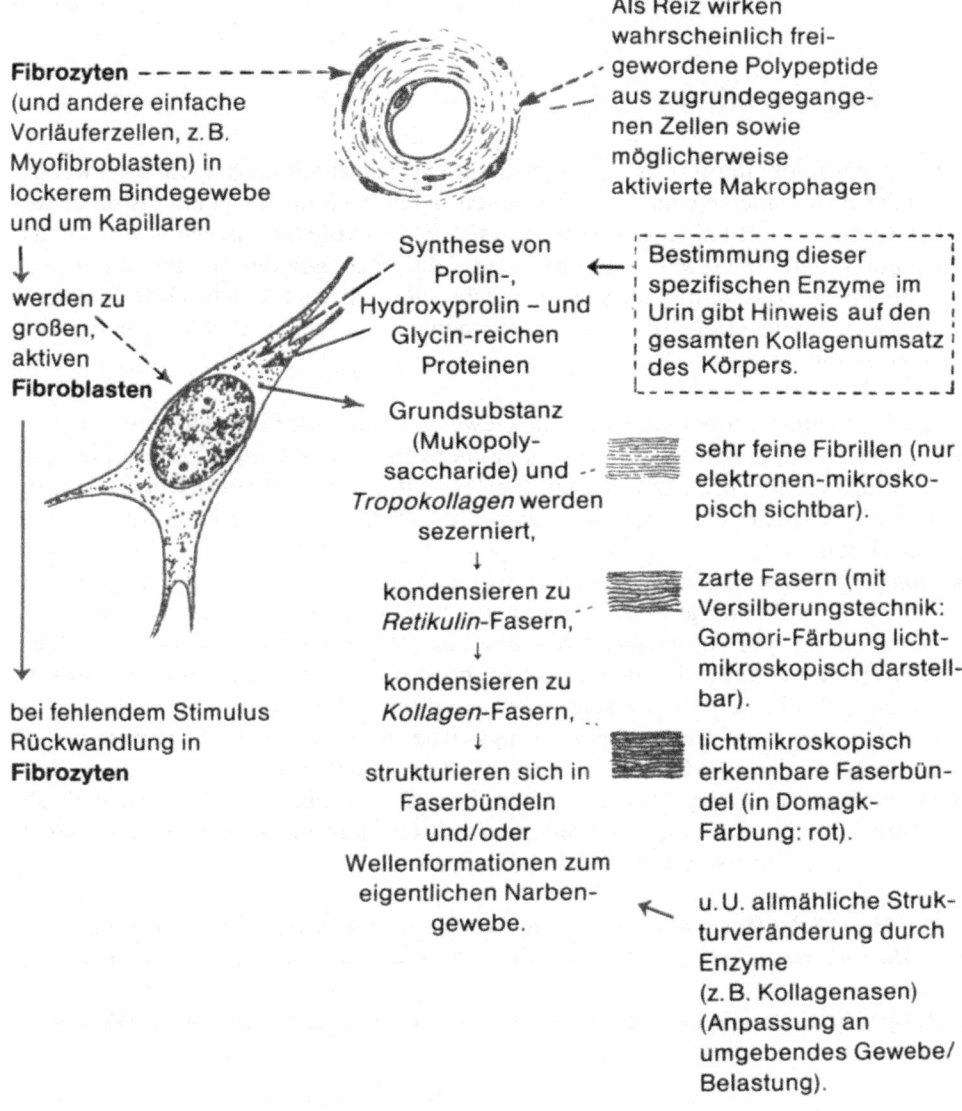

**Fibrozyten** – – – – – – – →
(und andere einfache
Vorläuferzellen, z.B.
Myofibroblasten) in
lockerem Bindegewebe
und um Kapillaren

↓

werden zu
großen,
aktiven
**Fibroblasten**

Als Reiz wirken
wahrscheinlich frei-
gewordene Polypeptide
aus zugrundegegange-
nen Zellen sowie
möglicherweise
aktivierte Makrophagen

Synthese von
Prolin-,
Hydroxyprolin – und
Glycin-reichen
Proteinen

Bestimmung dieser
spezifischen Enzyme im
Urin gibt Hinweis auf den
gesamten Kollagenumsatz
des Körpers.

Grundsubstanz
(Mukopoly-
saccharide) und
*Tropokollagen* werden
sezerniert,

↓

kondensieren zu
*Retikulin*-Fasern,

↓

kondensieren zu
*Kollagen*-Fasern,

↓

strukturieren sich in
Faserbündeln
und/oder
Wellenformationen zum
eigentlichen Narben-
gewebe.

sehr feine Fibrillen (nur
elektronen-mikrosko-
pisch sichtbar).

zarte Fasern (mit
Versilberungstechnik:
Gomori-Färbung licht-
mikroskopisch darstell-
bar).

lichtmikroskopisch
erkennbare Faserbün-
del (in Domagk-
Färbung: rot).

u.U. allmähliche Struk-
turveränderung durch
Enzyme
(z.B. Kollagenasen)
(Anpassung an
umgebendes Gewebe/
Belastung).

bei fehlendem Stimulus
Rückwandlung in
**Fibrozyten**

**Faktoren, die die Wundheilung beeinflussen**

- *Lokal:* Infektionen und mangelnde Blutversorgung verzögern die Wundheilung.
- *Allgemein:* Vitamin C- und Aminosäuremangel (Mangelernährung) sowie ein erhöhter Kortikosteroidspiegel inhibieren die Kollagensynthese und verzögern die Wundheilung. Es resultieren nicht ausreichend belastbare Narben.
  Zink in geringen Mengen scheint die Wundheilung günstig zu beeinflussen.


# 6.3 Regeneration

Bei der Wundheilung ist neben dem Ersatz des zugrunde gegangenen Gewebes durch Fibrose noch ein anderes Phänomen zu beobachten: die ebenfalls zerstörte Epidermis vernarbt nicht, sondern kann sich wieder vollständig regenerieren. Das bedeutet, daß die Gewebearten untereinander bezüglich der Wundheilung verschiedene Eigenschaften aufweisen: solche, die sich nach einem Gewebeuntergang wieder vollständig regenerieren können und solche, die durch Narbengewebe ersetzt werden.

Der Einfachheit halber kann man die Gewebe in folgende Gruppen einteilen:
- *Labiles Gewebe,* das schon physiologischerweise einen hohen Zellumsatz aufweist; dazu gehören: Oberflächenepithel (Haut und Schleimhäute), Knochenmark und lymphatisches Gewebe; diese können nach Schädigung wieder vollständig regenerieren.
- *Stabiles Gewebe,* das physiologischerweise keinen oder nur einen sehr geringen Zellumsatz aufweist, aber bei Schädigung zu gesteigerter Proliferation angeregt werden kann. Der Ausgang der Wundheilung ist dabei vom Ausmaß der Schädigung und der Komplexität des Gewebes abhängig. Die meisten parenchymatösen Organe gehören dem stabilen Gewebe an und sind in begrenztem Maße zur Regeneration fähig. Am besten ist diese Fähigkeit bei der Leber ausgeprägt, weniger effizient bei der Niere. Muskulatur regeneriert recht schlecht.
- *Permanentes Gewebe,* dessen Zellen sich nach Abschluß der Wachstumsphase nicht mehr teilen können und somit immer durch (funktionsloses) Narbengewebe ersetzt werden müssen, wie z. B. Nervengewebe.

Der *Prozeß der Regeneration* kann in zwei Komponenten unterteilt werden:
- *Zellwanderung* (Vitale Zellen wandern vom Wundrand in den Gewebedefekt ein.)
- *Zellproliferation* (verstärkte mitotische Aktivität, um den Zellverlust zu kompensieren)


**Kontroll- und Beeinflussungsfaktoren**

Die **Faktoren, die diese Regenerationsprozesse** *kontrollieren*, sind vielfältig und in ihrer Funktion nur unvollständig aufgeklärt. Zwei mögliche Mechanismen:

- **Wegfall der Kontakthemmung:** Normalerweise wird eine überschüssige Zellwanderung durch direkten Kontakt der Zellen miteinander, wahrscheinlich vermittelt durch spezifische Strukturen auf der Zelloberfläche, verhindert.

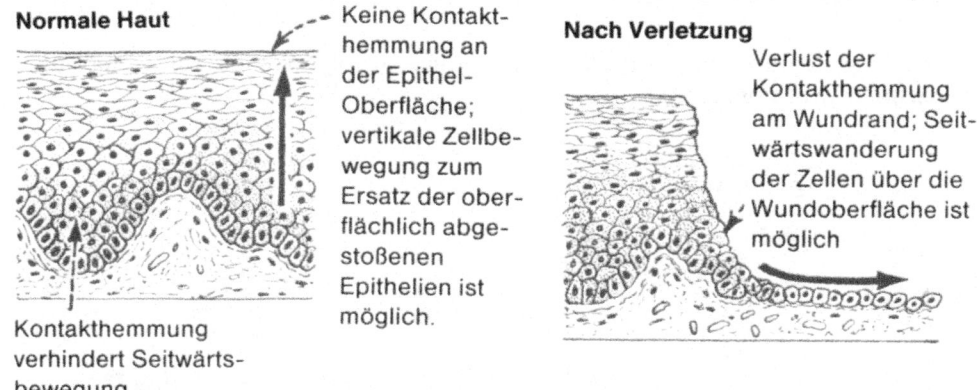

**Normale Haut**

Keine Kontakthemmung an der Epithel-Oberfläche; vertikale Zellbewegung zum Ersatz der oberflächlich abgestoßenen Epithelien ist möglich.

Kontakthemmung verhindert Seitwärtsbewegung.

**Nach Verletzung**

Verlust der Kontakthemmung am Wundrand; Seitwärtswanderung der Zellen über die Wundoberfläche ist möglich

- **Wegfall von mitosehemmenden Mediatorstoffen:** Normalerweise produzieren gesunde Zellen chemische Stoffe, sog. *Chalone,* die die mitotische Aktivität der Nachbarzelle der gleichen Gewebsart hemmt. Nach Gewebeuntergang und damit Wegfall der Chalonproduktion kann erneut eine zunächst ungehinderte Proliferation stattfinden.

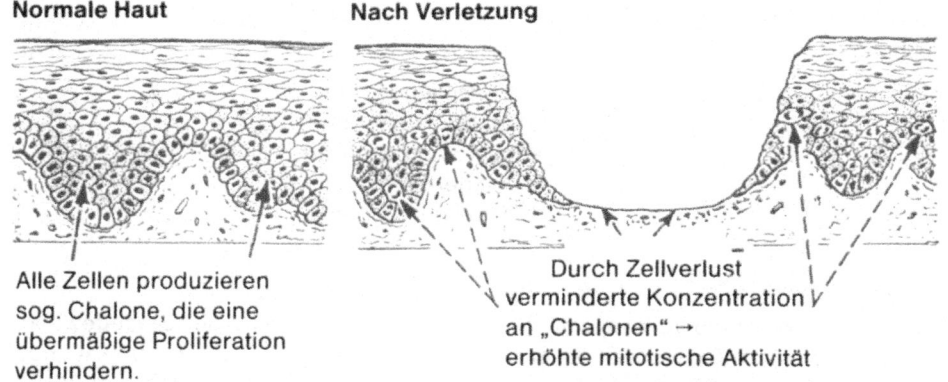

**Normale Haut**

Alle Zellen produzieren sog. Chalone, die eine übermäßige Proliferation verhindern.

**Nach Verletzung**

Durch Zellverlust verminderte Konzentration an „Chalonen" → erhöhte mitotische Aktivität

Weitere wichtige Faktoren, die die Regeneration beeinflussen:
- **Ausreichende Blutversorgung**
- **Erhalt des bindegewebigen Grundgerüstes** bei parenchymatösen Organen, um den spezialisierten, proliferierenden Zellen den Wiederaufbau der Organstruktur zu ermöglichen; bei der regeneratorischen Proliferation von hochspezialisierten Zellen kommt es zunächst zu einer Funktionseinbuße dieser Zellen (Dedifferenzierung), die erst nach Etablierung der ursprünglichen Struktur wiederhergestellt wird.

## 6.4 Besondere Formen der Reparationsvorgänge

### 6.4.1 Schleimhautoberflächen

Die Regeneration des bedeckenden Epithels erfolgt analog zur Epidermis.
***Beispiel:*** Verdauungstrakt

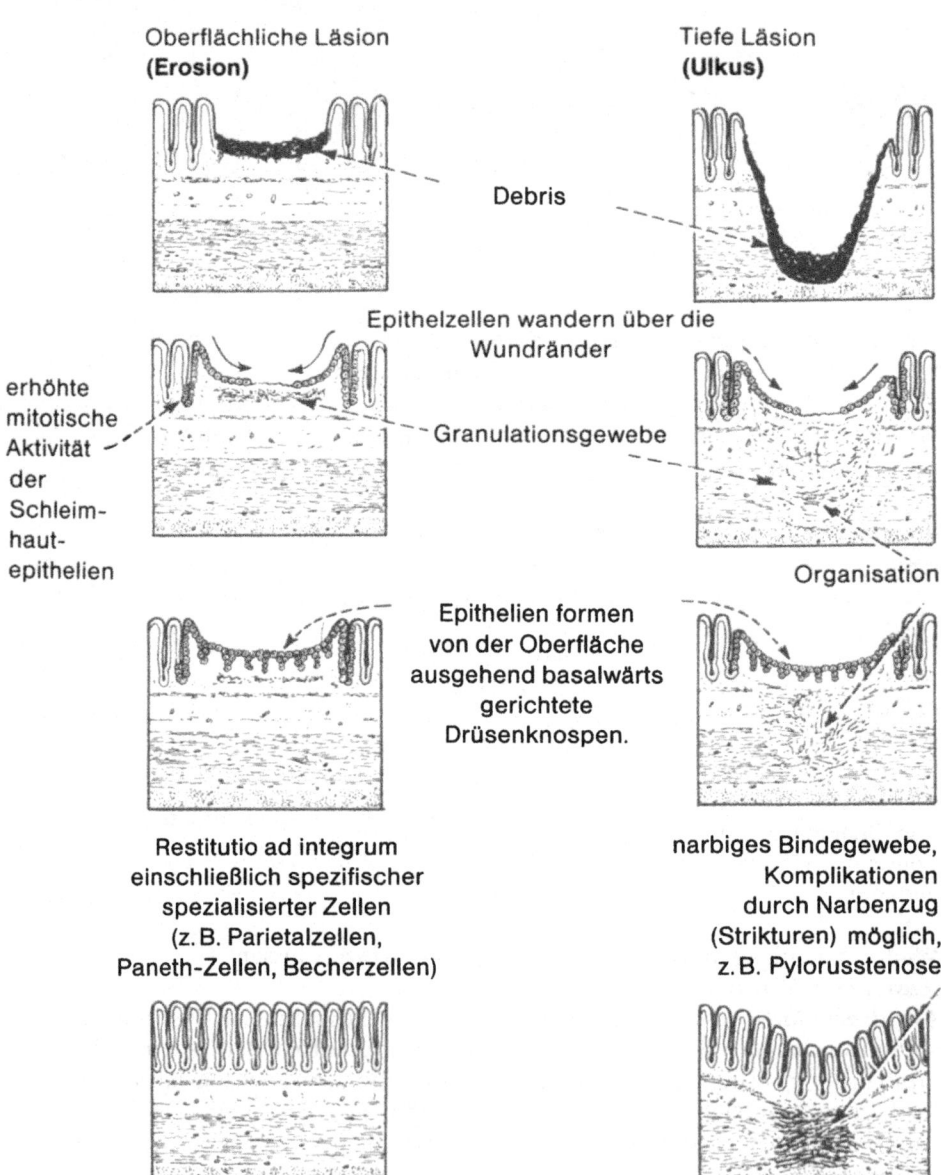

## 6.4.2 Parenchymatöse Organe

Ausgedehnte Gewebedefekte mit Untergang des interstitiellen Grundgerüstes

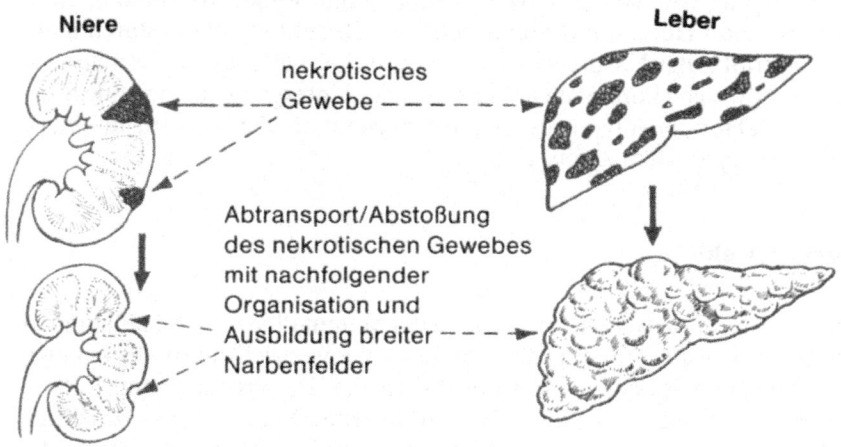

Gewebedefekte mit Erhalt des Grundgerüstes

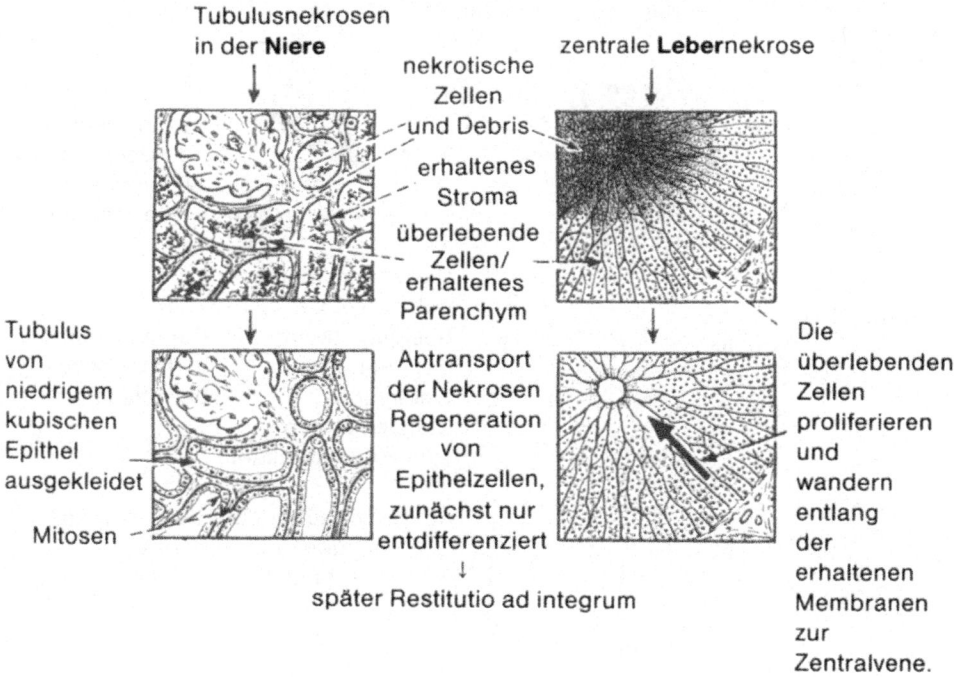

### 6.4.3 Muskulatur

Alle drei Arten der Muskelfasern (quergestreifte Skelett- und Herz-, sowie glatte Muskulatur) besitzen nur eine begrenzte Fähigkeit zur Regeneration. Bei ausgedehntem Untergang von Muskelgewebe erfolgt somit immer die Bildung einer Narbe. Dies ist beim Herzinfarkt von besonderer Bedeutung, da es durch mangelnde Kontraktilität des Narbengewebes zu Funktionsverlust sowie Erregungsweiterleitungsstörungen kommen kann. Betrifft der Untergang nur einzelne Muskelfasern wie bei Herzschädigung durch Diphtherietoxin oder bei Virusinfekt, ist eine Regeneration jedoch möglich.

### 6.4.4 Nervengewebe

**ZNS.** Eine Regeneration ist nicht möglich. In der akuten Phase der Schädigung ist der funktionelle Ausfall oftmals größer, als es dem eigentlich zugrundegegangenen Nervengewebe entspricht. Denn in der akuten Phase ist das umgebende Gewebe u. a. durch ödematöse Schwellung ebenfalls in seiner Funktion beeinträchtigt, darüber hinaus können in der späteren Heilungsphase Funktionen des zugrundegegangenen Areals teilweise von anderen Hirnabschnitten übernommen werden.

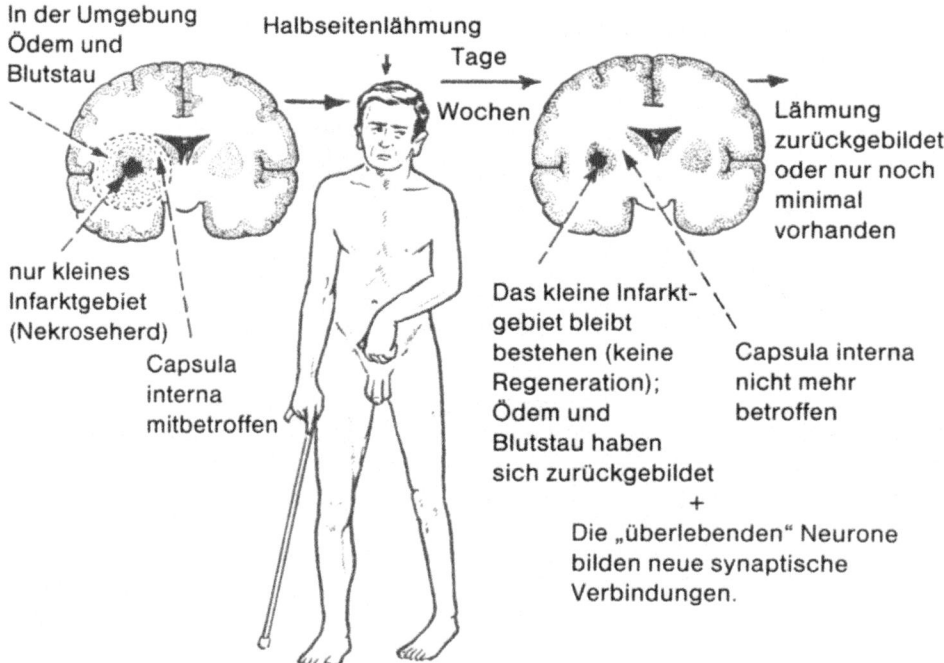

**Periphere Nerven.** Bei der Verletzung eines peripheren Nerven lösen sich Axon und Myelinscheide distal der Verletzungsstelle schnell auf. Die *Schwann-Zellen* und das *perineurale Stützgerüst* können jedoch noch längere Zeit überleben. Eine

Regeneration ist hierbei in begrenztem Maße möglich, da der wichtigste Teil der Nervenzelle geschützt im Rückenmark proximal der Verletzungsstelle liegt.
***Beispiel:*** spinaler motorischer Nerv

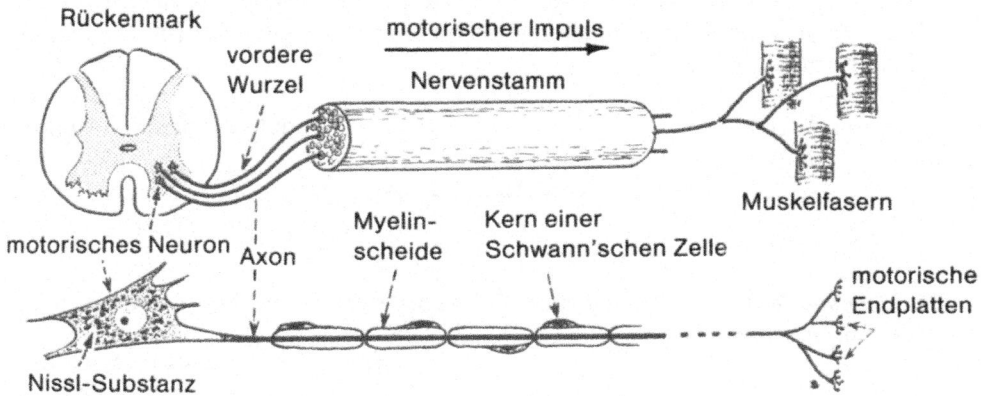

Folge der Verletzung:

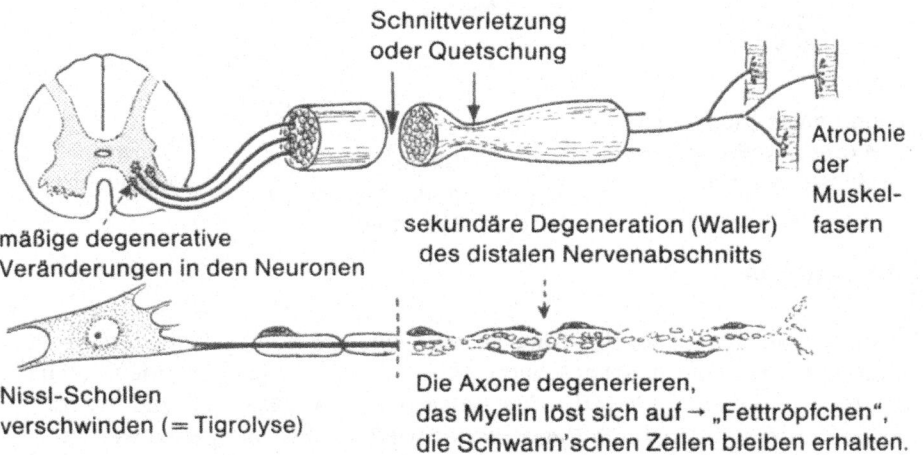

Die Regeneration nimmt von den Schwann-Zellen ihren Ausgang, die nach distal proliferieren und zwischen die nachfolgend Axone einsprießen.

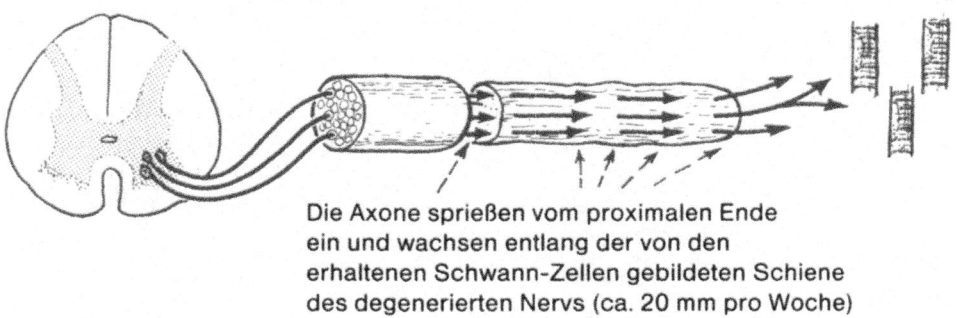

Der Erfolg der Regeneration hängt davon ab, ob die proliferierenden Schwann-Zellen wieder Anschluß an das ursprüngliche distale perineurale Stützgewebe finden.

*Gute Adaptation:* Die besten Ergebnisse sind bei Nervenquetschungen zu erwarten, bei denen die Neuralscheiden intakt bleiben oder nach guter (mikro-)chirurgischer Adaptation.

gute Adaptation           gute Wiederherstellung

*Schlechte Adaptation:* Die Schwann-Zellen proliferieren ins Leere und bilden ein sog. *Amputationsneurom.*

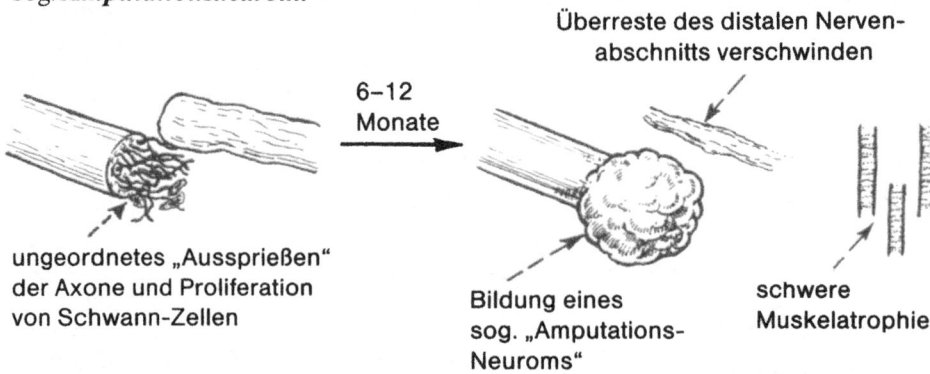

Überreste des distalen Nerven-abschnitts verschwinden

6–12 Monate

ungeordnetes „Aussprießen" der Axone und Proliferation von Schwann-Zellen

Bildung eines sog. „Amputations-Neuroms"

schwere Muskelatrophie

### 6.4.5 Knochen

Bei einer Fraktur ist in der Regel auch das umgebende Weichgewebe zerstört oder zumindest durch Blutungen geschädigt. Diese Veränderungen werden durch die bereits beschriebenen *Organisationsprozesse* beantwortet, während die frakturierten Knochenenden durch *Regeneration* wieder zusammengefügt werden.

**Mechanismen.**

Primärreaktion        Nekrose der Frakturenden

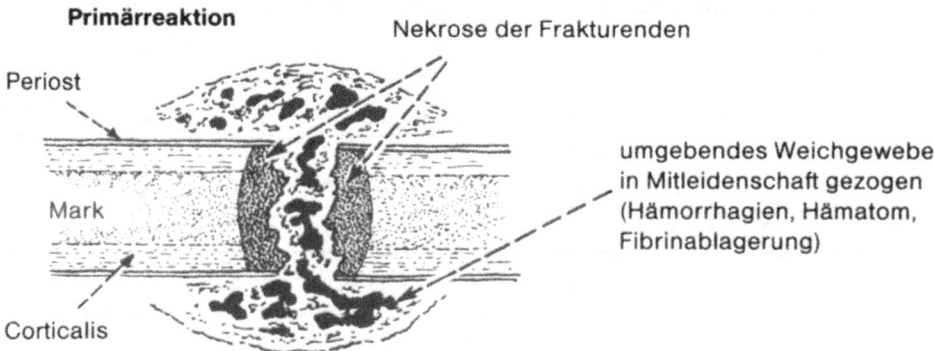

Periost

Mark

Corticalis

umgebendes Weichgewebe in Mitleidenschaft gezogen (Hämorrhagien, Hämatom, Fibrinablagerung)

**Entzündliche Reaktion**
(4–5 Tage nach Fraktur)

Phagozytose
von Debris
und
nekrotischem
Gewebe

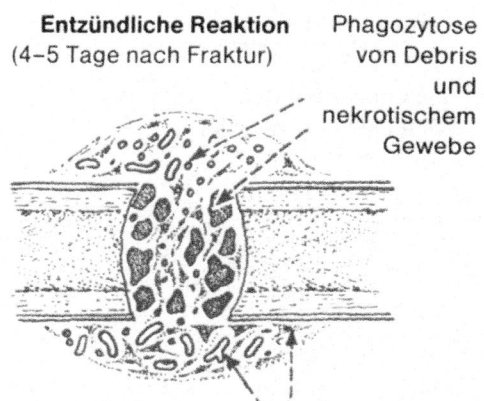

beginnende Organisation:
Kapillarschlingen und Fibroblasten

beginnende Wiederherstellung des Knochens
(ca. nach 1 Woche)

Osteoblastenaktivität
in Periost
und
Markraum

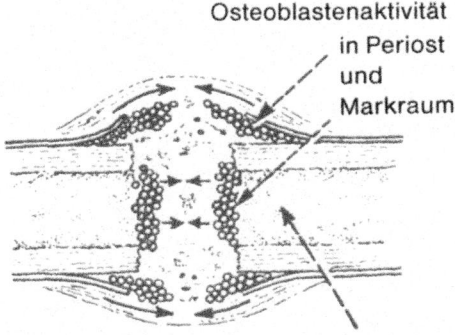

Provisorischer Kallus
überbrückt den
Frakturspalt:
zunächst Osteoid
(nicht-mineralisiertes
Knochengewebe) u.U. mit
Knorpelgewebe,
dann Geflechtknochen

Resorptionslakunen
im angrenzenden gesunden
Knochen (im Röntgenbild
als Rarefizierung der
Knochensubstanz erkennbar)

gut ausgebildeter Kallus
(ab 3 Wochen)

feste Verbindung
durch mineralisierten Kallus

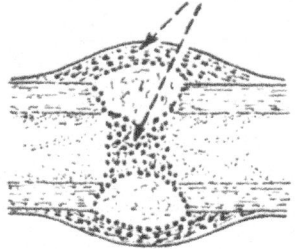

weiterhin kräftige Aktivität
von Osteoblasten und
Osteoklasten

„Modellierung" des
Kallus (Wochen bis Monate)

Osteoblasten- und
Osteoklasten-Aktivität

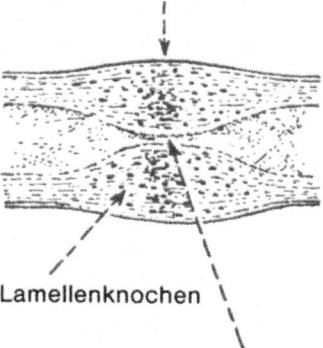

Lamellenknochen

beginnende Wiederherstellung
des Markraums

endgültige Wiederherstellung
(Monate nach Fraktur)

Die Frakturstelle
ist kaum noch erkennbar.

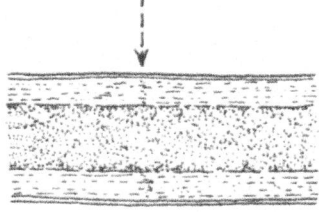

Histologisches Bild (entsprechend Stadium 4 / 5)

Knorpelinsel

Osteoidgewebe,
Geflechtknochen

im Hintergrund
Granulationsgewebe

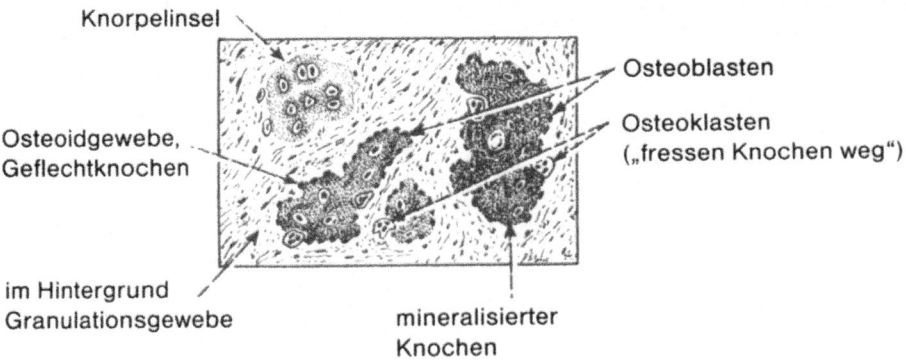

Osteoblasten

Osteoklasten
(„fressen Knochen weg")

mineralisierter
Knochen

Histologisches Bild (entsprechend Stadium 5 / 6)

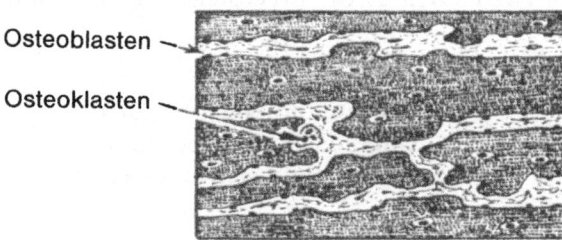

Osteoblasten

Osteoklasten

Dichter, nahezu
kompakter Lamellenknochen;
die Trabekel sind entsprechend
der Hauptbelastungsrichtung
(„Streß-Linien") ausgerichtet.
Osteoblasten und Osteoklasten
nur noch spärlich.

**Komplikationen.** Fettembolie durch Einstrom von Fett aus dem eröffneten Markraum in die stückweise eröffneten Venen.

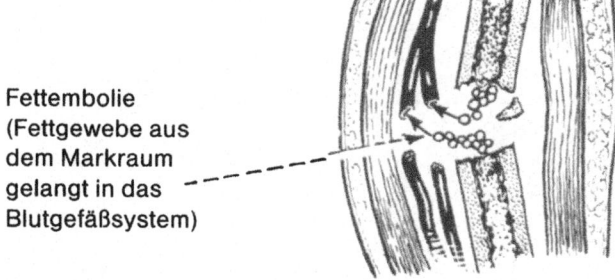

Fettembolie
(Fettgewebe aus
dem Markraum
gelangt in das
Blutgefäßsystem)

**Infektionen.** Ist bei der Fraktur die darüberliegende Haut zerstört, ist der Bruch kompliziert, d. h. es besteht eine offene Fraktur mit der Gefahr der Keimeinschleppung in den Markraum. Eine Sekundärinfektion bedeutet eine beträchtliche Komplikation und Verzögerung des Heilungsprozesses.
*Beispiele:* Komplizierte Frakturen

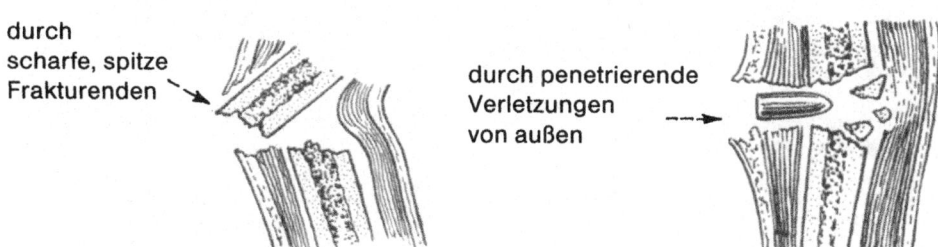

durch
scharfe, spitze
Frakturenden

durch penetrierende
Verletzungen
von außen

**Pathologische Frakturen.** Von einer pathologischen Fraktur spricht man, wenn die Fraktur durch einen Krankheitsprozeß im Bereich der Bruchstelle hervorgerufen oder zumindest begünstigt wurde.

Zumeist stellen diese Krankheitsprozesse *Tumoren* dar, die in den Knochen *metastasiert* sind und das knöcherne Gewebe zerstört haben.

Die Frakturheilung ist durch brüchiges Tumorgewebe und ausgedehnte Blutungen nahezu unmöglich.

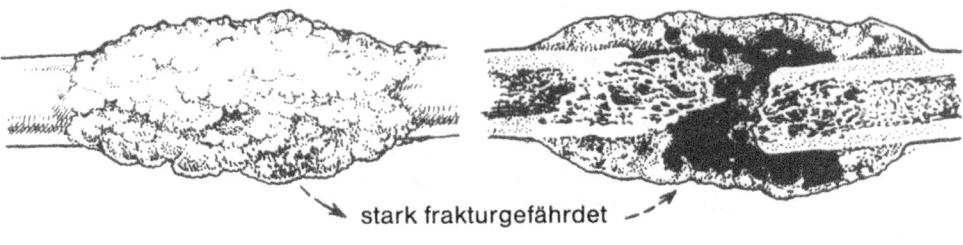

↘ stark frakturgefährdet ↙

Faktoren, die die Frakturheilung beeinflussen

| ungünstig | günstig |
|---|---|
| *lokale Faktoren* | |
| Infektionen<br>pathologische Frakturen | |
| schlechte Adaptation der Frakturenden, z. B. durch eingequetschte Muskulatur →großer, unförmiger Kallus, langsame Heilung, bleibende Verformung | gute Adaptation →kleiner Kallus, schnelle Heilung |
| bewegliche Frakturenden →Kallusbildung wird verhindert, Frakturenden durch Bindegewebe verbunden →im Extremfall Ausbildung gelenkartiger Strukturen (Pseudarthrose) | gute Immobilisation →kleiner Kallus, schnelle Knochenneubildung |
| schlechte Blutversorgung (wird zum großen Teil von der anatomischen Lage der Fraktur bestimmt):<br>• Versorgungsarterie weit von der Frakturstelle entfernt oder zerstört (Scaphoid, Femurkopf)<br>• Frakturstelle in einem periostfreien Bereich (Schenkelhals)<br>• spärlich umgebendes Weichgewebe (Tibia) | gute Blutversorgung z. B. aus:<br>• einer größeren Versorgungsarterie,<br>• Arterien des Periostes<br>• aus benachbartem Weichgewebe |

| ungünstig | günstig |
|---|---|
| *allgemeine Faktoren* | |
| hohes Alter | Jugend |
| schlechter Ernährungszustand, z. B. Hunger oder Malabsorption, vor allem Mangel an Proteinen, Kalzium, Vitamin C und D. | guter Ernährungszustand, (ausreichend Proteine, Kalzium, Vitamin C und D). |

# 7 Immunologie

Es ist eine schon lange bekannte Tatsache, daß Personen, die von bestimmten Infektionskrankheiten (z. B. Pocken) genesen sind, nicht mehr an diesen erkranken, auch wenn sie ihnen maximal ausgesetzt sind. Dagegen bleiben sie für andere Infektionen durchaus empfänglich.

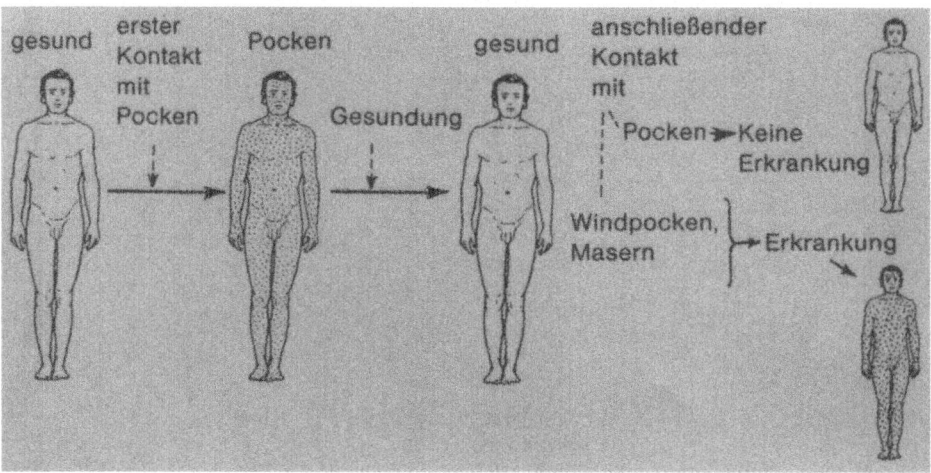

Die Person hat nämlich während der Erkrankung eine spezifische Immunität für Pocken, nicht aber für andere Krankheiten erworben.

Im ursprünglichen Sinn umfaßt der Begriff *Immunität* (die Unfähigkeit, infiziert zu werden) sowohl *unspezifische* als auch *spezifische* Abwehrmechanismen. Im heutigen Sprachgebrauch versteht man darunter jedoch nur die spezifischen, auf einen antigenen Reiz hin ausgelösten, B- und T-Zell vermittelten Reaktionen.

Bei der Infektionsabwehr wirken spezifische und unspezifische Mechanismen zusammen, ergänzen und beeinflussen einander.
Die Immunologie ist der Wissenschaftszweig, der sich hauptsächlich mit den Mechanismen der Immunantwort und ihren Auswirkungen beschäftigt.

**Die spezifische Immunantwort.** Aus immunologischer Sicht sieht der Ablauf einer Infektion so aus:

130

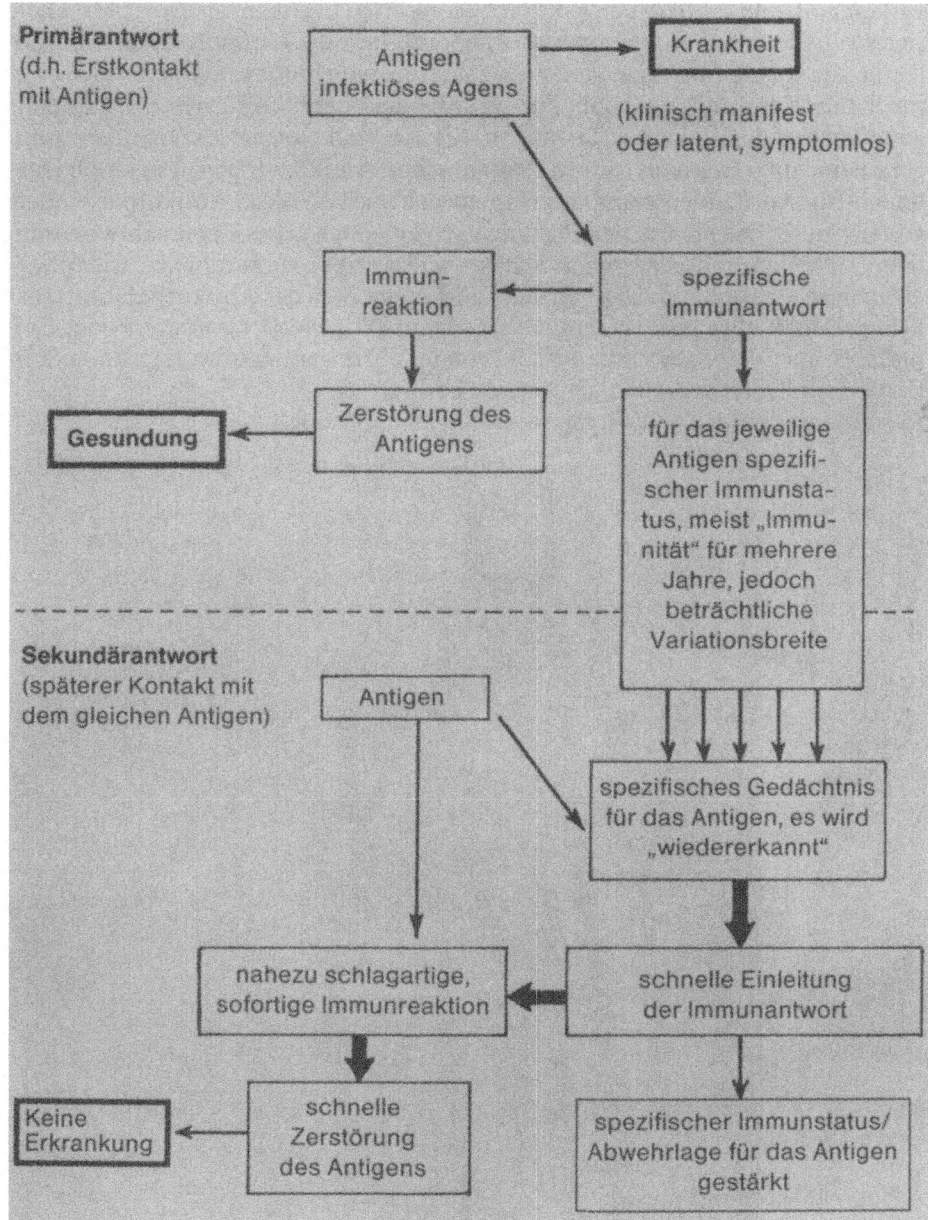

Primärantwort
(d.h. Erstkontakt
mit Antigen)

Antigen
infektiöses Agens

Krankheit

(klinisch manifest
oder latent, symptomlos)

Immun-
reaktion

spezifische
Immunantwort

Zerstörung des
Antigens

Gesundung

für das jeweilige
Antigen spezifi-
scher Immunsta-
tus, meist „Immu-
nität" für mehrere
Jahre, jedoch
beträchtliche
Variationsbreite

Sekundärantwort
(späterer Kontakt mit
dem gleichen Antigen)

Antigen

spezifisches Gedächtnis
für das Antigen, es wird
„wiedererkannt"

nahezu schlagartige,
sofortige Immunreaktion

schnelle Einleitung
der Immunantwort

Keine
Erkrankung

schnelle
Zerstörung
des Antigens

spezifischer Immunstatus/
Abwehrlage für das Antigen
gestärkt

## 7.1 Antigene

Die bekanntesten Antigene sind infektiöse Organismen wie Bakterien und Viren, aber auch Pilze, Protozoen (Malaria) und Würmer. Im Prinzip kann jedoch jedes Molekül, das groß genug und von dem Körper als fremd erkannt wird als Antigen wirken und eine Antikörperreaktion hervorrufen. Die meisten dieser Moleküle sind *Proteine,* ferner Kohlenhydrate, Lipoproteine oder Lipopolysaccharide. Moleküle, die von sich aus nicht groß genug sind, um eine Immunantwort zu provozieren, helfen sich zum Teil damit, daß sie sich an größere Stoffe, wie z.B. Proteine, anheften und damit doch noch antigen wirksam sind. Solche „verkappten" Antigene nennt man *Haptene.* (Sind allerdings schon Antikörper gegen solch ein Hapten im Blut vorhanden, kann das Hapten sich auch an diese Antikörper binden; von sich aus, ohne ein Carrier-Protein, kann es jedoch keine Immunantwort initiieren.) Die Interaktion zwischen Antigen und Antikörper beruht auf einer physikochemischen Bindung zwischen den Fab-Fragmenten des Antikörpers und einer kleinen Molekülgruppe des Antigens, genannt antigene *Determinante* oder *Epitop* (z.B. nur 5–7 Aminosäuren eines Proteins). Die Immunantwort ist um so stärker, je mehr Determinanten ein Antigen besitzt.

*Beispiel:* Myoglobinmolekül mit verschiedenen Epitopen

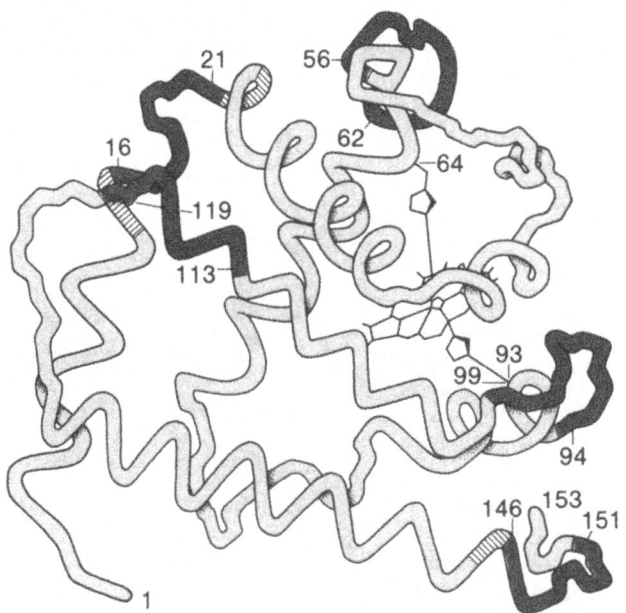

[Abbildung nach Roitt I (1984) Essential Immunology, 5th edn. Blackwell Scientific Publications, Oxford, London]

### Antigen-Antikörper-Bindung

1) schwache Bindung bei nur einer Determinante

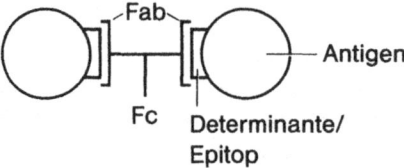

2) starke Bindung bzw. Vernetzung bei mehreren Determinanten

a)

b)

etc.

**Kreuzreaktion.** Da die Bindung zwischen Epitop und Fab-Fragment des Antikörpers einem *Schlüssel-Schloß-Prinzip* folgt, ist es nicht verwunderlich, daß sich die Antikörper auch an andere Epitope, die eine ähnliche räumliche und chemische Konfiguration aufweisen, binden können, wenn auch mit geringerer Affinität.

**Schlüssel-Schloß-Prinzip**

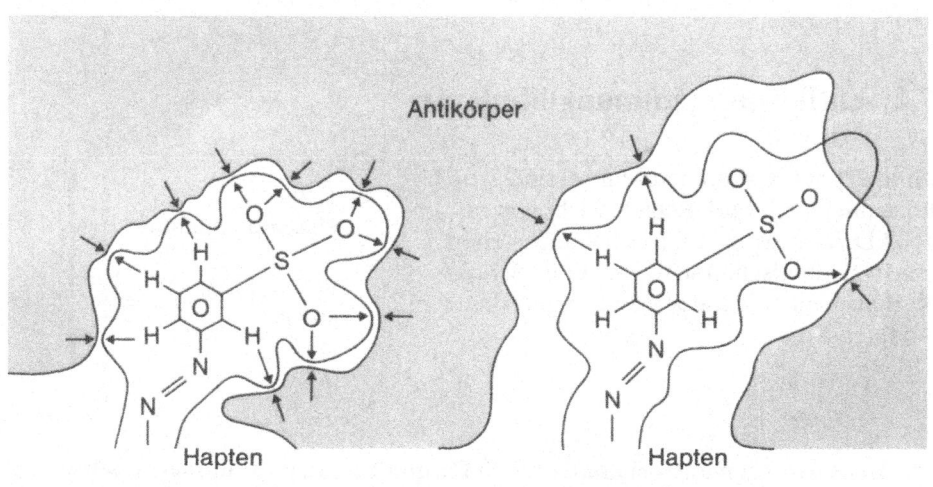

a) passender Antikörper,
   hohe Affinität

b) Antikörper mit nur
   geringer Affinität

Auf der anderen Seite kann die gleiche determinierende Molekülgruppe in der gleichen Konfiguration auch auf einem anderen Antigen (d. h. in unserem Beispiel statt auf Myoglobin auf einem anderen Protein) vorkommen, mit dem der Antikörper in der gleichen Weise reagieren würde. Diese Reaktion eines Antikörpers mit einem Antigen, das dem „eigenen" spezifischen Antigen sehr ähnlich, aber nicht identisch mit ihm ist, nennt man Kreuzreaktion.

**Kreuzreaktionen**

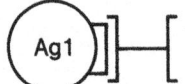

a) passende Determinante

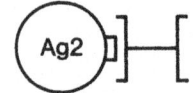

b) ähnliches Epitop

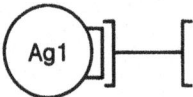

c) Antigen mit Determinante

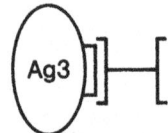

d) anderes Antigen mit gleicher Determinante

Die mit der Nahrung aufgenommenen Fremdstoffe werden in der Regel durch den Verdauungsprozeß so zerkleinert, daß sie als Aminosäuren, Monosaccharide und einfache Lipide im Körper keine Immunantwort hervorrufen. Eine Ausnahme stellen Hypersensitivitätsreaktionen auf Stoffe dar, die an Zelloberflächen gebunden werden, z. B. Gluten bei Zöliakie (einheimische Sprue) und allergische Reaktion auf Pollenstoffe bei Heuschnupfen.

## 7.2 Antikörper (Immunglobuline)

Antikörper ( = Immunglobuline) sind Proteine mit einem Molekulargewicht von ca. 150 kD. Sie sind symmetrisch und bestehen aus zwei identischen schweren und leichten Ketten, die in folgender Weise angeordnet sind:

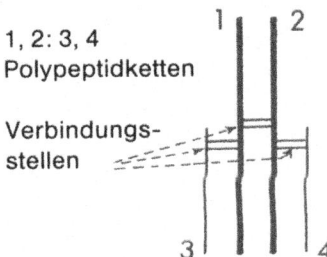

Die Ketten werden untereinander durch Disulfidbrücken zusammengehalten. Es gibt 5 Arten von *schweren Ketten* (heavy chains, H-Ketten), die die Zuordnung zu einer der 5 Immunglobulinklassen ermöglichen:

$\gamma$-Kette $\rightarrow$ IgG,
$\mu$-Kette $\rightarrow$ IgM (bildet ein Polymer aus 5 Immunglobulinmolekülen),
$\alpha$-Kette $\rightarrow$ IgA (bildet ein Dimer),
$\varepsilon$-Kette $\rightarrow$ IgE,
$\delta$-Kette $\rightarrow$ IgD (zumeist nur als membrangebundener Antikörper).

Von den *leichten Ketten* gibt es zwei Arten: Kappa-Ketten und Lambda-Ketten. Ein Immunglobulin hat entweder zwei Kappa- oder zwei Lambda-Ketten, jedoch nie gleichzeitig eine Kappa- und eine Lambda-Kette, da die B-Zellen bei ihrem

134

Gen-Rearrangement eines der beiden kodierenden Gene eliminieren. Sie behalten also entweder nur das kappa-kodierende oder nur das lambda-kodierende Gen und können somit nur eine Art der leichten Kette bilden.

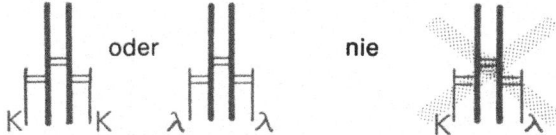

Dies ist bei der Differentialdiagnose ,Tumor oder reaktive Lymphozytenproliferation' die oftmals ein ähnliches morphologisches Bild haben, von Bedeutung. Da ein Tumor auf der malignen Transformation *einer einzelnen Zelle* beruht, also *monoklonalen* Ursprungs ist, wird ein B-Zell-Tumor nur aus Zellen bestehen, die entweder Kappa oder Lambda-Ketten bilden. Da eine reaktive Lymphozytenproliferation immer polyklonal ist, werden dort sowohl kappa-produzierende als auch lambda-produzierende B-Zellen mosaikartig verteilt zu finden sein. Die beiden leichten Ketten sind immunhistologisch auch am Paraffinschnitt nachweisbar.

Die Antikörper haben bewegliche Enden, die sich spreizen und somit zwei identische Antigene binden können (deshalb die Symbole Ⅼ und Ⅼ für die Antikörper). Die Antigene werden dabei vernetzt.

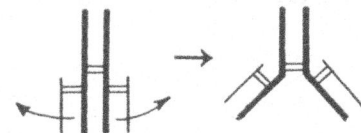

Bei enzymatischer Verdauung mit Papain werden die Immunglobuline in drei Fragmente gespalten: in ein Fc- und zwei Fab-Fragmente.

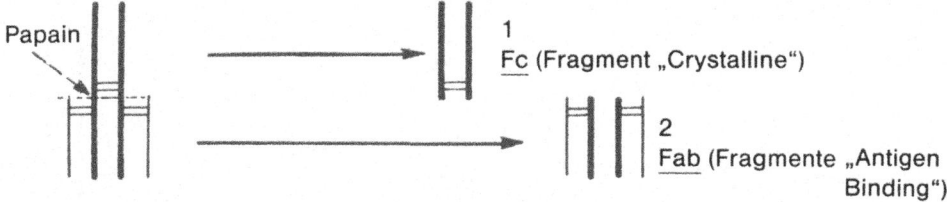

Das *Fc-Fragment* ist der konstante Teil des Immunglobulins. Es ist nicht an der Antigenbindung beteiligt. Dafür trägt es die Determinanten für die Zugehörigkeit zu einer der 5 Immunglobulinklassen (s. oben). Weiterhin stimuliert es bei Antigenbindung das Komplementsystem.
Die *Fab-Fragmente* stellen den variablen, antigenbindenden Teil des Immunglobulins dar. Eine große Variabilität ist vonnöten, um die Vielzahl der vorhandenen Antigene spezifisch binden zu können („Schlüssel-Schloß-Prinzip"). Sie wird durch die Kodierung mit mindestens 350 Genen erreicht, die je nach B-Zelle unterschiedlich angeordnet sind und zum Teil auch rekombiniert sein können. (Ein Antigen kann nicht die Bildung eines neuen Antikörpers initiieren, sondern lediglich eine Proliferation und Antikörperproduktion der B-Zellen stimulieren kann, die den passenden Antikörper auf ihrer Oberfläche tragen.)

**Die 5 Hauptgruppen der Immunglobuline**

Wie oben erwähnt richtet sich die Zugehörigkeit zu einer der Hauptgruppen nach der Art der schweren Kette.

IgM

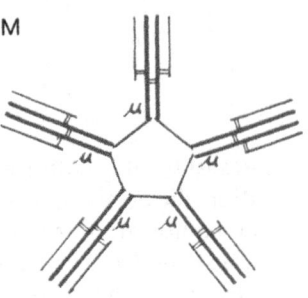

**IgM (schwere Kette = μ-Kette).** IgM ist ein Polymer aus 5 identischen IgM-Grundmolekülen mit einem Molekulargewicht von ca. 900 kD (ein sog. Makroglobulin). Die 5 IgM's werden durch J-Ketten (joining-chains) miteinander verbunden.

Im Blut kommt IgM in der freien Form nur in einer Konzentration von 0,5–2 mg/ml vor. Es stellt jedoch den Hauptbestandteil der membrangebundenen Immunglobuline auf den B-Zelloberflächen dar. IgM wird als erstes Immunglobulin bei der Immunantwort gebildet (Primärantwort) und spielt eine besondere Rolle bei viralen und bakteriellen Infektionen.

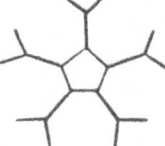

Die hohe Zahl von Antigenbindungsstellen (maximal 10) bewirkt seine Effizienz.

Die Blutgruppen-Antikörper Anti-A und Anti-B gehören der IgM-Klasse an. IgM ist nicht plazentagängig.

IgG

**IgG (schwere Kette = γ-Kette).** IgG ist ein Einzelmolekül mit 2 Bindungsstellen.

Es wird in der Immunantwort *nach* IgM gebildet (Sekundärantwort). IgG kommt von allen Antikörpern im Blut in der höchsten Konzentration vor (8–16 mg/ml, abhängig von der antigenen Stimulation). Durch seine geringe Größe gelangt es schnell in Extravasalräume. Es bindet sich an Toxine und Bakterien. Dadurch wird bei letzteren die Phagozytose durch Granulozyten und Makrophagen gesteigert. Makrophagen tragen Rezeptoren für das Fc-Fragment des IgG-Moleküls auf ihrer Oberfläche.

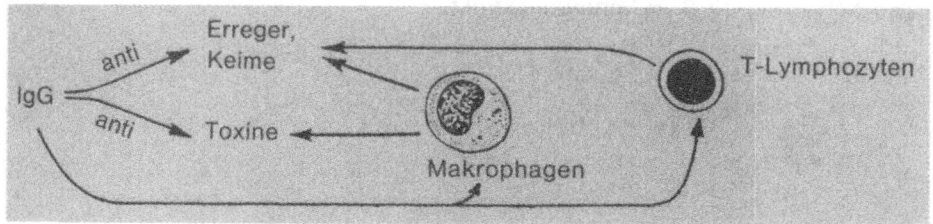

IgG stimuliert ferner T-Lymphozyten und aktiviert das Komplementsystem.

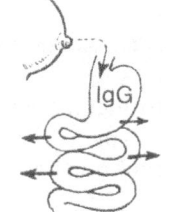

IgG ist plazentagängig und stellt für das Neugeborene in den ersten Lebensmonaten, bis es selbst Antikörper bilden kann, einen Schutz gegen Infektionen dar.

IgG passiert
Plazentaschranke

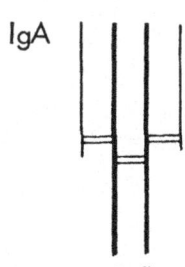

IgG wird auch von der Darmschleimhaut absorbiert, so daß die orale Aufnahme mit der Muttermilch einen weiteren Schutz darstellt.

Von der IgG-Hauptklasse sind 4 weitere Unterklassen $IgG_1$–$IgG_4$ bekannt.

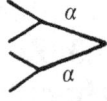

**IgA (schwere Kette = $\alpha$-Kette).** IgA ist ein Einzelmolekül, das im Blut in einer Konzentration von 1,5–4 mg/ml vorkommt; es wirkt vornehmlich als **Antitoxin.**

Als **Dimer** (2 identische IgA-Molekülen mit 4 Bindungsstellen) wird es in den Sekreten von Augen, Nase, Speichel, Bronchien und Verdauungstrakt ausgeschieden.

**Beispiel:** Verdauungstrakt
Das IgA-Dimer wird in der Plasmazelle gebildet und sezerniert. Dann erfolgt die Passage durch das intestinale Epithel, bei dem das Dimer mit einem „Sekretionsstück" versehen wird, um es vor den Verdauungsenzymen zu schützen.

137

Produktion von IgA, z. B. im Verdauungstrakt

Plasmazelle

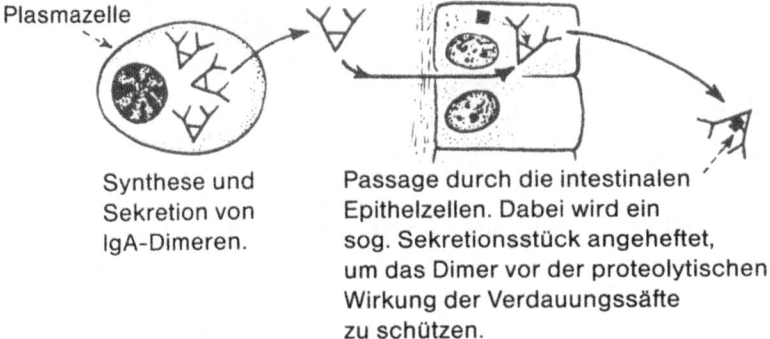

Synthese und
Sekretion von
IgA-Dimeren.

Passage durch die intestinalen
Epithelzellen. Dabei wird ein
sog. Sekretionsstück angeheftet,
um das Dimer vor der proteolytischen
Wirkung der Verdauungssäfte
zu schützen.

Das Immunglobulin fängt die Antigene im Darm ab. Es schützt auf diese Weise die Schleimhautoberfläche und verhindert, daß Fremdsubstanzen in den Körper eindringen und sich systemisch ausbreiten.

**IgD (schwere Kette = δ-Kette).** IgD kommt nur in sehr geringer Konzentration im Blut vor. Seine Funktion ist unklar.

**IgE (schwere Kette = ε-Kette).** IgE ist ein Einzelmolekül ähnlich dem IgG und IgA ⟩—.
Früher wurde es auch Reagin genannt. Die Konzentration im Blut beträgt 20–500 ng/ml, ist also sehr gering. Bei Wurmbefall ist sie etwas höher. Seine Hauptfunktion besteht in der Aktivierung von Mastzellen und Basophilen.

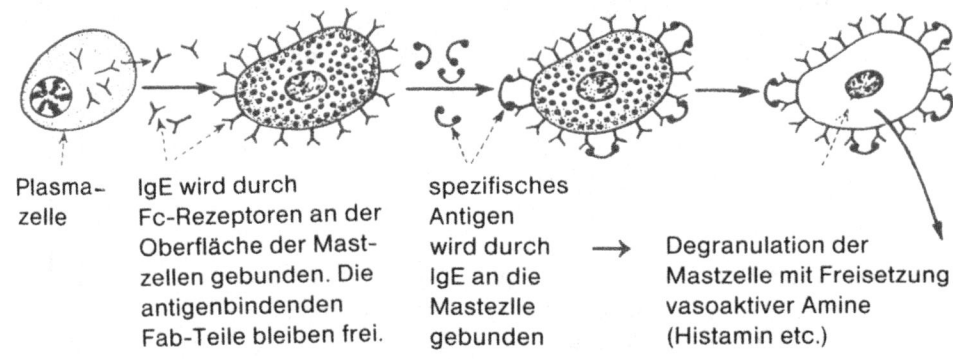

| Plasma-zelle | IgE wird durch Fc-Rezeptoren an der Oberfläche der Mast-zellen gebunden. Die antigenbindenden Fab-Teile bleiben frei. | spezifisches Antigen wird durch IgE an die Mastezlle gebunden | → | Degranulation der Mastzelle mit Freisetzung vasoaktiver Amine (Histamin etc.) |

## 7.3 Zusammenwirken von Antigen und Antikörper (Immunkomplexbildung)

Entsprechend der Vielzahl an Antigenen gibt es auch zahllose Möglichkeiten, die Aminosäuren der Fab-Fragmente der Antikörper zusammenzusetzen, so daß fast für jedes Antigen ein spezifischer Antikörper vorhanden ist. Die grundlegende

Reaktion ist die Bindung eines Antikörpers an das entsprechende Antigen, um einen Antigen-Antikörper-Komplex *(Immunkomplex)* zu bilden. Diese Reaktion ist bis zu einem gewissen Grad reversibel und hängt von der Affinität der beiden reagierenden Moleküle zueinander ab ($Ag + Ab \rightleftharpoons AgAb$). Die Affinität ist wie bei jeder Molekülreaktion von elektro-chemischen Bindungskräften und den räumlichen Strukturen (Tertiär-, Quartärstruktur) der Reaktionspartner abhängig.

Wenn die Antikörper nach dem Schlüssel-Schloß-Prinzip zu dem Antigen „passen", ist die Bindungsstärke sehr hoch. $Ag + Ab \rightleftharpoons AgAb$

**Auswirkungen einer Antigen-Antikörper-Reaktion:**

● *Präzipitation:* Präzipitation bezeichnet die Ausfällung eines löslichen Antigens durch Bildung eines Immunkomplex-Gitterwerks.

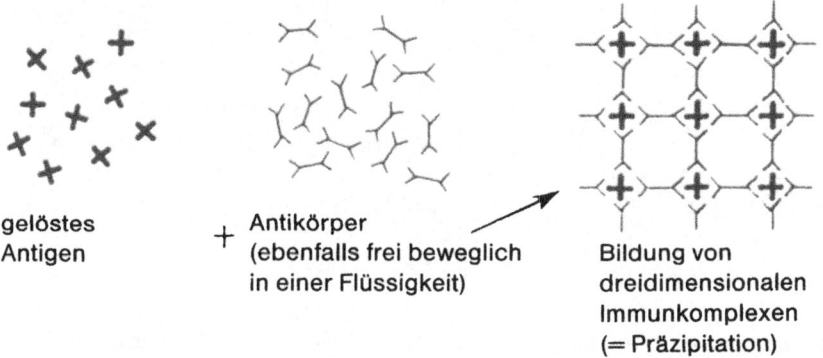

gelöstes Antigen   +   Antikörper (ebenfalls frei beweglich in einer Flüssigkeit)   →   Bildung von dreidimensionalen Immunkomplexen (= Präzipitation)

Diese Reaktion kommt nur zustande, wenn Antigen und Antikörper (im Fall von IgG) ungefähr in der gleichen Menge vorhanden sind. Herrscht bei einer der beiden Komponenten ein Überschuß, werden nur kleine, lösliche Immunkomplexe gebildet.

Antigenüberschuß          Antikörperüberschuß

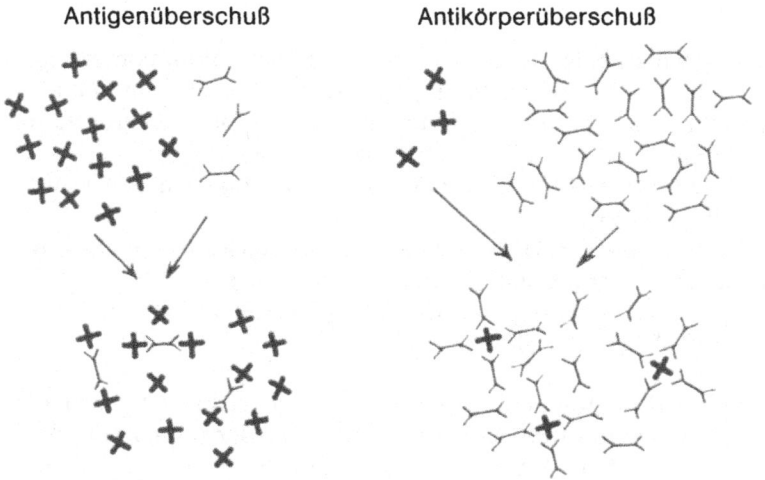

- **Agglutination:** Agglutination nennt man die Vernetzung von (unlöslichen) Partikeln (z. B. Erythrozyten) durch Immunkomplexbildung.

- **Antitoxische Effekte:**
  Die Bindung von Antikörpern an Toxine neutralisiert die toxische Wirkung.

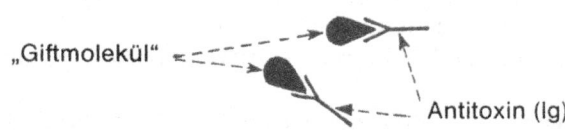

„Giftmolekül"

Antitoxin (Ig)

- **Verstärkung der natürlichen Abwehrmechanismen:** Durch Fc-Rezeptoren auf der Oberfläche der Makrophagen wird das Anheften der Antigene (Opsonisierung) und die anschließende Phagozytose erleichtert.

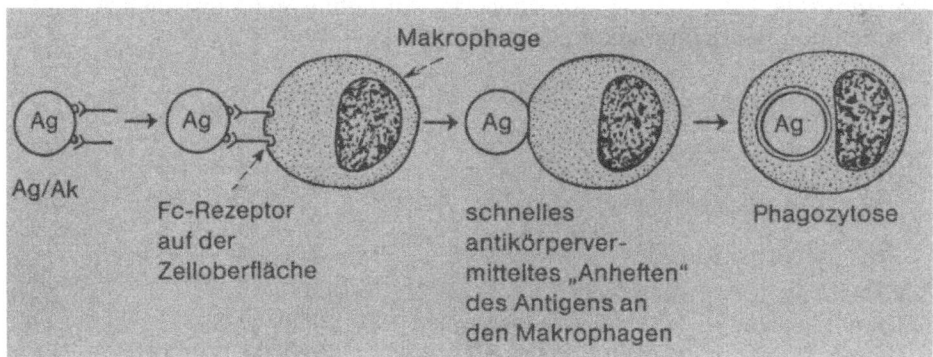

Die Bildung einiger Antikörper, vor allem von IgG, ist T-Zell-abhängig; die Produktion von IgM-Antikörpern ist T-Zell-unabhängig.


# 7.4 Das Komplementsystem

Das Komplementsystem ist ein System aus 15 oder mehr Serumkomponenten mit Molekulargewichten von 80–240 kD, die sich kaskadenförmig aktivieren und im Rahmen des Abwehr-, Entzündungs- und Immunprozesses folgende drei *Hauptwirkungen* entfalten:
- Verstärkung der *Phagozytose* (Opsonisierung, durch C3b, Makrophagen besitzen neben Fc- auch C3b-Rezeptoren)
- Vermittlung der *Entzündungsreaktion* (C3a und C5a wirken als Anaphylotoxine, sie bewirken Histaminfreisetzung und locken Leukozyten an)
- *Lyse von Zellen* (durch C5b, das sich mit C6, 7, 8 u. 9 verbindet und als Makromolekül ein „Makroloch" in die Zellmembran bohrt)

Die Numerierung der Bestandteile des Komplementsystems erfolgte chronologisch nach dem Zeitpunkt ihrer Entdeckung und nicht nach der Sequenz der Aktivierung. Dies stimmt jedoch bis auf C4,2,3 überein. Die Aktivierung der Einzelkomponenten erfolgt zumeist durch Spaltung, wobei das entstandene kleinere Fragment mit „a" und das größere mit „b" bezeichnet wird. Die oben erwähnten Substanzen C3b, C3a, C5a und C5b sind also Spaltprodukte von **C3** und **C5**. Diese sind auch die zentralen Komponenten des Komplementsystems.

Die Aktivierung von C3 und C5 kann auf zwei Arten ablaufen, nämlich dem klassischen (zuerst entdeckten) und dem alternativen Weg.

● **Klassischer Weg:** IgG- und IgM-Immunkomplexe binden an ihr Fc-Fragment die Komplementkomponente C1, die C2 und C4 aktiviert; diese beiden spalten C3 in C3a und C3b. C3a setzt wie oben erwähnt die Entzündungsreaktion in Gang, C3b wirkt allein als Opsonin und aktiviert in Verbindung mit C2a und C4b die C5-Komponenten (→ Lyse und weiteres Anaphylotoxin).

**Komplementsystem**
a) klassischer Weg

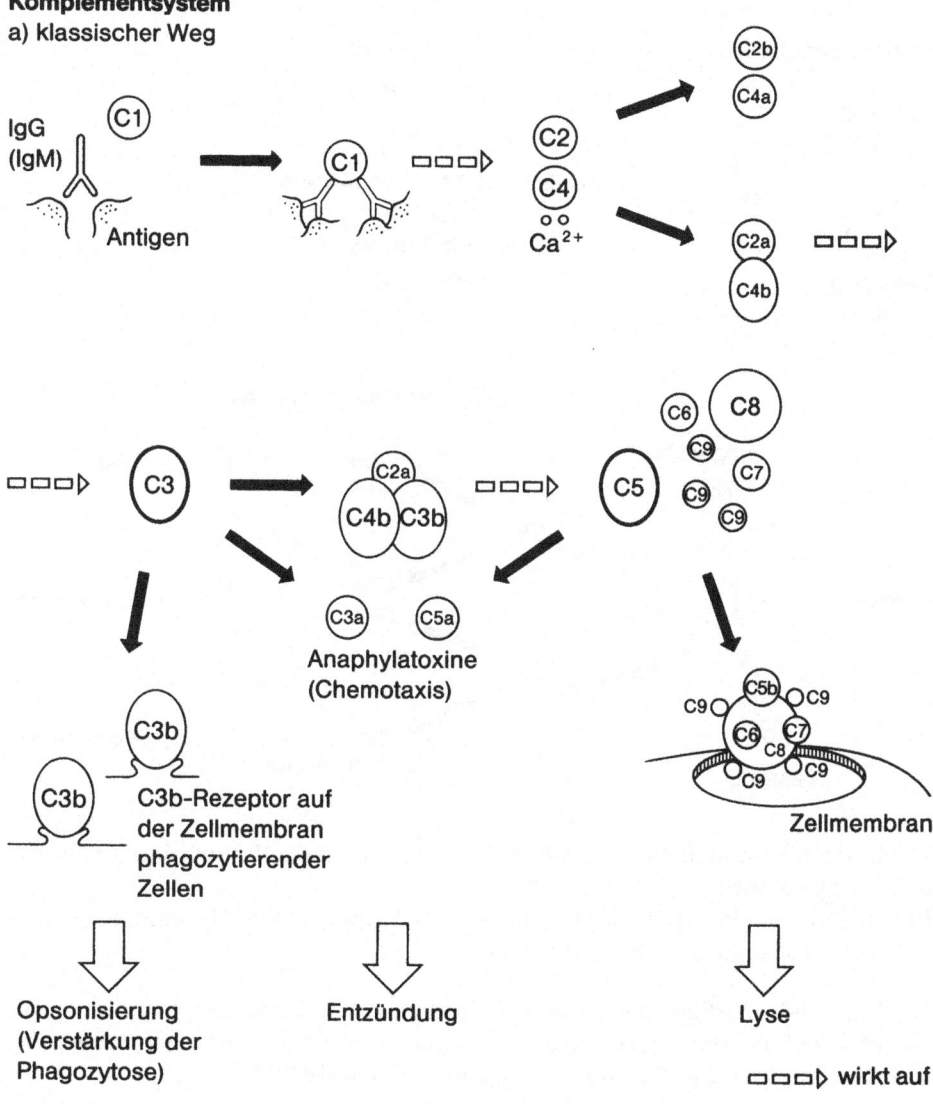

141

● **Alternativer Weg:** Hierbei wird die C3-Komponente durch einen Komplex aus C3b (also ihrem eigenen Spaltprodukt! – durch normale Proteolyse?) und einem Faktor B aktiviert. Faktor B hat strukturelle Ähnlichkeit mit C2 und beide werden von Genen innerhalb des Histokompatibilitätskomplexes (MHC) kodiert. Die Bildung des C3b-B-Komplexes wird durch Lipopolysaccharide und Bakterienprodukte, aber auch IgA induziert und durch einen weiteren Faktor D (ein Enzym von 250 kD) und Properdin (MW 220 kD) stabilisiert. C3b-B spaltet C3 in C3a und C3b, wodurch ein positives feedback erreicht wird. Ferner wird C5 aktiviert.

**Komplementsystem**
b) alternativer Weg

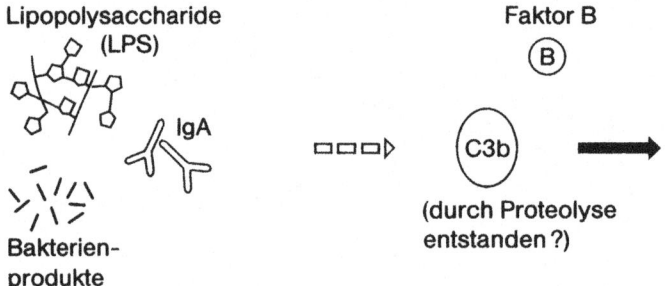

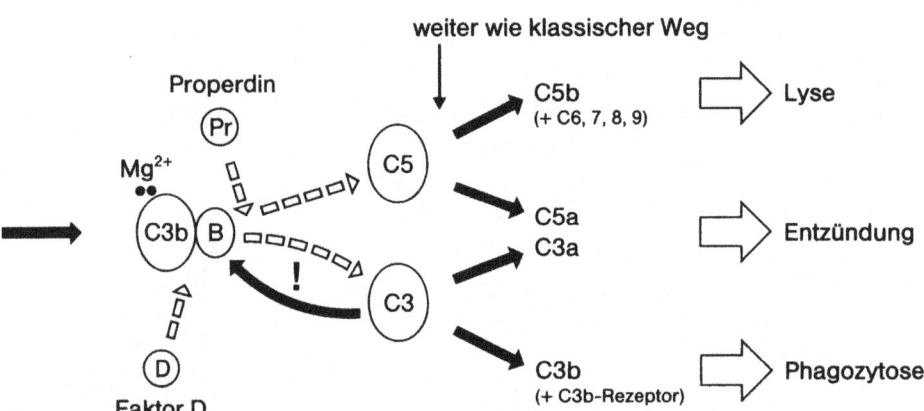

Die aktiven Komplementbestandteile werden sehr schnell durch Inaktivationsenzyme abgebaut.
Folgende Zellen besitzen C3b-Rezeptoren: B-Lymphozyten, Granulozyten, Monozyten, Makrophagen und Erythrozyten.

Die lysierende Wirkung des Komplements kann als indirekte Nachweismethode einer stattgefundenen Ag/Ak-Reaktion genutzt werden. Dies ist die sog. **Komplementbindungsreaktion** (KBR); die folgendermaßen abläuft:

142

- Ein Patientenserum soll daraufhin untersucht werden, ob es Antikörper gegen ein bestimmtes Antigen (z. B. Cardiolipin beim Wassermann-Test) enthält.
- Dem Patientenserum wird nun (in vitro) das Antigen zugesetzt.
- Sind Antikörper gegen dieses Antigen vorhanden, wird Komplement gebunden, das heißt verbraucht.
- Wird dem Serum nun ein Indikatorsystem zugesetzt (Schafserythrozyten mit einem Antiserum gegen Schafserythrozyten), so sind folgende Reaktionen möglich:
  - Die Schafserythrozyten werden lysiert. Folglich muß in dem Serum noch Komplement vorhanden gewesen sein, d. h. vorher kann eine Ag-Ak-Reaktion stattgefunden haben. Der Patient hat also keine Antikörper gegen das Antigen.
  - Die Schafserythrozyten bleiben intakt. Folglich muß schon vorher Komplement in einer Ag-Ak-Reaktion verbraucht worden sein. Der Patient muß also Antikörper gegen das zugesetzte Antigen (z. B. gegen Cardiolipin) besitzen.

# 7.5 Die Zellen der Immunantwort

Die spezifische Immunantwort ist eine Funktion der Lymphozyten, die entsprechend ihrer Entwicklung und Oberflächenantigene in B- und T-Lymphozyten unterteilt werden.
Die Aufgabe der *B-Lymphozyten* besteht hauptsächlich in der Produktion von Antikörpern (humorale Immunantwort) und damit verknüpft in der schnellen Bereitstellung von antikörperproduzierenden Zellen (Keimzentrumsreaktion).

Den *T-Lymphozyten* kommt eine mehr regulierende Funktion im Ablauf der Immunantwort zu (Helfer- und Suppressor-T-Zellen) die in der Aktivierung des Komplementsystems, der Makrophagen und zum Teil auch in eigener zytotoxischer Aktivität (Killer-Zellen) besteht.

Beide Lymphozytenarten besitzen einen (vermutlich) antigenspezifischen Rezeptor auf der Zelloberfläche; bei den B-Lymphozyten handelt es sich dabei um membrangebundene Immunglobuline, also um Antikörper (Antikörper werden nur von den Plasmazellen, der Endzelle der B-Zellreihe freigesetzt). Die Struktur der verschiedenen Untereinheiten des T-Zell-Rezeptors ist zwar weitgehend aufgeklärt, über die genaue Funktionsweise und Antigenspezifität gibt es jedoch bis jetzt nur Hypothesen. Lichtmikroskopisch sind die beiden Lymphozytenarten in der HE-Färbung nicht zu unterscheiden. Dazu dienen heute hauptsächlich immunhistologische Untersuchungsmethoden, seltener auch die Elektronenmikroskopie.

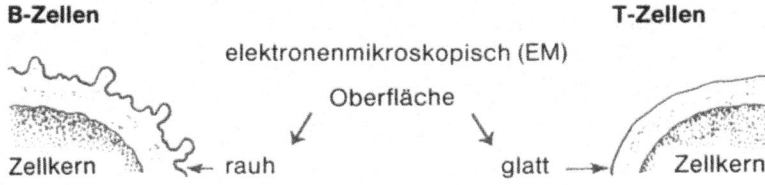

143

**B-Zellen**                                                    **T-Zellen**

Oberflächenmarker

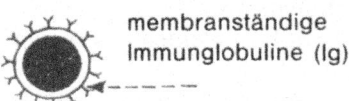 membranständige
Immunglobuline (Ig)                    keine Ig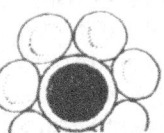

besitzen von Natur aus
Rezeptoren für Schaferythro-
zyten
→ Rosettenbildung bei Inku-
bation von T-Zellen mit
Schaferythrozyten

Interessant ist die Tatsache, daß die Lymphozyten im Laufe ihrer Differenzierung eine Strukturänderung der DNA erfahren, ein sog. *Gen-Rearrangement*. Dabei werden bestimmte Genabschnitte eliminiert oder umgelagert, so daß T-Zellen sich nicht mehr in B-Zellen umwandeln können oder umgekehrt. Dieses Gen-Rearrangement dient heute als nützliche Methode, um Tumorzellen auf ihre B- oder T-Zell-Abstammung zu untersuchen, wenn z. B. die Oberflächenantigene durch Entdifferenzierung des Tumors weitgehend verloren gegangen sind).

**Lymphatisches Gewebe.** Aufbau eines Lymphknotens: B- und T-Zellen sind in verschiedenen Arealen des Lymphknotens untergebracht. Die Zellen, die das Stützgerüst des Lymphknotens bilden, die Verteilung der B- und T-Zellen mitkontrollieren und wohl auch Informationen an Lymphozyten weitergeben können sind
- im Keimfollikel die follikulären dendritischen Retikulumzellen und
- in der Parakortikalzone die interdigitierenden Retikulumzellen.

Lymphfluß

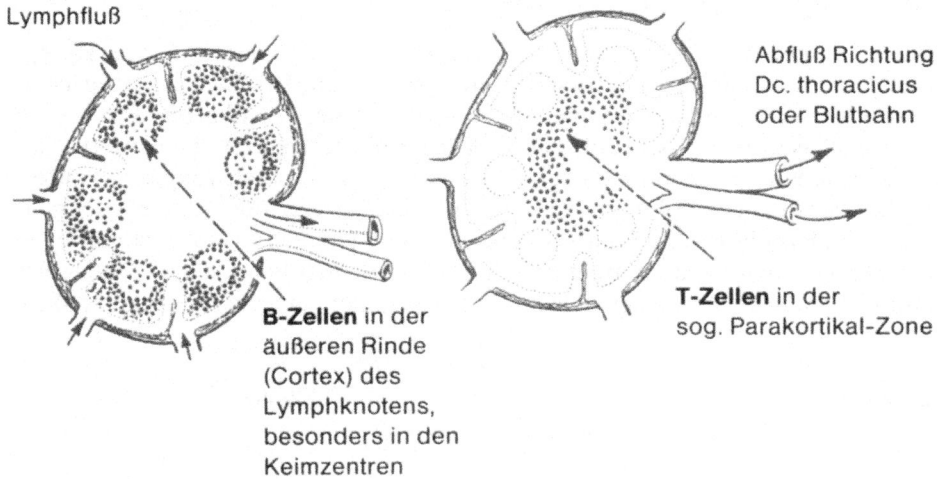

Abfluß Richtung
Dc. thoracicus
oder Blutbahn

**B-Zellen** in der
äußeren Rinde
(Cortex) des
Lymphknotens,
besonders in den
Keimzentren

**T-Zellen** in der
sog. Parakortikal-Zone

144

Bei Stimulation durch ein Antigen kommt es zur Proliferation und Aktivierung bestimmter B- und T-Lymphozyten, und zwar der Zellen, die die Rezeptoren für das Antigen besitzen. Die Proliferation der B-Zellen dient dabei der Bereitstellung einer ausreichend großen Menge an spezifischen Antikörpern (s.o.). Die Funktion der T-Zellen ist komplexer.

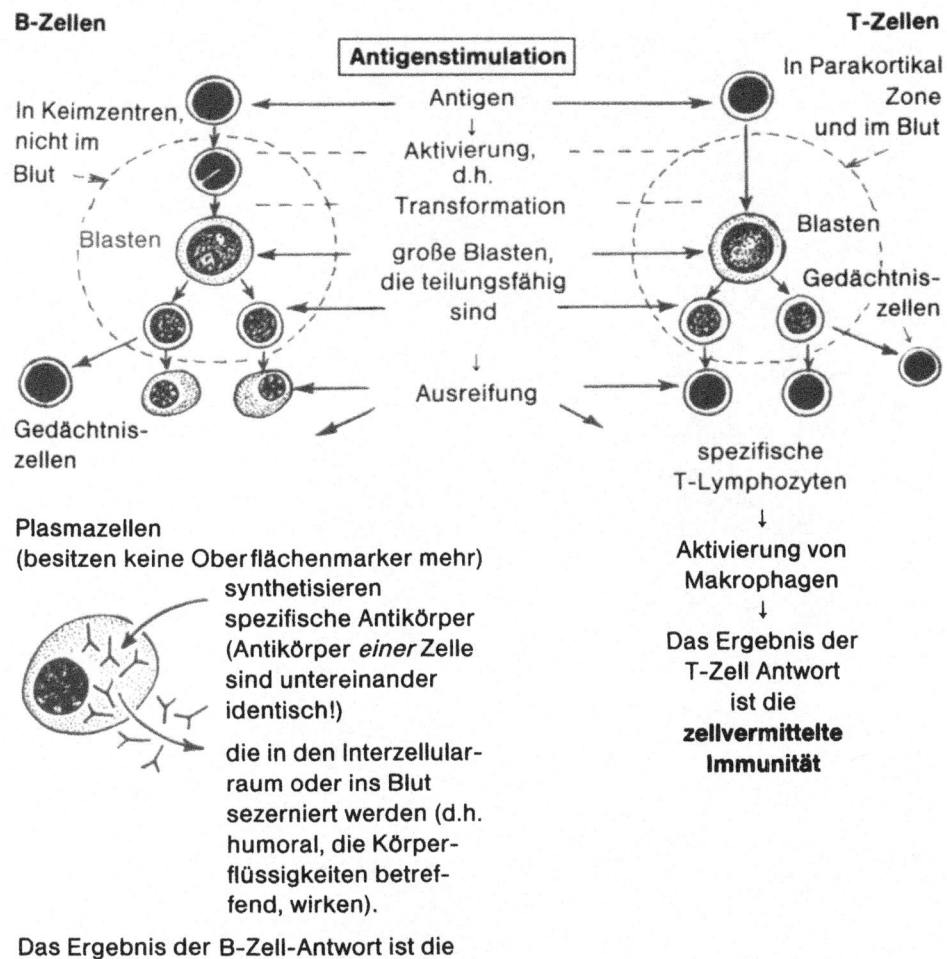

**B-Zellen**

**Antigenstimulation**

In Keimzentren, nicht im Blut

Antigen
↓
Aktivierung,
d.h.
Transformation

Blasten

große Blasten,
die teilungsfähig
sind

↓
Ausreifung

Gedächtnis-
zellen

**Plasmazellen**
(besitzen keine Oberflächenmarker mehr)
synthetisieren
spezifische Antikörper
(Antikörper *einer* Zelle
sind untereinander
identisch!)

die in den Interzellular-
raum oder ins Blut
sezerniert werden (d.h.
humoral, die Körper-
flüssigkeiten betref-
fend, wirken).

Das Ergebnis der B-Zell-Antwort ist die
Bildung von Antikörpern (Immunglobulinen)
= **humorale Immunität**

**T-Zellen**

In Parakortikal
Zone
und im Blut

Blasten

Gedächtnis-
zellen

spezifische
T-Lymphozyten
↓
Aktivierung von
Makrophagen
↓
Das Ergebnis der
T-Zell Antwort
ist die
**zellvermittelte
Immunität**

**Zellvermittelte Immunität.** Im Gegensatz zu den B-Zellen, die fast ausschließlich auf die Produktion von Antikörpern eingestellt sind, nehmen die T-Zellen sehr komplexe Funktionen innerhalb der Immunantwort wahr, z. B. Produktion von Lymphokinen, Aktivierung von Makrophagen etc.

*Wirkung auf Lymphozyten:*

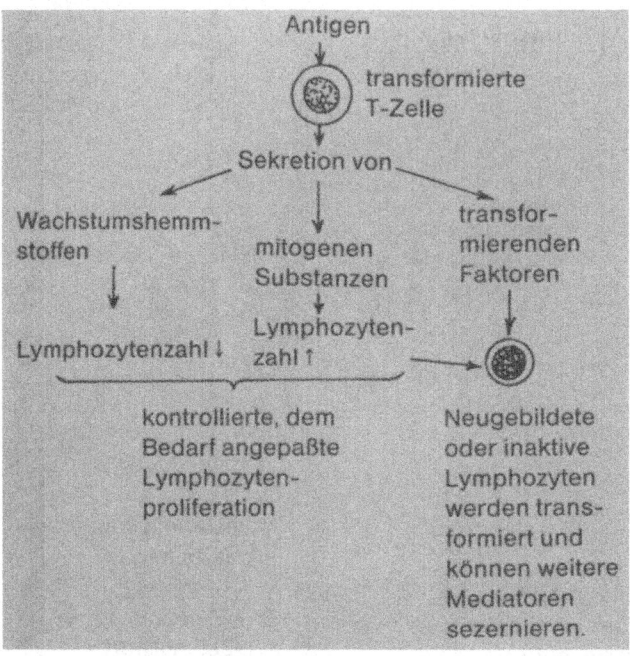

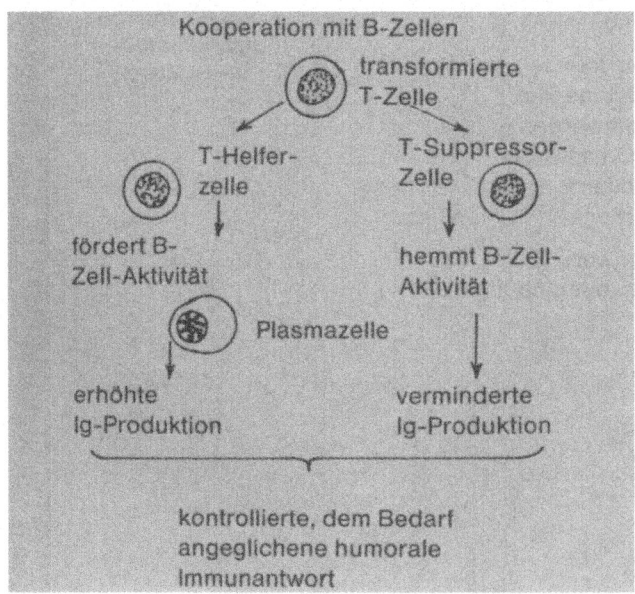

*Wirkung auf Granulozyten:*

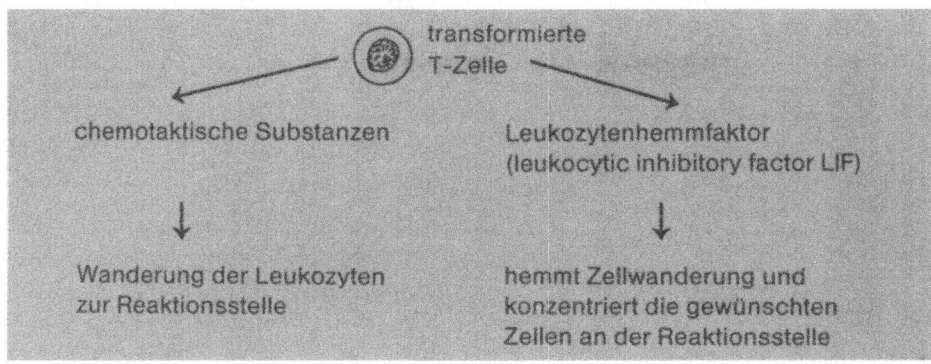

*Wirkung auf Makrophagen:*

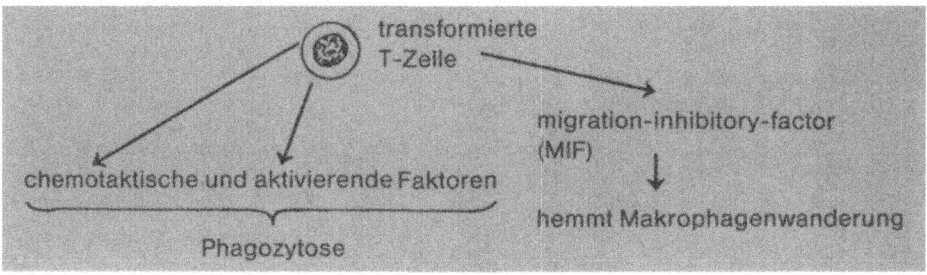

Diese T-Zell-Wirkungen verstärken die antikörper- und komplementvermittelte Opsonisierung, die Chemotaxis und die Phagozytose.
Die folgende Übersicht zeigt Mediatorstoffe, die von aktivierten (T-)Lymphozyten, Makrophagen und anderen Entzündungszellen gebildet werden.

| Zytokin | Wirkung |
|---|---|
| *Interferone:* | |
| Interferon-alpha | antiproliferativ |
| Interferon-beta | antiviral |
| Interferon-gamma | Immunmodulation antiproliferativ |
| *Tumornekrosefaktoren:* | |
| TNF-alpha | zytotoxisch gegen Tumorzellinien, Induktion von Kachexie, Mediator der Symptome beim septischen Schock |
| TNF-beta | |

| Zytokin | Wirkung |
|---|---|
| **Interleukine** | |
| IL-1 alpha IL-1 beta | endogene Pyrogene, Aktivierung von lymphatischen und hämatopoetischen Zellen |
| IL-2 | Proliferation und Aktivierung von T-Lymphozyten |
| IL-3 | Stimulation multipotenter hämatopoetischer Stammzellen |
| IL-4 | Stimulation von B-Lymphozyten und hämatopoetischen Stammzellen in Kombination mit anderen Faktoren |
| IL-5 | Stimulation von T- und B-Lymphozyten sowie Induktion von Eosinophilie |
| IL-6 | Stimulation von B-Lymphozyten und hämatopoetischen Stammzellen |
| IL-7 | Stimulation von Lymphozyten aus dem Bereich der T- und B-Vorläuferzellen |
| **Kolonie-stimulierende Faktoren (CSF):** | |
| G-CSF (Granulozyten-CSF) | Proliferationsinduktion und Differenzierung der neutrophilen Reihe, eventuell auch hämatopoetischer Stammzellen |
| GM-CSF (Granulozyten-Makrophagen-CSF) | Proliferation und Differenzierung der neutrophilen und monozytären Reihe |
| M-CSF (Makrophagen-CSF) | Proliferation und Differenzierung der monozytären Reihe |
| Erythropoietin (EPO) | Stimulation der Erythropoese |
| **Andere Wachstums- und Regulationsfaktoren:** | |
| epidermaler Wachstumsfaktor, Fibroblastenwachstumsfaktor, insulinähnlicher Wachstumsfaktor I und II, Nervenwachstumsfaktor, Plättchenwachstumsfaktor, transformierender Wachstumsfaktor alpha und beta | |

[Tabelle nach Freud, Link, Welte (1989) Kongreßbericht über den ersten internationalen Zytokinkongreß in Hannover: Neue Perspektiven. In: Dtsch Ärzteblatt 86; Heft 47: 2460]

**Untergruppen der T-Zellen**

- **Killer-Zellen:** Diese Zellart kann als fremd erkannte Zellen entweder direkt durch Zelladhäsion oder indirekt durch Freisetzung zytotoxischer Substanzen vernichten.
- **Gedächtniszellen:** Nach der T-Zell-Aktivierung zirkuliert eine kleine Anzahl von besonders langlebigen (einige Jahre) T-Zellen weiterhin im Blut, die bei einem er-

148

neuten Kontakt mit dem spezifischen Antigen eine schnelle Immunantwort bewirken. Die zellvermittelte Immunität der Makrophagenantwort ist allein T-Zell-vermittelt. Auch bei der Sekundärantwort der Antikörperbildung scheinen T-Gedächtniszellen (neben B-Gedächtniszellen im Keimzentrum) eine Rolle zu spielen. Wie vorher erwähnt, ist die IgG-Produktion durch B-Zellen von T-Zellen abhängig. Eine T-Zell-unabhängige Sekundärantwort gibt es nicht.

**Nachweis einer stattgefundenen T-Zell-Aktivierung.** Die Aktivierung von T-Zellen durch ein bestimmtes Antigen kann folgendermaßen nachgewiesen werden:

- *Lymphozytentransformationstest:* Dabei werden Lymphozyten mit einem bestimmten Antigen inkubiert und das Ausmaß der Transformation (DNA-Synthese, Mitoserate, morphologische Veränderungen wie Auftreten von Blasten etc.) bestimmt. Es gibt auch unspezifische Aktivatoren des T-Zell-Systems wie einige pflanzliche mitogene Substanzen. Die bekanntesten sind Phytohämagglutinin (PHA) und Concanavalin A (ConA).
- *Makrophagenwanderung-Inhibitionstest:* Die Makrophagenbewegungen bei Anwesenheit eines bestimmten Antigens und von T-Lymphozyten wird gemessen und der Grad der Inhibition im Vergleich zu einem Kontrollansatz bestimmt (spezifisch aktivierte T-Lymphozyten produzieren das Lymphokin MIF = makrophage *m*igration *i*nhibiting *f*actor, das die Funktion hat, die Makrophagen am Ort der Entzündung zu konzentrieren).
- *Tuberkulin-Test:* Hier handelt es sich ebenfalls um einen spezifischen T-Zell-Test, bei dem geprüft wird, ob die T-Zellen des Probanden bereits Kontakt mit Tuberkulose-Antigenen (Mykobakterien oder BCG-Impfung) hatten. Dabei wird eine kleine Antigenmenge in die Haut injiziert, die bei Vorhandensein von sensibilisierten T-Lymphozyten nach ca. 24 Stunden eine lokale Entzündungsreaktion hervorruft, die einige Tage anhält.

## 7.6 Die Immunantwort

Aus den vorherigen Kapiteln wird deutlich, daß die Immunantwort ein komplexer Vorgang ist, bei dem zumindest die folgenden Systeme beteiligt sind:
- B-Zellen (Antikörperproduktion),
- T-Zellen (zellvermittelte Immunität),
- Makrophagen (Phagozytose und Antigenpräsentation, s. u.),
- Komplementsystem (Entzündungsmediatoren, Lyse, Opsonisierung)
Diese Systeme wirken wie folgt zusammen:

# Zusammenwirken von spezifischer und unspezifischer Abwehr

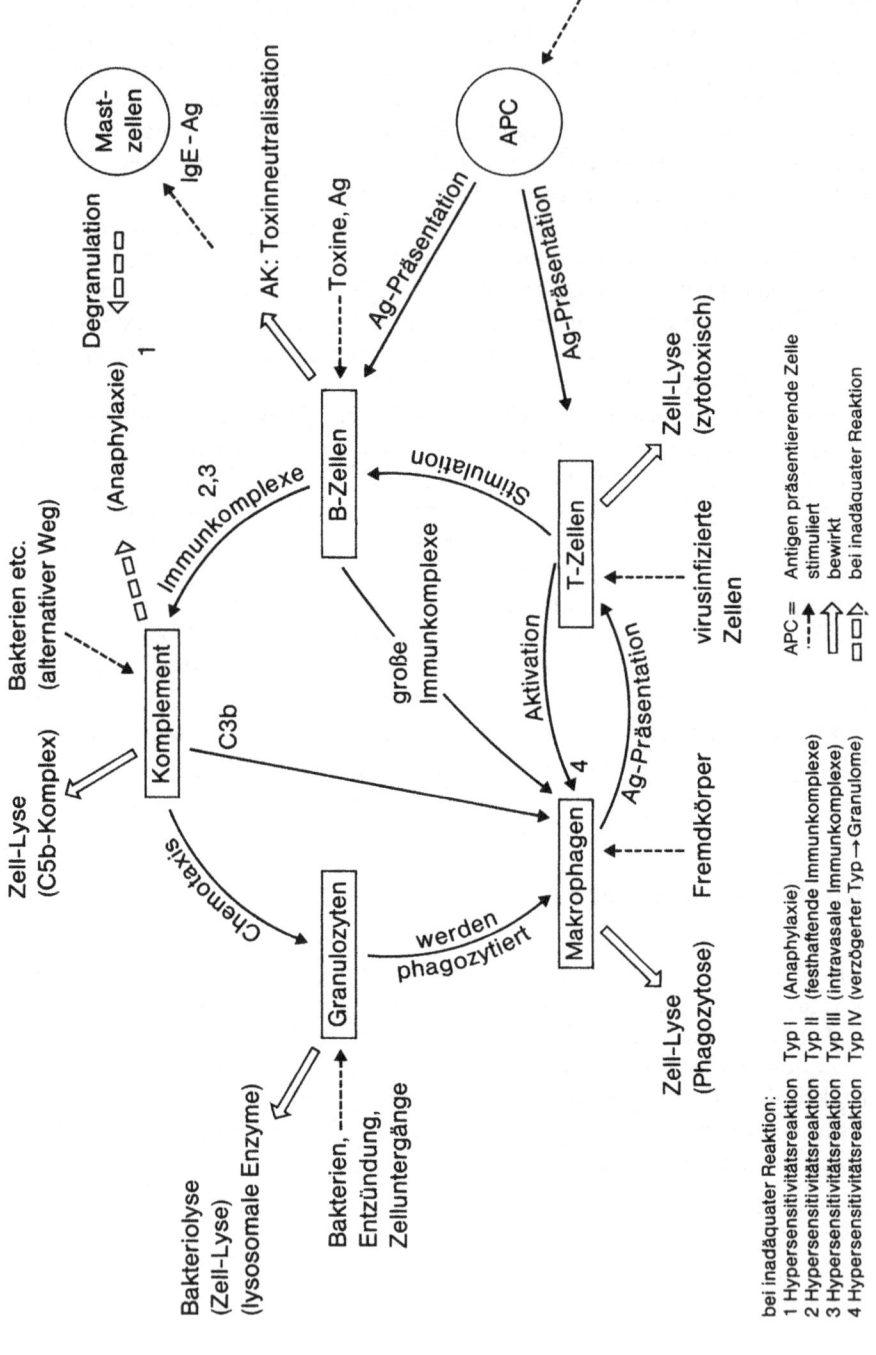

bei inadäquater Reaktion:

1 Hypersensitivitätsreaktion  Typ I  (Anaphylaxie)
2 Hypersensitivitätsreaktion  Typ II  (festhaftende Immunkomplexe)
3 Hypersensitivitätsreaktion  Typ III  (intravasale Immunkomplexe)
4 Hypersensitivitätsreaktion  Typ IV  (verzögerter Typ → Granulome)

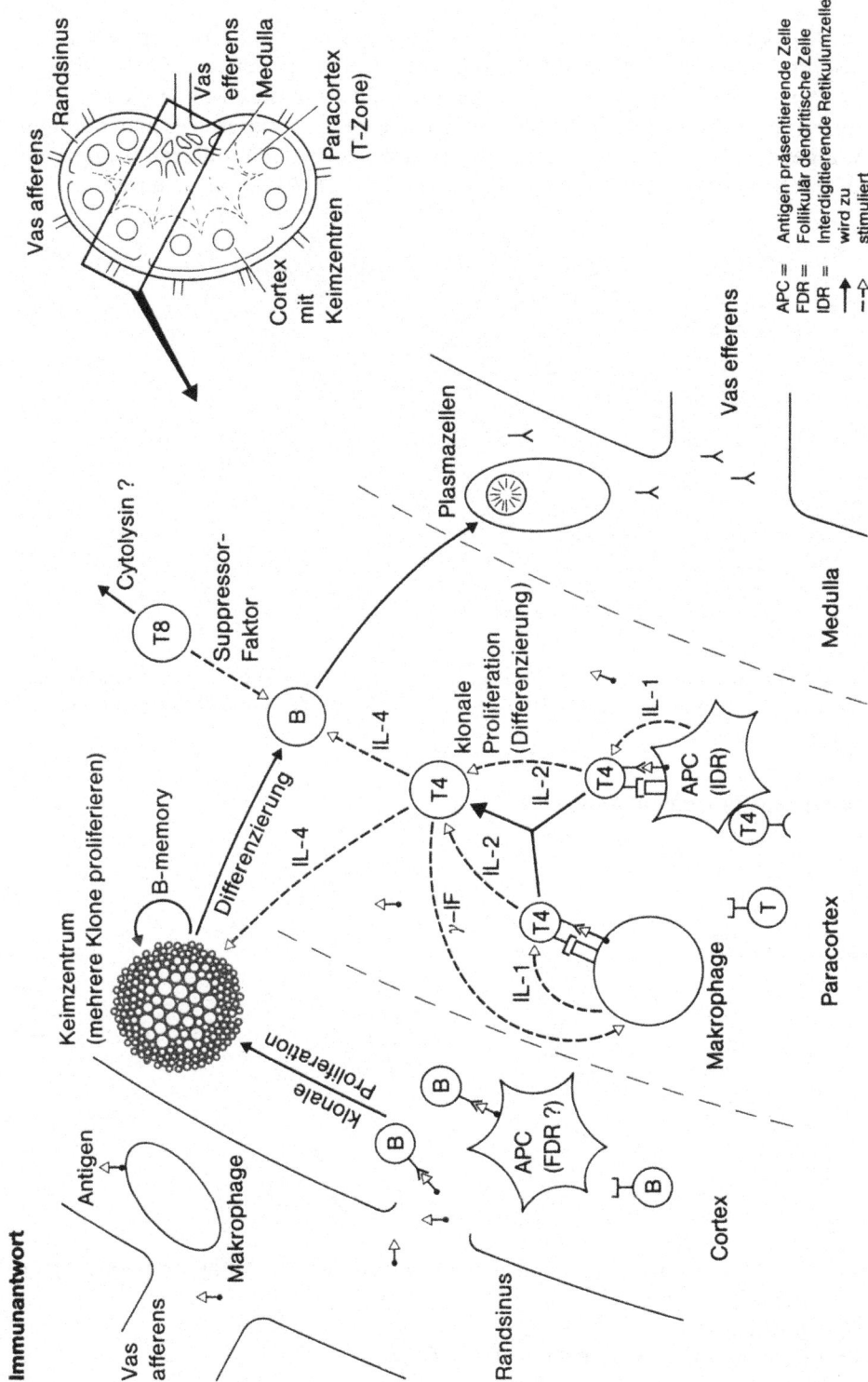

**Immunantwort**

Vas afferens
Randsinus
Vas efferens
Medulla
Paracortex (T-Zone)
Keimzentren
Cortex mit Keimzentren

APC = Antigen präsentierende Zelle
FDR = Follikulär dendritische Zelle
IDR = Interdigitierende Retikulumzelle
↑ wird zu
⇢ stimuliert

Cytolysin ?
T8
Suppressor-Faktor
B
IL-4
Plasmazellen
Vas efferens
Medulla

Keimzentrum (mehrere Klone proliferieren)
B-memory
Differenzierung
IL-4
klonale Proliferation (Differenzierung)
T4
IL-2
T4
APC (IDR)
T4
IL-1

klonale Proliferation
γ-IF
IL-2
T4
IL-1
Makrophage
T
Paracortex

Antigen
Vas afferens
Makrophage
B
B
APC (FDR ?)
B
Randsinus
Cortex

151

Ein Aspekt, auf den bisher noch nicht eingegangen wurde, ist der Mechanismus der *Antigenerkennung* durch T-Zellen. Dabei spielen die *Makrophagen* eine besondere Rolle. Neben der Antigenbeseitigung durch Phagozytose konzentrieren sie das Antigen auf ihrer Oberfläche und präsentieren es den T-Zellen (weniger den B-Zellen), die dadurch ihrerseits zur klonalen Proliferation angeregt werden. So verstärken sich Makrophagen- und T-Zell-Aktivität gegenseitig.

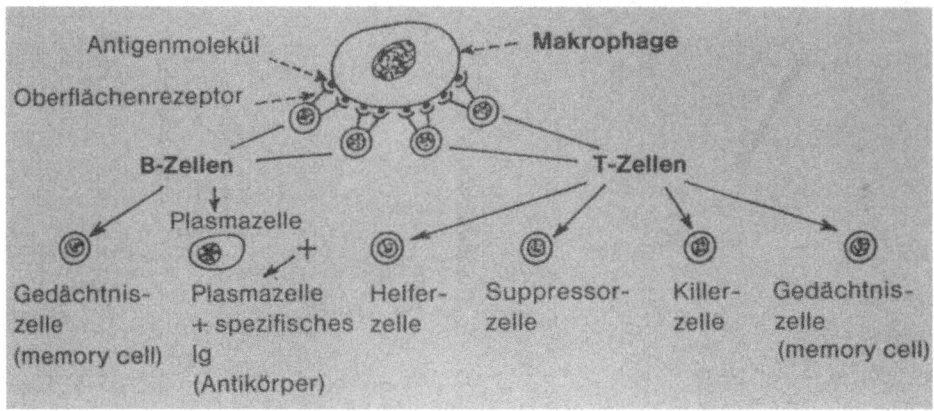

Entscheidend dabei ist, daß ein Antigen von einer T-Zelle erst als ein solches erkannt wird, wenn es mit Molekülen des *MHC-Klasse II-Komplexes* (s. u.) zusammen präsentiert wird.

**Makrophage präsentiert Antigen**

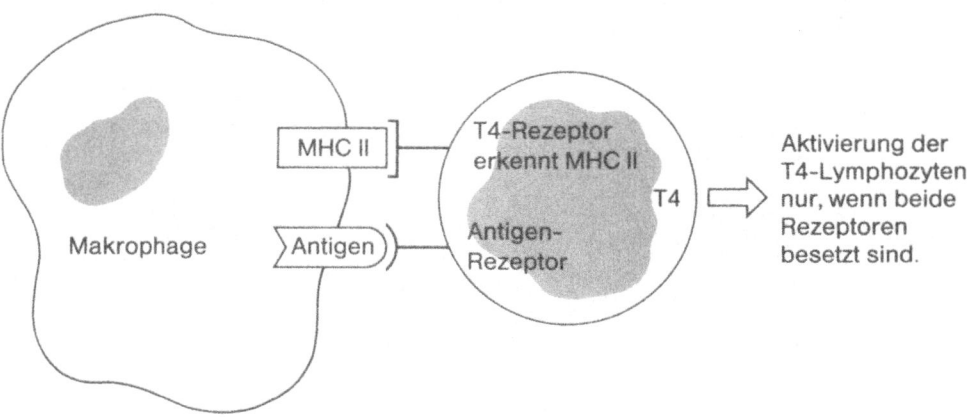

Zellen, die den Klasse-II-Komplex besitzen und somit Antigene präsentieren können, sind
● Makrophagen,
● interdigitierende Retikulumzellen der T-Zone,
● B-Zellen,

- Endothelzellen,
- aktivierte zytotoxische T-Zellen.

Diese Antigen-MHC-II-Komplexe werden von den Helfer- und Suppressor-T-Zellen ebenso wie von den T-Zellen der verzögerten Immunantwort erkannt, die möglicherweise mit den T-Helfer-Zellen identisch sind. Bei den zytotoxischen (Killer-) T-Zellen ist es etwas anders. Da sie hauptsächlich dafür verantwortlich sind, virusbefallene Zellen zu attackieren, erkennen sie das Virusantigen mit einem MHC-Komplex, der auf nahezu allen Zellen vorkommt, nämlich dem *Klasse-I-Komplex*. Ein analoger Mechanismus der Antigenpräsentation erfolgt auch bei B-Zellen durch die follikulären dendritischen Retikulumzellen des Keimzentrums.

Der *Major Histocompatibility Complex (MHC)* ist auch unter dem Namen HLA-(Human Leukocyte Antigen) System bekannt, da seine Antigene zuerst auf Leukozyten entdeckt wurden. Der MHC besteht aus mehreren Untergruppen, deren Gene alle auf dem Chromosom 6 lokalisiert sind. Dazwischen finden sich auch Gene für Faktoren des Komplementsystems.

Die Klasse-II-Antigene werden zum Teil auch als Ia-Antigene entsprechend der Bezeichnung der zuvor entdeckten Mausantigene bezeichnet.
Interessant ist die Assoziation einiger Krankheiten mit der Expression bestimmter HLA-Antigene. Das bekannteste Beispiel: HLA B 27 und M. Reiter bzw. M. Bechterew.

**Major Histocompatibility Complex (MHC)**
**Human Leukocyte Antigens (HLA)**

Chromosom 6 —— HLA —— $S_B$ — DC — DR — | C2 C4 $F_B$ | — B — C — A — [ ? ? ] — $\beta_2 M$

| | $S_B$ · DC · DR | C2 C4 $F_B$ | B · C · A |
|---|---|---|---|
| **Genprodukte** | Class II (Ia) ($\alpha$- und $\beta$-Kette) → MHC II | (Class III) C2 $\Big\}$ Komplement C4 Faktor B | Class I $\alpha$-Kette und $\beta_2$-Mikroglobulin → MHC I |
| **Lokalisation** | Antigen präsentierende Zellen (Makrophagen, interdig. Retikulumzellen) aktiv. zytotox. T-Zellen, Gefäßendothel | (Serum) | nahezu alle Zellen |
| **Funktion** | Interaktion mit / Präsentation von Antigen | Aktivierung von C3 | Interaktion mit / Präsentation von Viren |
| **Erkennungs- rezeptoren auf** | T-Zellen (Helfer-, Suppressor-) | | T-Zellen (zytotoxisch) |
| **Wirkung** | Immunregulation | (Phagozytose, Entzündung, Lyse) | Zytotoxizität |

154

## 7.7 Toleranz

Nicht in jedem Fall bewirken spezifische Antigene eine Immunreaktion; solch eine Reaktion fehlt zum Beispiel bei den körpereigenen Antigenen und u. U. auch bei einer geringen Anzahl fremder Antigene. Die *fehlende Immunantwort auf ein spezifisches Antigen* wird als Toleranz bezeichnet.

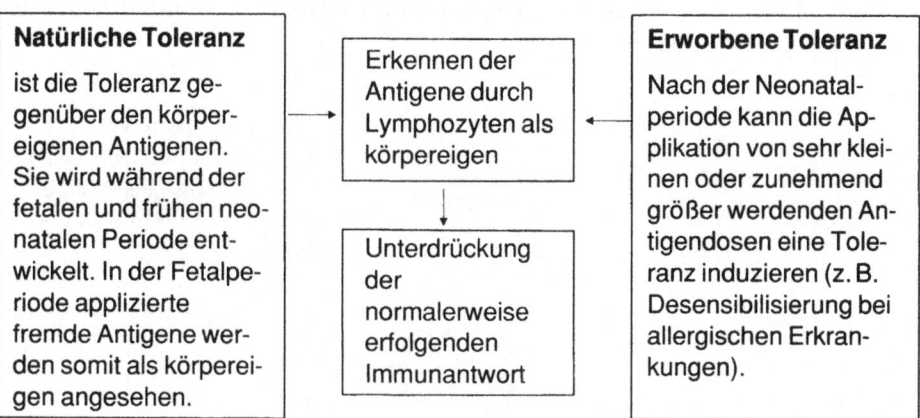

**Natürliche Toleranz**

ist die Toleranz gegenüber den körpereigenen Antigenen. Sie wird während der fetalen und frühen neonatalen Periode entwickelt. In der Fetalperiode applizierte fremde Antigene werden somit als körpereigen angesehen.

Erkennen der Antigene durch Lymphozyten als körpereigen

Unterdrückung der normalerweise erfolgenden Immunantwort

**Erworbene Toleranz**

Nach der Neonatalperiode kann die Applikation von sehr kleinen oder zunehmend größer werdenden Antigendosen eine Toleranz induzieren (z. B. Desensibilisierung bei allergischen Erkrankungen).

Folgende Hypothesen versuchen die Toleranzentwicklung zu erklären:
- *Klonale Eliminationstheorie:* Zellen, die gegen körpereigene Antigene gerichtete Antikörper oder Rezeptoren besitzen, werden während der fetalen Entwicklung eliminiert.
- *T-Suppressor-Zellen* erkennen eigene Antigene und verhindern eine Immunantwort;
- *Antigen-präsentierende Zellen* „weigern" sich, körpereigene Antigene zusammen mit dem MHC zu präsentieren.

Die Immuntoleranz scheint hauptsächlich mit der Funktion der T-Zelle verknüpft zu sein. Wenn diese Toleranz gegenüber dem eigenen Gewebe zusammenbricht, sind Autoimmunkrankheiten die Folge.

## 7.8 Immunpathologie

Die komplexen und fein ausbalancierten Immunreaktionen sind entwickelt worden, um den Körper vor eindringenden Fremdstoffen, insbesondere Infektionen zu schützen. Wenn die Immunmechanismen aber selbst gestört sind, können sie Ursache für schwere Gewebeschäden und Krankheitsprozesse sein. Dazu zählen
- Hypersensitivitätsreaktionen,
- Immundefekt-Syndrome,
- Autoimmunkrankheiten.

### 7.8.1 Überempfindlichkeitsreaktionen (Hypersensitivitätsreaktionen)

Bei ihnen ist das Immunsystem an sich intakt, nur die Antwort auf den Antigen-stimulus ist inadäquat. Man unterscheidet fünf Typen:

**Typ I** (Anaphylaxie, Atopie, Allergie). Dieser Typ kommt durch Immunkomplex-bildung von Antigen und IgE-Antikörpern zustande, die sich an die Fc-1-Rezepto-ren der Mastzellen oder Basophilen binden und eine Degranulation der Zellen mit Freisetzung von Histamin bewirken.

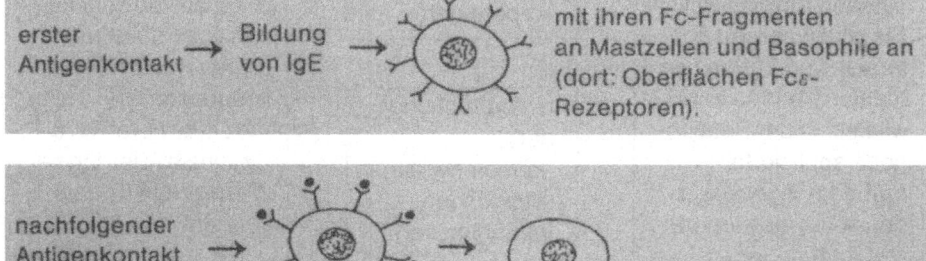

Als **Antigene** wirken meist hochmolekulare Stoffe wie Hausstaub, Pollen, Nah-rungsmittel, Medikamente, (darunter Penizillin und Anti-Tetanus-Serum) sowie Insektentoxine (Bienenstich). Der **Antikörper** ist immer **IgE**. IgE-produzierende Plasmazellen finden sich vor allem in Schleimhäuten: Tonsillenoberfläche, Ra-chen, Bronchien, Magen-Darm-Trakt und Harnblase.
**Mastzellen** kommen fast überall im menschlichen Körper vor, sind aber gehäuft in der Nähe von IgE-produzierenden Plasmazellen und darüber hinaus in Haut, Ute-rus und synovialen Membranen zu finden.

***Beispiele:***
- ***Anaphylaktischer Schock:*** Die erste Injektion von Penizillin oder Pferdeserum (Anti-Tetanus) führt zu einer *systemischen* Sensibilisierung. Eine zweite Injektion des gleichen Mittels bewirkt eine generalisierte Anaphylaxie durch Histaminfrei-setzung von Mastzellen und Basophilen. Kreislaufkollaps, Bronchospasmus, Er-brechen, Diarrhoe, Exantheme sind die u. U. lebensbedrohlichen Folgen.
- ***Heuschnupfen:*** Beim ersten Kontakt mit Graspollen erfolgt eine *lokale* Sensibili-sierung in Konjunktiven und Nasenschleimhäuten. Beim zweiten Kontakt kommt

es zu lokalisierter Histaminfreisetzung aus Mastzellen, die ein Anschwellen von Konjunktiven und Nasenschleimhäuten mit exzessiver wässriger Sekretion bewirkt.

- **Asthma:** Beim ersten Kontakt mit Hausstaub u. Milben erfolgt eine lokale Sensibilisierung in Bronchien. Beim zweiten Kontakt kommt es zu lokalisierter Histaminfreisetzung aus Mastzellen. Die Folgen sind Bronchokonstriktion und Hyperkrinie, d. h. vermehrte Bildung eines dicken zähen Schleims, die zur Dyspnoe führen. Bei chronischem Asthma treten darüber hinaus T-Zell-vermittelte Reaktionen mit Gewebsuntergang auf.

Für Allergien besteht eine familiäre Prädisposition. Wenn beide Eltern zu Allergien neigen liegt die Chance, selbst an Allergien zu erkranken, bei 75 %, bei nur einem „allergischen Elternteil" bei 50 %.

**Typ II (zytotoxischer Typ).** Dabei erfolgt die Bindung eines Antikörpers (meistens IgG, seltener IgM oder IgA) an ein festhaftendes Zell- oder Gewebeantigen. Dadurch wird das Komplementsystem aktiviert. Es kommt zu Zytolyse, Entzündungsreaktion, und Phagozytose.

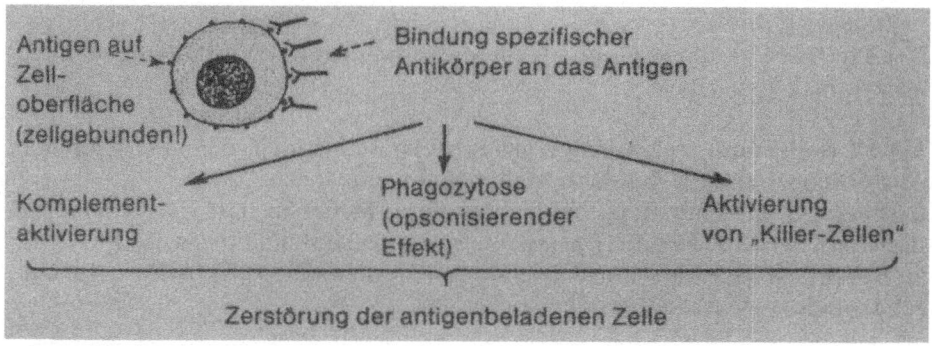

**Beispiele:** Systemischer Lupus erythematodes, Poststreptokokken-Nephritis, rheumatisches Fieber u. a.

**Typ III (Arthus-Typ).** Das Prinzip ist dasselbe wie bei Typ II, jedoch ist das Antigen nicht gewebeständig, sondern in löslicher Form in Blut und Gewebeflüssigkeiten frei beweglich. Bei Antikörperkontakt (meist IgG oder IgM) bilden sich lokal (Arthus-Reaktion) oder generalisiert (Serumkrankheit) Immunkomplexe, die das Komplementsystem aktivieren und in der Niere (Komplementrezeptoren) abgefangen werden (→Glomerulonephritis) oder in kleinen Gefäßen Aggregate bilden.

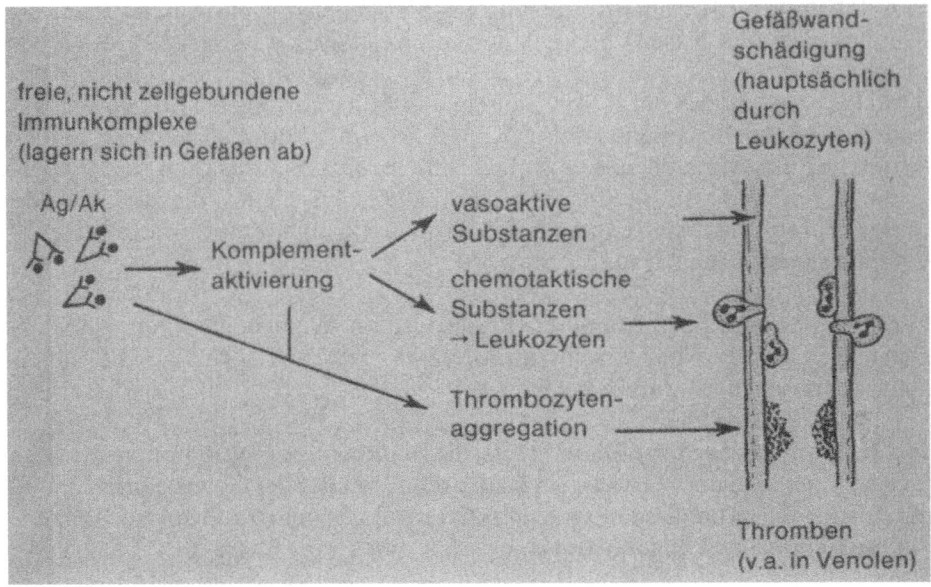

Der Typ-III-Reaktion liegt oftmals ein Mißverhältnis zwischen Antigen- und Antikörpermenge zugrunde.

**Typ IV (zellvermittelter, verzögerter Typ).** Dies entspricht den unerwünschten Auswirkungen einer T-Zell-vermittelten Immunantwort.
***Beispiele:*** Granulombildung bei Tuberkulose, M. Crohn u. a., Transplantatabstoßung, Kontaktdermatitis, Exantheme bei viralen Entzündungen etc. Ein weiteres Beispiel ist die schubweise wiederkehrende entzündliche Aktivität in der Umgebung eines Insektenbisses oder -stiches.

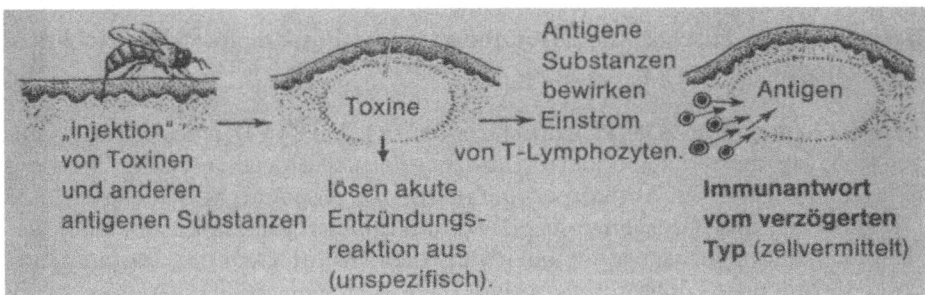

**Typ V.** Dies ist eine Modifikation der Typ II-Reaktion, also der gewebeständigen Antigen-Antikörper-Reaktion, mit dem Unterschied, daß das Antigen in der Regel einen Rezeptor darstellt, der durch die Antikörperbindung nicht aktiviert, sondern im Gegenteil stimuliert wird. Der Antikörper ahmt also das ursprüngliche Rezeptorsubstrat nach. Komplement wird dabei nicht aktiviert.

*Beispiel:* M. Basedow (der Antikörper (LATS – long acting thyroid stimulator, ein IgG) verbindet sich mit dem TSH-Rezeptor auf der Thyreozytenoberfläche und bewirkt die ungesteuerte Bildung von Schilddrüsenhormon)

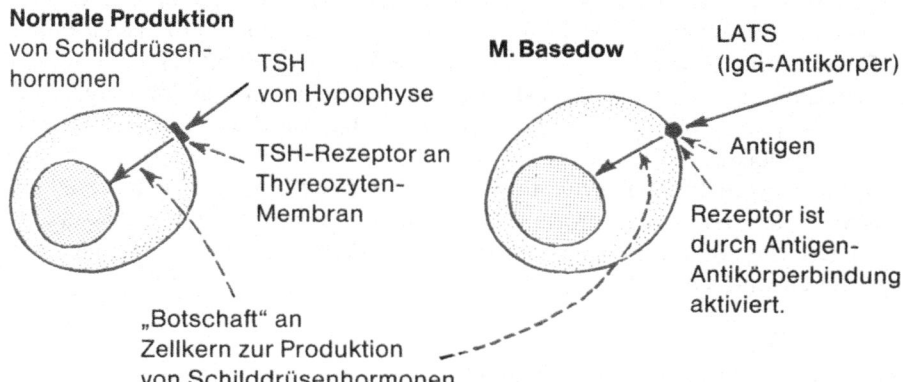

**7.8.2 Immundefektsyndrome**

Defekte können in allen 4 Systemen auftreten:
- im Antikörper produzierenden B-Zell-System,
- im T-Zell-System,
- im Makrophagensystem und
- im Komplementsystem.

Durch die Interaktion der 4 Systeme untereinander, wirken sich Defekte in nur einem System meist auf die Gesamtimmunantwort aus. Die Veränderungen können quantitativer, aber auch qualitativer Natur sein. Sie können angeboren oder durch Krankheit erworben sein.

**Insuffizienz des Antikörper produzierenden Systems**

Die Auswirkungen können sein:
- B-Zell-Mangel
- Unfähigkeit der B-Zellen, Immunglobuline zu sezernieren
- gesteigerte Suppressor-Aktivitäten

*Beispiele:*

X-chromosomal vererbte *infantile Agammaglobulinämie (Bruton-Syndrom):* Die B-Lymphozyten fehlen, ebenso die Gammaglobulinfraktion in der Elektrophorese (daher der Name). Die T-Zell-Aktivität ist normal. Klinisch macht sich das Krankheitsbild bei männlichen Säuglingen nach Absinken des Blutspiegels der mütterlichen Immunglobuline, also in den ersten Lebensmonaten, durch rezidivierende Infektionen der Atemwege und Meningen, besonders durch Pneumokokken und H. influenza, aber auch durch Eitererreger bemerkbar.

Bei *Unfähigkeit zur Sekretion* eines Antikörpers ist zumeist IgA betroffen. Die Anzahl der B-Zellen, die IgA produzieren ist zwar normal, die Antikörper können aber nicht sezerniert (freigesetzt) werden. Das hat vor allem an den inneren Schleimhäuten erhöhte Infektionsanfälligkeit und allergische Reaktionen zur Folge, da Antigene nicht von IgA abgeschirmt werden und sich somit an Zelloberflächen anhaften können. Die Sprue-Syndrome gehen wohl ebenfalls auf einen IgA-Defekt zurück (zum Teil kombiniert mit IgM u. IgG-Defekten).

Eine Variante dieses Syndroms besteht in einem selektiven Mangel an IgG und IgA mit kompensatorischer Erhöhung von IgM, das allerdings nur eine geringe Aktivität aufweist.

Eine weitere Form der *Hypogammaglobulinämie* betrifft das Erwachsenenalter. Die Anzahl der B-Zellen ist normal, sie werden aber in ihrer Funktion supprimiert. Diese Immundefektform ist erworben. Die Auswirkungen sind ähnlich der angeborenen kindlichen Form.

### Defekte bei der zellvermittelten Immunität

*Beispiel: Di George-Syndrom.* Thymus und Nebenschilddrüsen entstehen in der embryonalen Entwicklung in enger Nachbarschaft zueinander. Bei gestörter Entwicklung der 3. Schlundtasche resultiert eine Insuffizienz beider Strukturen. Die Kinder leiden an Hypokalzämie und, wenn sie überleben, an rezidivierenden viralen, bakteriellen, Pilz- und Protozoen-Infektionen. Im Blut ist die Anzahl der B-Zellen normal oder erhöht, T-Zellen sind jedoch nicht vorhanden. Die Auswirkungen bestehen in einer insuffizienten T-Zell-abhängigen B-Zell-Antwort und im Fehlen von T-Helfer-, -Suppressor- und Killer-Zellen.

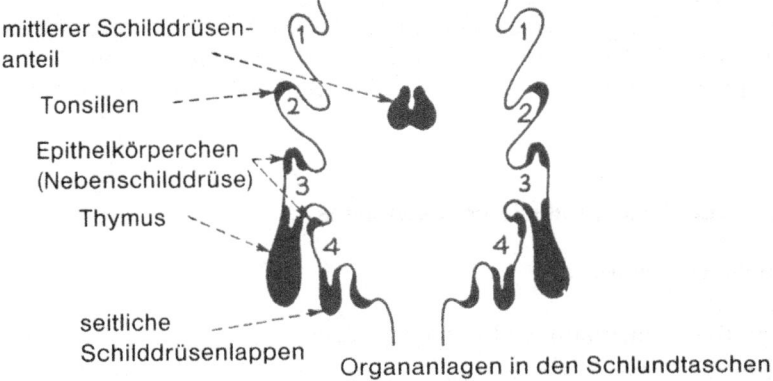

mittlerer Schilddrüsenanteil
Tonsillen
Epithelkörperchen (Nebenschilddrüse)
Thymus
seitliche Schilddrüsenlappen
Organanlagen in den Schlundtaschen

### AIDS

(*A*cquired *I*mmune *D*eficiency *S*yndrome). Hierbei handelt es sich um eine Infektion der T4-Zellen ( = T-Helfer-Zellen) mit dem HIV-Virus (*h*uman-*i*mmun-deficiency-*v*irus), das ähnlich dem Hepatitis-B-Virus parenteral durch Transfusionen oder durch Verletzungen an Haut und Schleimhäuten übertragen wird, aber im Gegensatz zum Hepatitis-Virus ein *RNA-Virus (Retrovirus)* darstellt.

**AIDS-Virus**

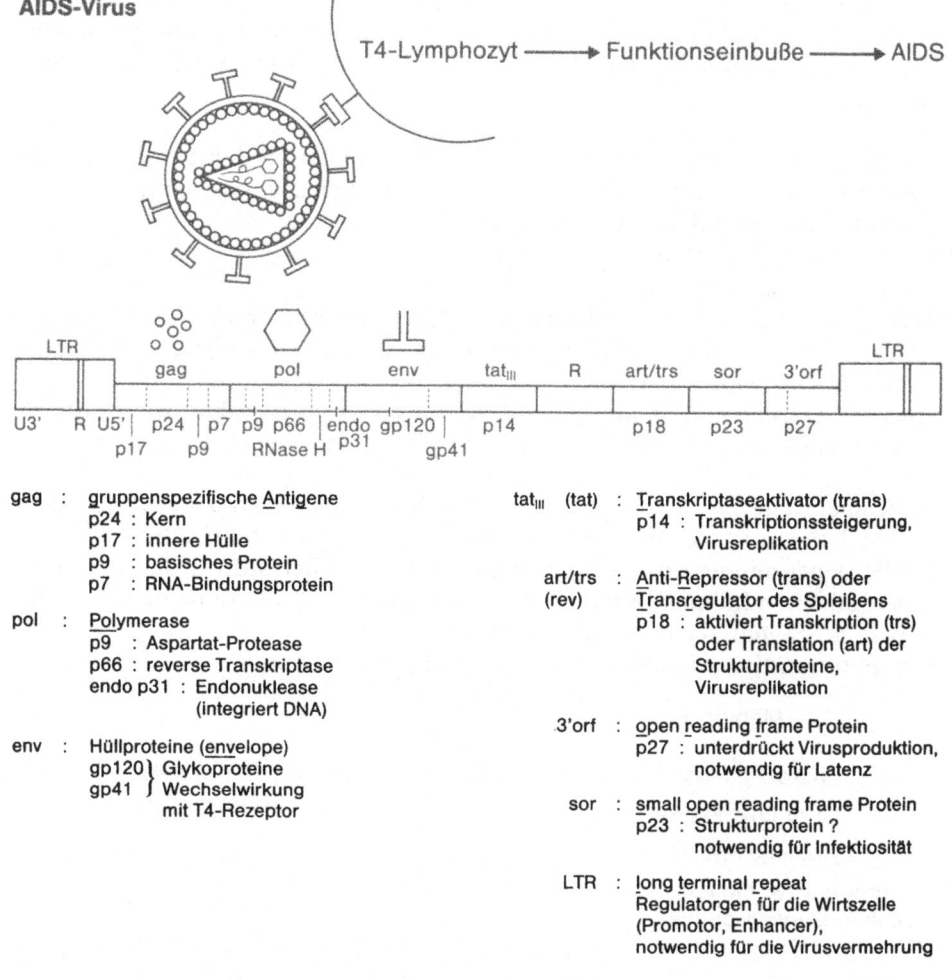

T4-Lymphozyt ——→ Funktionseinbuße ——→ AIDS

| LTR | | gag | pol | env | tat$_{III}$ | R | art/trs | sor | 3'orf | | LTR |
|---|---|---|---|---|---|---|---|---|---|---|---|

U3'   R  U5' | p24 | p7 p9 p66 | endo | gp120 | p14          p18     p23     p27
          p17      p9    RNase H  p31    gp41

gag : gruppenspezifische Antigene
      p24 : Kern
      p17 : innere Hülle
      p9  : basisches Protein
      p7  : RNA-Bindungsprotein

pol : Polymerase
      p9   : Aspartat-Protease
      p66  : reverse Transkriptase
      endo p31 : Endonuklease
                 (integriert DNA)

env : Hüllproteine (envelope)
      gp120⎫ Glykoproteine
      gp41 ⎭ Wechselwirkung
              mit T4-Rezeptor

tat$_{III}$ (tat) : Transkriptaseaktivator (trans)
      p14 : Transkriptionssteigerung,
            Virusreplikation

art/trs : Anti-Repressor (trans) oder
(rev)     Transregulator des Spleißens
      p18 : aktiviert Transkription (trs)
            oder Translation (art) der
            Strukturproteine,
            Virusreplikation

3'orf : open reading frame Protein
      p27 : unterdrückt Virusproduktion,
            notwendig für Latenz

sor : small open reading frame Protein
      p23 : Strukturprotein ?
            notwendig für Infektiosität

LTR : long terminal repeat
      Regulatorgen für die Wirtszelle
      (Promotor, Enhancer),
      notwendig für die Virusvermehrung

Entsprechend dem Infektionsmodus sind vor allem Homosexuelle, Drogenabhängige, Hämophile und Kinder HIV-positiver Mütter (perinatale Infektion) betroffen. Die Infektion mit HIV hat in den letzten Jahren drastisch zugenommen. Die Inkubationszeit (Zeit zwischen Infektion und Ausbruch der Krankheit) liegt statistisch bei 5 bis 10 Jahren. Nach 8 Jahren sollen 50% der Infizierten AIDS entwickelt haben. Die Letalität dieser manifest AIDS-Kranken beträgt in dem bisherigen Beobachtungszeitraum 40 bis 50% ist wahrscheinlich jedoch höher.
Obwohl Antikörper gegen das Virus gebildet werden und auch im Serum nachweisbar sind, stehen bis heute keine Impfstoffe zur Verfügung. Eine Therapie mit *AZT (Retrovir)* scheint jedoch gute Erfolge zu verzeichnen (Lebensverlängerung, Gewichtszunahme, Erhöhung der T4-Lymphozytenzahl etc.). Bei einigen Patienten treten jedoch erhebliche Nebenwirkungen auf.

Nach Infektion des Körpers mit HIV erfolgt die Bildung von Antikörpern gegen das Virus, die nach ca. 4–6 Wochen im Serum nachweisbar sind. Etwa 20% der

HIV-Infizierten entwickeln ca. 2–4 Wochen nach Infektion eine akute Symptomatik mit Unwohlsein, Fieber, Arthralgien, Hautausschlag, vorübergehender Lymphknotenschwellung, Durchfall und u. U. Verhaltensänderung und Krampfanfällen.

Danach kann sich nach einer Latenzzeit von Monaten bis Jahren das *Lymphadenopathie-Stadium* entwickeln, das folgendermaßen gekennzeichnet ist:
- generalisierte Lymphknotenschwellungen
- Fieber, Abgeschlagenheit
- erhöhte Infektanfälligkeit

Treten zusätzlich auch Veränderungen der Laborparameter auf (Lymphopenie, T4/T8-Inversion, verminderte Lymphozytenreaktion etc.), spricht man vom *AIDS-related-complex (ARC)*.
Histologisch zeigen die Lymphknoten zunächst eine uncharakteristische, meist unregelmäßige Hyperplasie der B- und der T-Zone und eine Plasmozytose.

Nach einer weiteren Latenzzeit entwickelt sich das Vollbild AIDS, das folgendermaßen definiert ist: AIDS liegt bei nachgewiesener HIV-Infektion bei Patienten vor, bei denen mindestens eine *opportunistische Krankheit* auftritt, die auf Defekte der zellulären Immunabwehr hinweist und bei der für diese Immundefekte keine bereits bekannten Ursachen verantwortlich sind.
Als opportunistische Krankheiten treten am häufigsten auf:

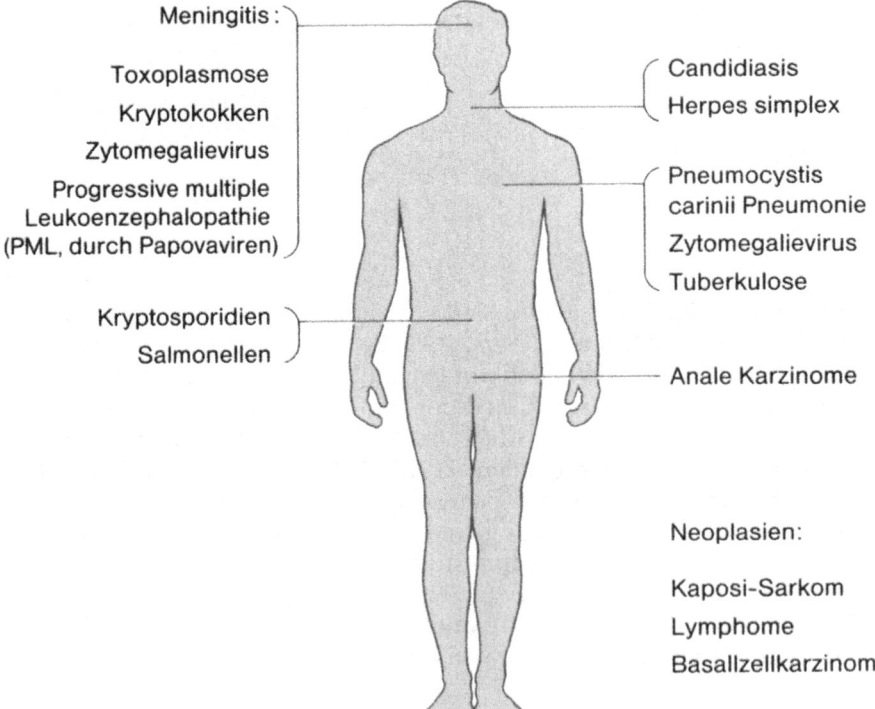

Meningitis:
Toxoplasmose
Kryptokokken
Zytomegalievirus
Progressive multiple
Leukoenzephalopathie
(PML, durch Papovaviren)
Kryptosporidien
Salmonellen

Candidiasis
Herpes simplex
Pneumocystis
carinii Pneumonie
Zytomegalievirus
Tuberkulose
Anale Karzinome

Neoplasien:
Kaposi-Sarkom
Lymphome
Basallzellkarzinom

[Abbildung nach Mölling K (1988) Das Aids-Virus. Ed. Medizin, VCH, Weinheim]

Sämtliche Funktionen der T4-Zellen sind gestört und führen zu folgenden *immunologischen Phänomenen:*

- Hypergammaglobulinämie
- Autoimmun-Phänomene
- Thrombozytopenie, Lymphozytopenie
- antinukleäre Antikörper
- Rheuma-Faktor
- zirkulierende Immunkomplexe
- Hauttest – Anergie
- T4/T8-Inversion
- Depression der natural-killer-Aktivität
- Defekte der Monozyten-Chemotaxis und Phagozytose
- erhöhte Spiegel von Leukozyten-Interferon alpha

Histologisch ist der Lymphknoten nun durch eine progressive Atrophie der parakortikalen T-Zone mit fortschreitender Fibrose, aber weiterer Hyperplasie der kortikalen B-Zone gekennzeichnet. Im nächsten Stadium findet sich unter Verwischung der Lymphknotenstruktur eine diffuse polyklonale Proliferation der B-Lymphozyten. Die interdigitierenden Retikulumzellen des Lymphknotens scheinen bei der HIV-Infektion ebenfalls eine besondere Rolle zu spielen. Sie halten das Virus fest und präsentieren weitere T-Zellen, so daß von dort möglicherweise eine Reinfektion erfolgen kann.

Zusammenfassend die wichtigsten Definitionen und Stadieneinteilungen:

| Stadium | T4 | T8 | T4/T8 | Symptome |
|---|---|---|---|---|
| akute Infektion | > 600 | < 400 (normal) | > 1.5 | unspezifisch |
| Lymphadenopathie-Syndrom (LAS) | > 600 | < 400 | > 1.5 | unspezifisch, generalisierte LK-Schwellung |
| AIDS-related complex (ARC) | 200–600 | 400–600 | 0.5–1.5 | wie LAS |
| AIDS | < 200 | 300–500 | < 0.5 | opportunistische Krankheit |

| CDC Klassifikation der HIV-Erkrankung | |
|---|---|
| Gruppe 1: | Akute Infektion |
| Gruppe 2: | Asymptomatische Infektion |
| Gruppe 3: | Lymphadenopathie-Syndrom (LAS) persistierende generalisierte Lymphadenopathie (PGL) |
| Gruppe 4: | andere Erkrankungen: A: unspezifisch (Fieber länger als einen Monat, Gewichtsverlust mehr als 10%, Diarrhoe länger als einen Monat) B: neurologische Erkrankungen (Demenz, Myelopathie, und/oder periphere Neuropathie) C: sekundäre Infektionserkrankungen (1. opportunistische Infektionen, 2. orale Leukoplakie, Herpes zoster mit Mehrfachbefall der Haut, rezidivierende Salmonelleninfektionen, Nocardiosis, Tuberkulose, orale Candidiasis) D: sekundäre Krebsformen E: andere (Lymphome, interstitielle Pneumonie, Folgeerkrankungen durch Immunschwäche) |

CDC = Centre for Disease Control, USA
[Tabelle nach Mölling K (1988) Das Aids-Virus. Ed. Medizin, VCH, Weinheim]


## Kombinierte B- und T-Zell-Defekte

Diese treten zumeist als kongenitale, autosomal-rezessive, seltener gonosomal-rezessive Erkrankungen auf. Die zahlreichen, nur wenig voneinander verschiedenen Formen werden unter dem Begriff SCID (severe combined immune deficiency) zusammengefaßt. Die Ursache liegt in einer fehlerhaften Entwicklung der Knochenmarks-Stammzellen, bei den schwersten Formen in der hämatopoietischen, in leichteren in der der Lymphozyten-Stammzellen. Die schweren Formen werden kaum ein Jahr überlebt.


### Insuffiziente Phagozytose-Aktivität

Eine verminderte phagozytotische Aktivität kann primäre oder sekundäre Ursachen haben:
Die *primären Formen* beruhen hauptsächlich auf einem Defekt der lysosomalen Enzyme, was sich in der Unfähigkeit äußert, Bakterien zu töten und zu verdauen. Ein *Beispiel* dafür ist die *infantile septische Granulomatose,* eine Erkrankung, die auf einem Enzymdefekt der neutrophilen Granulozyten beruht. Sie ist histologisch durch das Auftreten zahlreicher tuberkulose-ähnlicher Granulome mit zentraler Nekrose und retikulo-histiozytärem Randwall gekennzeichnet. Die Krankheit wird X-chromosomal rezessiv vererbt. Am häufigsten sind bakterielle Erkrankungen mit Staphylokokken, Klebsiellen, E. coli, Pseudomonas u. a.

Eine weitere seltene Leukozytenerkrankung ist das *Lazy Leukozyte Syndrome,* das durch eine Migrationsstörung der Leukozyten bei normaler Zellzahl gekennzeichnet. Vermutlich kommt diese Bewegungshemmung durch eine abnorme Struktur der Mikrofilamente zustande. Die Chemotaxis ist um ca. 50% reduziert. Eine Verminderung der Granulozytenzahl ist zumeist exogen, medikamentös bedingt, z. B. Agranulozytose bei Amidopyrin-Präparaten, Phenacetin u. a. Die *sekundären Formen* können ihre Ursachen haben in

● Störungen an anderen Stellen des Immunsystems mit Verminderung von Opsonosierung und Chemotaxis,
● immunsuppressiver Therapie,
● Auto-Antikörper-Bildung gegen phagozytierende Zellen.


**Komplementdefekte**

Primäre Defekte des Komplementsystems sind selten; zumeist sind sie mit anderen Krankheiten kombiniert. Hauptsächlich ist eine Insuffizienz des Komplementsystems durch den Verbrauch von Komplementfaktoren bedingt. Einige Komplementfaktor-Defekte sind mit Autoimmun-Krankheiten assoziiert (z. B. der C2-Defekt mit Lupus erythematodes, Dermatomyositis, rheumatoider Arthritis u. a.). Klinisch machen sich Komplementdefekte wie alle anderen Immundefekte durch häufig rezidivierende schwere Infekte bemerkbar.


**7.8.3 Autoimmun-Krankheiten**

Autoimmunkrankheiten beruhen auf oder sind assoziiert mit einer Immunreaktion gegen körpereigene Zellen oder Zellprodukte. Der Begriff „assoziiert mit" wird deswegen gebraucht, weil manche Autoimmunreaktionen lediglich Begleitphänomene anderer Erkrankungen und keine eigenständigen Ursachen darstellen. Die involvierten Prozesse betreffen Antikörperproduktion, zellvermittelte Immunität und Toleranz.

**Ätiologie.** Eindeutige ätiologische Faktoren für das Entstehen von Autoimmunkrankheiten sind bis heute nicht bekannt, allerdings deuten
● das gehäufte familiäre Auftreten von Autoimmun-Krankheiten,
● der Nachweis spezifischer Auto-Antikörper und
● die erhöhte Inzidenz maligner Tumoren bei Patienten mit Autoimmun-Krankheiten
auf eine *angeborene Instabilität der Immuntoleranz* hin.

Bei einer Autoimmun-Krankheit laufen folgende Immunmechanismen ab:

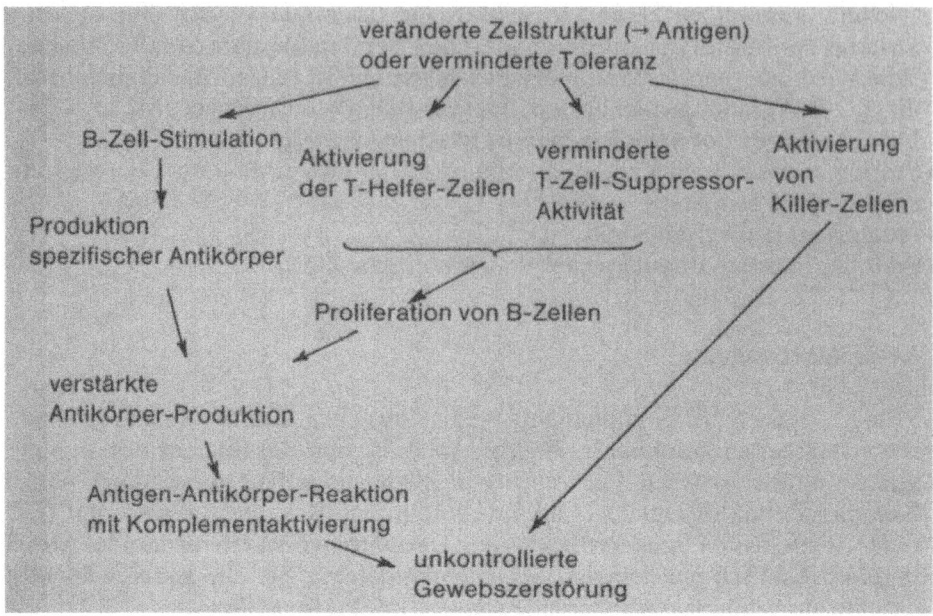

Die Ursache der fehlenden T-Suppressor-Kontrolle bleibt unklar. Bei einigen Autoimmun-Krankheiten wie z. B. dem systemischen Lupus erythematodes werden auch Auto-Antikörper gegen Lymphozyten gebildet. Möglicherweise verhindern diese eine ausreichende Suppressor-Aktivität.

*Beispiele*:

**Organspezifisch**

| Antikörper gegen | Zielorgan | Autoimmun-Krankheit |
|---|---|---|
| Thyreozyten, Thyreoglobulin | Schilddrüse | Hashimoto-Thyreoiditis, M. Basedow |
| Parietalzellen | Magen | perniziöse Anämie |
| Erythrozyten | Blut | hämolytische Anämie |
| B-Zellen des Inselorgans | Pankreas | Diabetes mellitus Typ I |

**Nichtorganspezifisch**

| Antikörper gegen | hauptsächlich betroffenes Organ | Autoimmun-Krankheit |
|---|---|---|
| Mitochondrien | Leber | primäre biliäre Zirrhose |
| glatte Muskeln | Leber | chronische aktive Hepatitis |
| Zellkerne | Haut und Muskulatur | Dermatomyositis |
| IgG und andere Proteine | Haut, Niere, Endokard, Blutgefäße, Gelenke | systemischer Lupus erythematodes (SLE) |

# 7.9 Angewandte Immunologie

### 7.9.1 Immunhistologische Färbemethoden (Siehe Kap. 1)

### 7.9.2 Prophylaxe und Behandlung von Infektionen

**Passive Immunisierung.** Bei erfolgter Infektion erfolgt die Applikation von Antikörpern gegen den Erreger oder dessen Toxin. Weiterhin werden konzentrierte humane Gammaglobuline zum Allgemeinschutz bei Immundefektsyndromen zugeführt.
**Beispiele:** Anti-Tetanus-Toxin, Anti-Diphtherie-Toxin (cave: die zugeführten meist tierischen Antikörper können selbst eine unerwünschte Immunreaktion auslösen).

**Aktive Immunisierung.** Das infektiöse Antigen wird durch spezielle Behandlungsmethoden weitgehend unschädlich gemacht. Seine antigenen Strukturen bleiben jedoch erhalten, so daß der Körper aktiv Antikörper gegen das Antigen produzieren kann.
**Beispiele:** modifiziertes Tetanus-Toxin, abgetötete Bakterien (Typhus, Paratyphus), attenuierte Viren (Pocken, Kinderlähmung, Masern)

### 7.9.3 Diagnose bestimmter Krankheiten

Zum einen können im Patientenserum bestimmte Antikörper mit Hilfe der zugehörigen Antigene nachgewiesen werden (antinukleäre Antikörper bei Autoimmun-Krankheiten, antivirale Antikörper); zum anderen lassen sich auch Antigene im Serum mit Hilfe der entsprechenden Antikörper nachweisen (z. B. CEA – carcino-embryonales Antigen oder CA12-5-Antigen bei der Tumornachsorge). Der Nachweis im Serum geschieht heutzutage durch ELISA (enzyme-linked-immunosorbent assay) (siehe Kap. 1).

# 8 Kreislaufstörungen

## 8.1 Thrombose

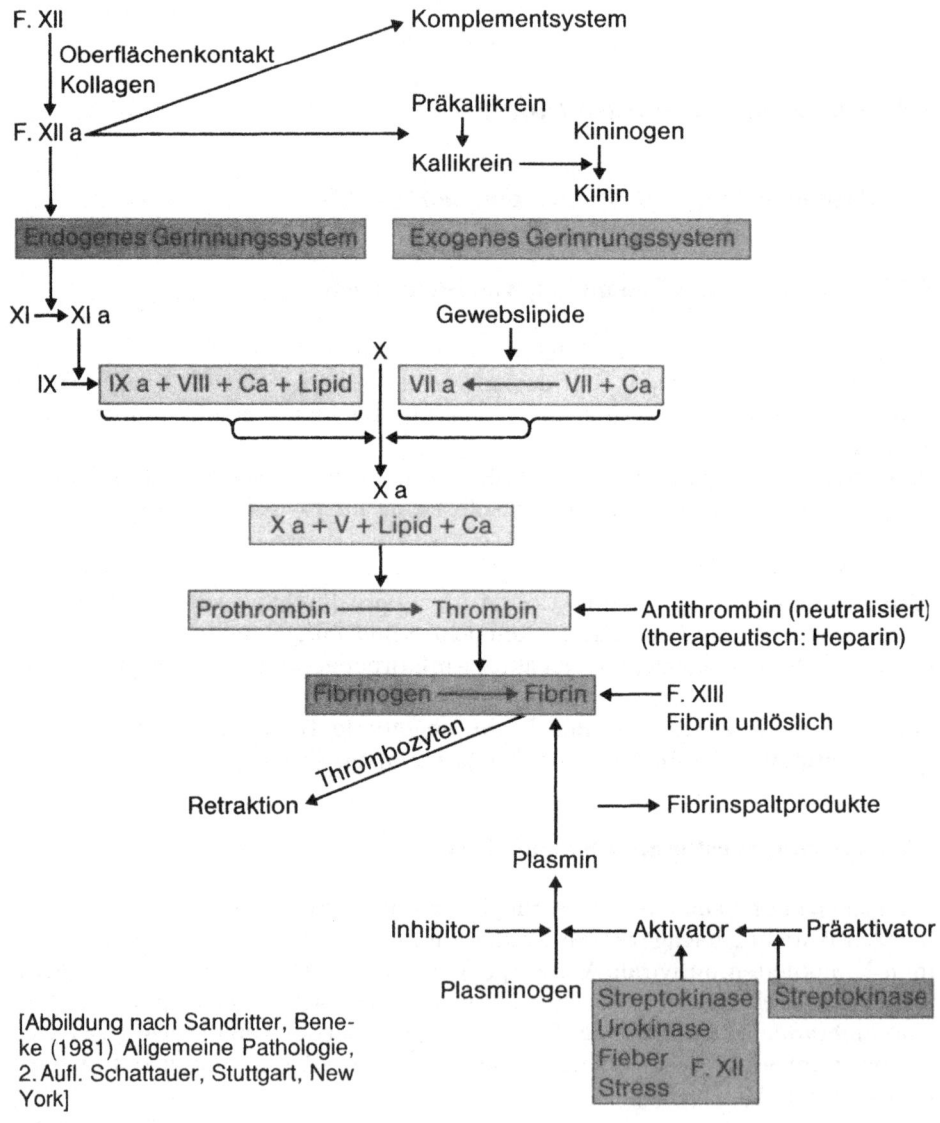

F. XII

Oberflächenkontakt
Kollagen

Komplementsystem

F. XII a

Präkallikrein

Kininogen

Kallikrein

Kinin

Endogenes Gerinnungssystem

Exogenes Gerinnungssystem

XI → XI a

Gewebslipide

X

IX → IX a + VIII + Ca + Lipid

VII a ← VII + Ca

X a

X a + V + Lipid + Ca

Prothrombin ——→ Thrombin ◄—— Antithrombin (neutralisiert)
(therapeutisch: Heparin)

Fibrinogen ——→ Fibrin ◄—— F. XIII
Fibrin unlöslich

Thrombozyten

Retraktion ◄

Fibrinspaltprodukte

Plasmin

Inhibitor ——→ ◄—— Aktivator ◄—— Präaktivator

Plasminogen

Streptokinase
Urokinase
Fieber  F. XII
Stress

Streptokinase

[Abbildung nach Sandritter, Bene-
ke (1981) Allgemeine Pathologie,
2. Aufl. Schattauer, Stuttgart, New
York]

168

Eine Thrombose stellt eine *intravasale intravitale Blutgerinnung* dar. Gegensätze sind Blutung bzw. Hämorrhagie (*extravasale* intravitale Gerinnung) und Leichengerinnsel (intravasale *postmortale* Gerinnung).

Allgemein bedeutet Gerinnung die Umwandlung von Fibrinogen zu Fibrin. Das Schema auf S. 168 stellt eine kurze Zusammenfassung der Komponenten des *Gerinnungssystems* dar.

### 8.1.1 Mechanismen der Thrombusentstehung

Thrombozyten haften sich an geschädigte Endothelien und verklumpen miteinander, so daß eine in das Gefäßlumen hineinragende feste Masse entsteht.

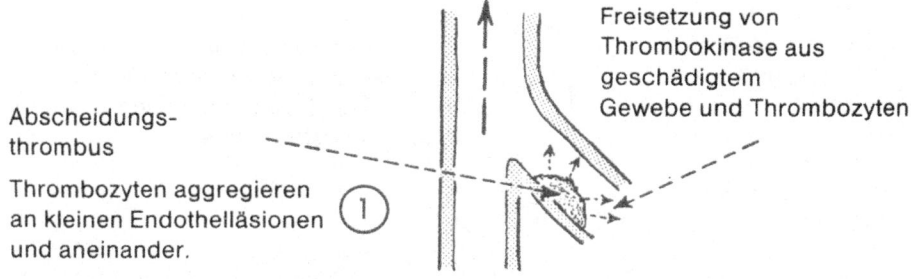

Freisetzung von Thrombokinase aus geschädigtem Gewebe und Thrombozyten

Abscheidungsthrombus

Thrombozyten aggregieren an kleinen Endothelläsionen und aneinander.

①

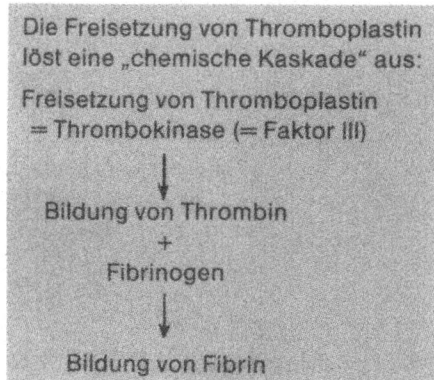

Die Freisetzung von Thromboplastin löst eine „chemische Kaskade" aus:

Freisetzung von Thromboplastin = Thrombokinase (= Faktor III)

↓

Bildung von Thrombin
+
Fibrinogen

↓

Bildung von Fibrin

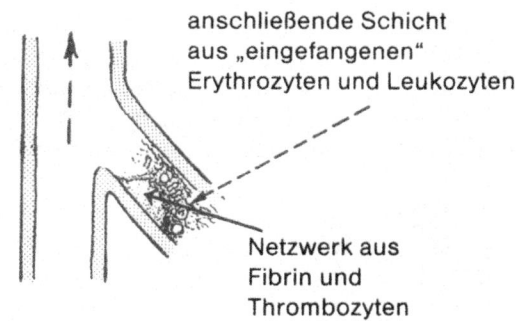

anschließende Schicht aus „eingefangenen" Erythrozyten und Leukozyten

Wenn die Strömungsgeschwindigkeit niedrig ist, wie z. B. in einer Vene, verfangen sich Erythrozyten in dem Fibrinnetz. Das Gefäßlumen wird allmählich obliteriert.

②

Netzwerk aus Fibrin und Thrombozyten

169

Vor und hinter dem Thrombus stagniert der Blutfluß. Weiteres Fibrin wird gebildet und der Thrombus wächst in beide Richtungen.

Die meisten Thromben sind *gemischte Thromben.* D.h. sie bestehen aus einem Kopfteil aus aggregierten Thrombozyten (*Abscheidungsthrombus,* grauweiß, geriffelt) und aus einem Schwanzteil der eingedickten, geronnenen Blutsäule (*Gerinnungsthrombus,* rot und glatt).
Ist an der Einmündungsstelle die Blutströmung ebenfalls sehr gering, so können durch die Thrombokinase, die durch den Thrombozytenzerfall freigesetzt worden ist, weitere Thrombozyten eingefangen werden. Es bildet sich ein neuer Abscheidungsthrombus.

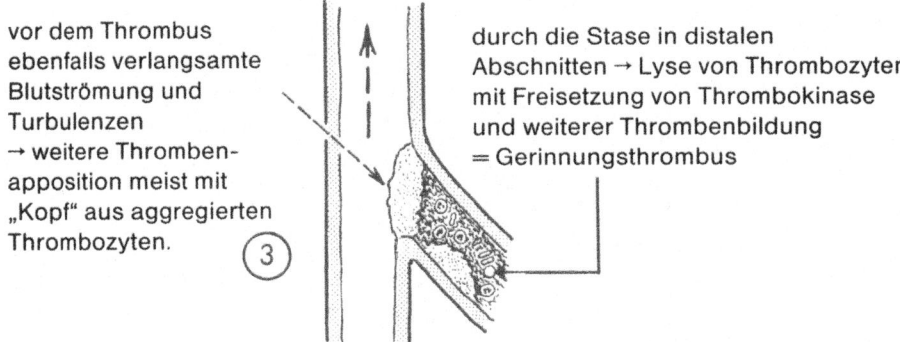

vor dem Thrombus ebenfalls verlangsamte Blutströmung und Turbulenzen
→ weitere Thrombenapposition meist mit „Kopf" aus aggregierten Thrombozyten.
③

durch die Stase in distalen Abschnitten → Lyse von Thrombozyten mit Freisetzung von Thrombokinase und weiterer Thrombenbildung = Gerinnungsthrombus

So kann sich der Thrombus über weite Strecken ausbreiten.

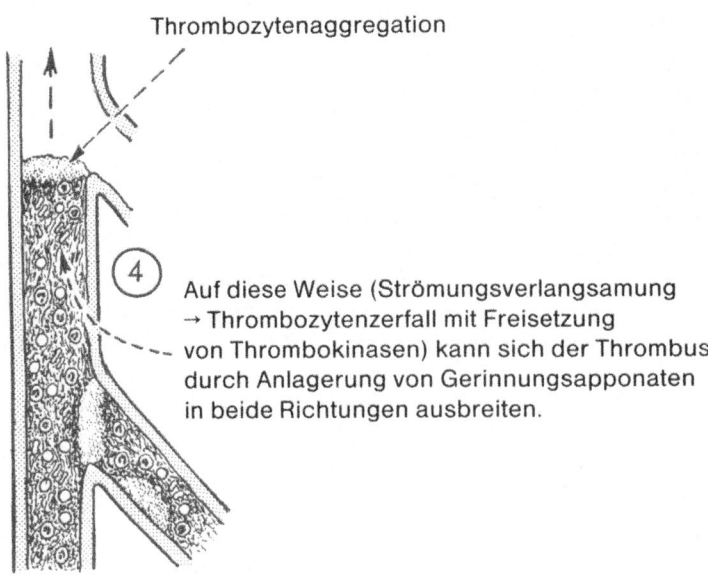

Thrombozytenaggregation

④ Auf diese Weise (Strömungsverlangsamung → Thrombozytenzerfall mit Freisetzung von Thrombokinasen) kann sich der Thrombus durch Anlagerung von Gerinnungsapponaten in beide Richtungen ausbreiten.

**Faktoren, die eine Thrombose begünstigen**

**Verlangsamung der Blutströmung.** Dadurch werden die Thrombozyten in Kontakt zu den Gefäßendothelien gebracht. Wird eine bestimmte Strömungsgeschwindigkeit unterschritten, sammeln sich die korpuskulären Bestandteile nicht mehr entlang des Axialstroms an, sondern sind auch in peripheren Bereichen zu finden.

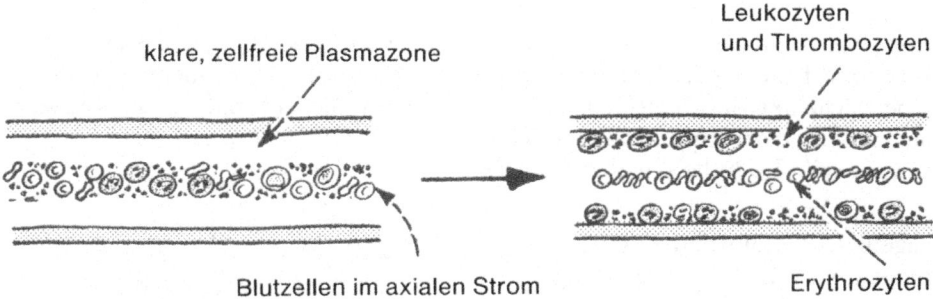

klare, zellfreie Plasmazone

Leukozyten und Thrombozyten

Blutzellen im axialen Strom

Erythrozyten

*Beispiel:* Eine generalisierte Verlangsamung der Blutströmung kann bei Herzinsuffizienz und Bettruhe auftreten.

**Turbulenzen.** Die axiale Strömung wird durch Wirbelbildung im Bereich von Venenklappen oder Gefäßdeformitäten unterbrochen.

*Beispiel:*

Sackartige Ausweitung des Gefäßes bei Varikosis oder Aneurysmen. Durch die Wirbelbildung kommen Blutplättchen und andere korpuskuläre Blutbestandteile in Kontakt mit der Gefäßwand.

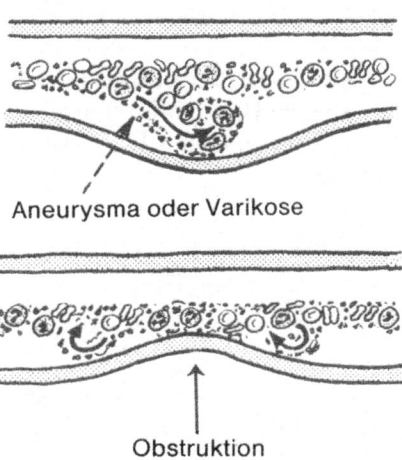

Aneurysma oder Varikose

Bei Einengung des Gefäßlumens durch Kompression von außen (Ödem, Tumor) kommt es vor und hinter der Verengung zur Wirbelbildung.

Obstruktion von außen

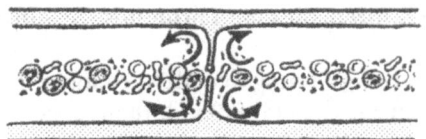

Wirbel entstehen ebenfalls an den Venenklappen. Dies führt in der Regel nur bei
zusätzlicher Strömungsverlangsamung zu
Thromben.

Venenklappen,
ähnlich auch bei (strickleiterförmigen)
Thrombenorganisaten

**Endothelschaden.** Bei Endothelschaden wird das Gerinnungssystem wahrscheinlich durch den Kontakt des Hageman-Faktors (Faktor XII) mit einer benetzbaren
Oberfläche aktiviert. Darüber hinaus aggregieren die Thrombozyten „von sich
aus" aufgrund des Kontaktes zu freigelegtem Kollagen.
*Ursachen* für Endothelschädigungen sind:

● allgemeine Gefäßwandverände-
rungen, wie z. B. Atherombildung
bei Arteriosklerose

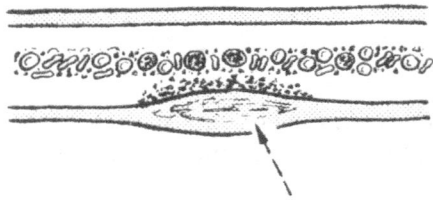

Atheromherd beeinträchtigt
Nährstoffversorgung der Gefäßwand

● Toxine und Mediatoren aus Entzündungsprozessen
● Lokale Gefäßschädigung (Schnittverletzung, Kompression bei Operationen etc.)

**Veränderungen der Blutzusammensetzung.** Eine Zunahme von Fibrinogen, Prothrombin und Thrombozytenzahl ist in der postoperativen Phase und nach einer
Geburt zu beobachten. Damit ist auch eine Erhöhung der Thrombozytenadhäsion
verbunden.

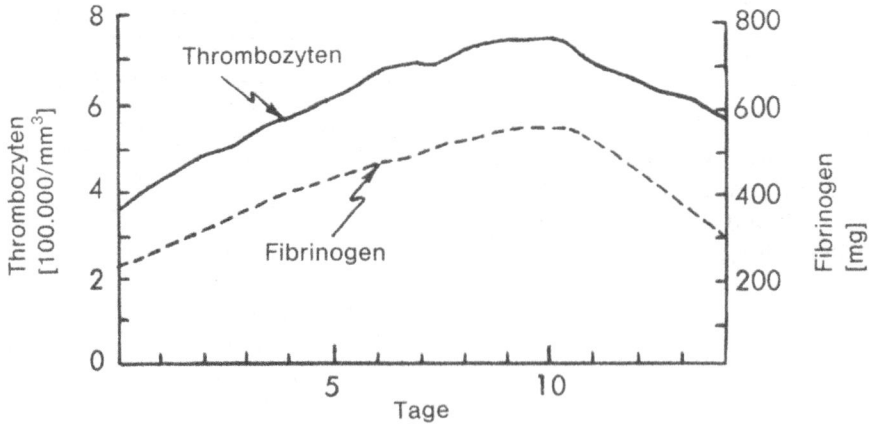

172

## 8.1.2 Thrombusarten

**Weißer Thrombus (Abscheidungsthrombus).** Er besteht aus Thrombozytenaggregaten mit eingelagertem Fibrin. Der Thrombus bildet sich an der Stelle des Gefäßwandschadens bzw. an der Stelle mit der höchsten Thrombokinasekonzentration. Er ist grauweiß mit unregelmäßiger Oberfläche.

Thrombozyten-
aggregate
(Abscheidungs-
thrombus)

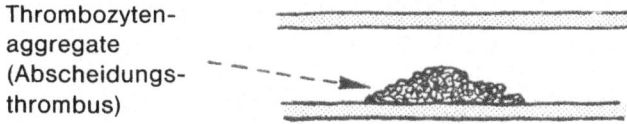

**Roter Thrombus (Gerinnungsthrombus).** Er besteht aus geronnenem Blut, also einem lockeren Fibrinnetzwerk mit dazwischenliegenden Erythrozyten, Leukozyten und Thrombozyten sowie Blutplasma. Der rote Thrombus entsteht bei Blutstase.

„eingefangene"
Blutzellen im
Netzwerk aus
Fibrin
(Gerinnungsthrombus)

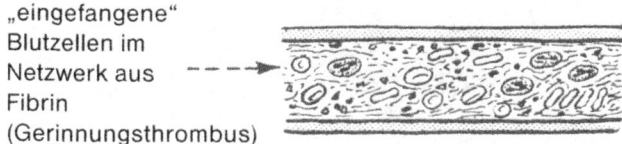

**Gemischter Thrombus.** Er setzt sich aus einem *Kopfteil* (Abscheidungsthrombus) und einem *Schwanzteil* (Gerinnungsthrombus) zusammen.

gemischter Thrombus:
Kopfteil = Abscheidungsthrombus
Schwanzteil = Gerinnungsthrombus

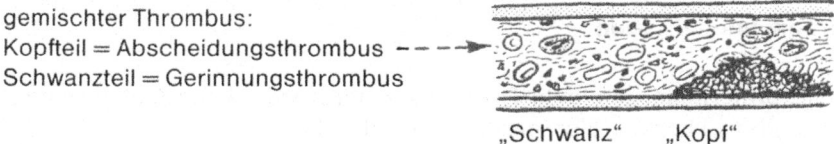

„Schwanz"    „Kopf"

Eine Sonderform stellt ein *gemischter Abscheidungsthrombus* dar, der häufig die Ausbuchtung von Aneurysmen auskleidet. Er besteht aus Lamellen von flachen Thrombozyten-Fibrin-Lagen (weiße Thrombenanteile) mit Lagen aus geronnenem Blut (rote Anteile) dazwischen.

geschichteter
Thrombus in
einem
Aneurysma

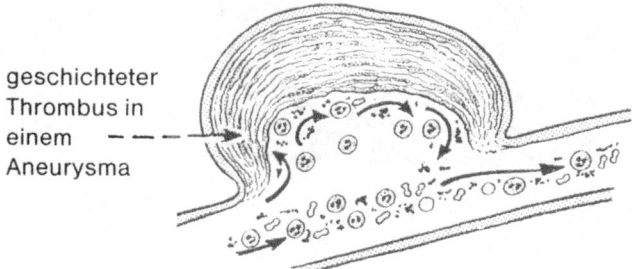

**Sonstige Thrombusarten.** Kleine *hyaline Thromben* in Arteriolen, Kapillaren und Venolen sind häufig bei Schockzuständen anzutreffen.

*Leichengerinnsel* müssen differentialdiagnostisch von roten Thromben unterschieden werden. Sie sind elastischer, glasiger und glänzender, nicht von einem Fibrinnetz durchzogen und haften der Gefäßwand nicht an. Man kann sie leicht als Gefäßausgüsse aus den Gefäßen herausziehen.

*Agonale Thromben* werden während eines protrahierten Sterbeprozesses präterminal gebildet, wenn die Blutströmung bereits extrem verlangsamt ist. Man findet sie häufig in der Spitze des rechten Herzventrikels mit Ausdehnung bis in die Pulmonalgefäße.

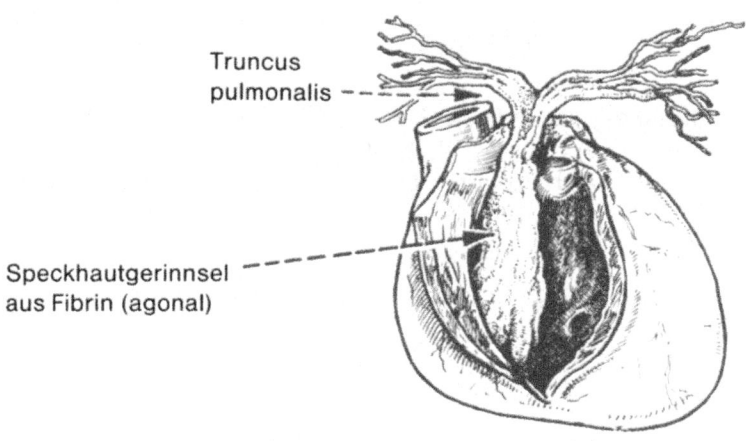

Truncus pulmonalis

Speckhautgerinnsel aus Fibrin (agonal)

### 8.1.3 Thrombenlokalisation

**Herz.** Kleine präterminal gebildete Thromben kommen als kleine Kugeln in den Herzohren und zwischen den Herzmuskeltrabekeln vor.

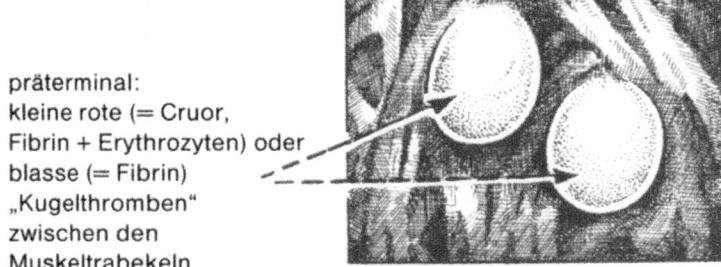

präterminal:
kleine rote (= Cruor, Fibrin + Erythrozyten) oder blasse (= Fibrin) „Kugelthromben" zwischen den Muskeltrabekeln

Ansonsten findet man Thromben im Herzventrikel nur über Infarktgebieten.

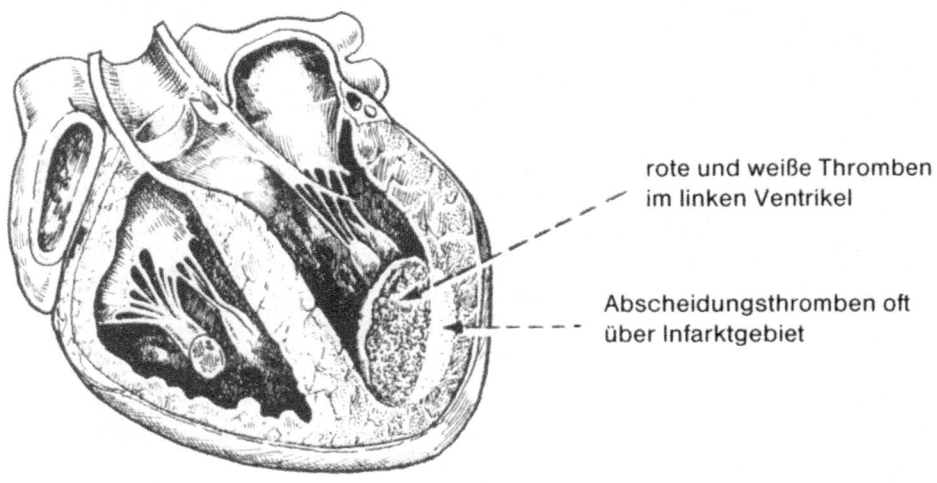

rote und weiße Thromben
im linken Ventrikel

Abscheidungsthromben oft
über Infarktgebiet

kleine weiße Thromben
„verrucae"
bei Endokarditis

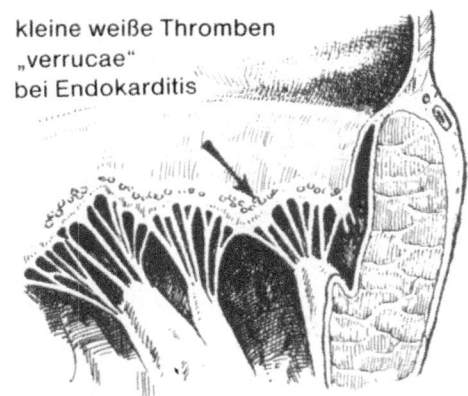

Kleine Fibrinabscheidungen mit
Bildung kleiner weißer Thromben (Verrucae) finden sich bei
verruköser Endokarditis.

Thromben bei Endocarditis
ulcera-polyposa
(bakteriell besiedelt)

Thromben auf den Herzklappen
entstehen ebenfalls bei Endocarditis ulcera-polyposa

**Arterien.** In größeren Arterien kommen Thromben wegen der hohen Strömungsgeschwindigkeit nur bei Verletzungen, Aneurysmen oder bei Tumoreinbrüchen in Gefäße vor (weiße Thromben). In kleinen Arterien finden sich dagegen bei stenotischen Prozessen häufiger gemischte Thromben.

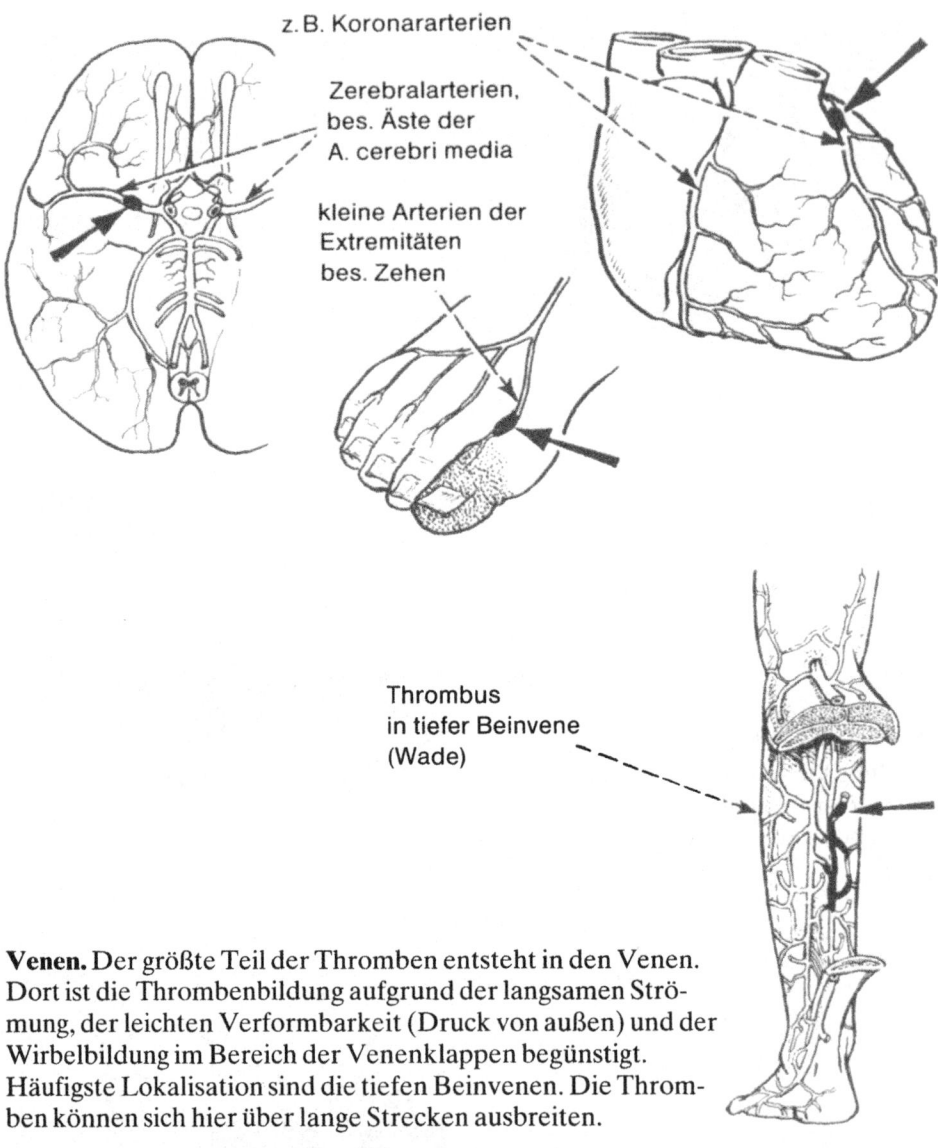

z. B. Koronararterien

Zerebralarterien,
bes. Äste der
A. cerebri media

kleine Arterien der
Extremitäten
bes. Zehen

Thrombus
in tiefer Beinvene
(Wade)

**Venen.** Der größte Teil der Thromben entsteht in den Venen. Dort ist die Thrombenbildung aufgrund der langsamen Strömung, der leichten Verformbarkeit (Druck von außen) und der Wirbelbildung im Bereich der Venenklappen begünstigt. Häufigste Lokalisation sind die tiefen Beinvenen. Die Thromben können sich hier über lange Strecken ausbreiten.

Nach Operationen und Geburten, bei Herzinsuffizienz, Varikosis und lokalen Entzündungen steigt die Gefahr der Thrombenentstehung. Pfortaderthrombosen sind seltener und stellen meist fortgeleitete Thromben aus krankhaft veränderten abdominellen Regionen (Mesenterialvenen, Appendix, Milz u. a.) dar. Sie führen zu einer portalen Hypertension und den damit verbundenen Veränderungen.

176

**Kapillaren.** Rote Gerinnungs- oder gemischte Thromben entstehen in den Kapillaren bei Entzündungen, venösen Stauungen oder Kapillarschädigung. Hyaline Thromben finden sich hier bei Schock.

### 8.1.4 Schicksal von Thromben

**Fibrinolyse.** Um den kaskadenartig ablaufenden Prozeß der Gerinnung unter Kontrolle zu halten, steht dem Gerinnungssystem das fibrinolytische System gegenüber. Dieses verhindert durch die Fibrinauflösung zum einen die weitere Thrombozytenaggregation und ist zum anderen auch in der Lage, gebildete Gerinnungsthromben zumindest teilweise wieder aufzulösen.

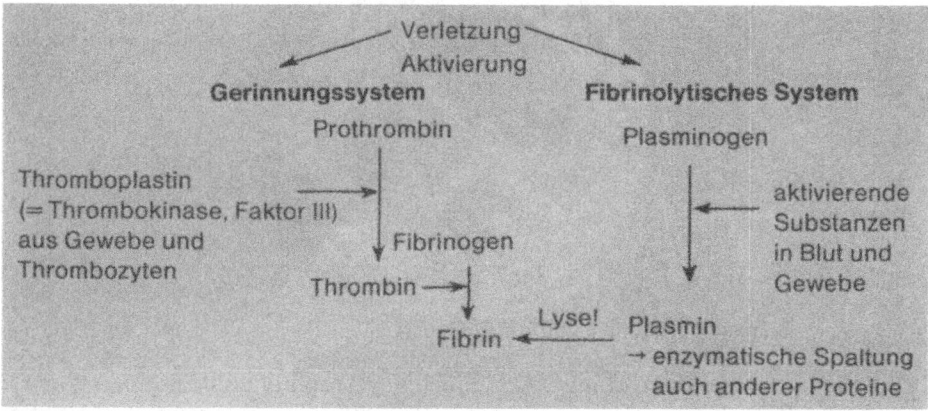

Normalerweise werden beide Syteme gleichzeitig aktiviert, so daß eine feine Balance zwischen Thrombenbildung durch das Gerinnungssystem und „Thrombenmodellierung" durch das fibrinolytische System besteht. Auch bei älteren Thromben spielt das fibrinolytische System bei der Thrombenorganisation eine Rolle. Bei Entzündungen und Wundheilungsprozessen wird das extravasale Fibrin, das fibrinöse Exsudat, ebenfalls durch das fibrinolytische System abgebaut.

*Prostaglandine*, die zuerst in der Samenflüssigkeit entdeckt wurden (deshalb der Name), sind Entzündungsmediatoren, die hauptsächlich auf glatte Muskulatur, aber auch auf Thrombozyten einwirken. Die meisten Prostaglandine bewirken eine Thrombozytenaggregation. Lediglich das Prostazyklin (Prostaglandin$_2$) hat einen gegenteiligen Effekt.

Auch *Hormone* beeinflussen das fibrinolytische System. Bei Schwangerschaft und Östrogeneinnahme (Pille!) wird das fibrinolytische System teilweise inhibiert. Dadurch wird die Thrombenbildung begünstigt.

**Thrombenorganisation.** Nach ein oder zwei Tagen beginnen in den Thrombus Kapillaren einzusprossen, die von Fibroblasten und Makrophagen begleitet sind. So wird der Thrombus allmählich beseitigt und durch fibro-vaskuläres Gewebe ersetzt. An den Enden wird der Thrombus von Endothel bedeckt.

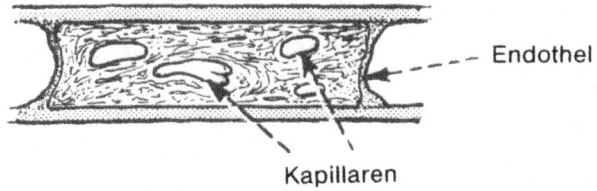

Endothel

Kapillaren

Schließlich können sich die Kapillaren zu einigen größeren Lichtungen zusammenschließen, die den Blutfluß durch das Gefäß wieder ermöglichen (*Rekanalisation* des Thrombus).

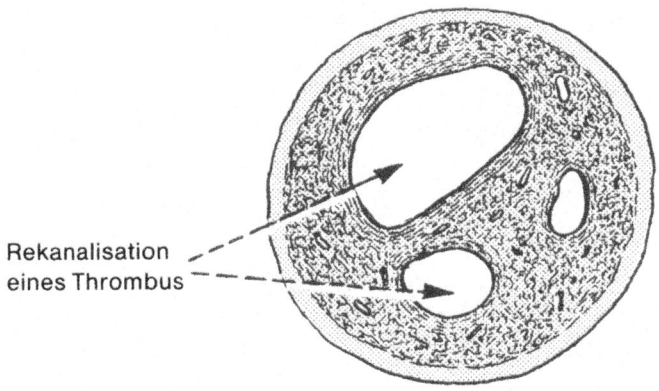

Rekanalisation
eines Thrombus

**Embolie.** Der gesamte Thrombus oder auch nur Thrombenteile können von der Gefäßwand losgerissen und in entferntere Blutgefäße verschleppt werden. Häufigstes Beispiel ist die Lungenarterienthrombembolie bei Thrombose der tiefen Beinvenen.

**Verkalkung.** In stark geschädigten Gefäßen sind regeneratorische, organisierende Prozesse nicht mehr möglich. Der Thrombus schrumpft, Kalksalze werden ausgefällt und der Thrombus verbleibt als Venenstein (Phlebolith) im Gefäß.

**Inkorporation.** Ein wandständiger Thrombus in einem großen Gefäß kann von Endothel gänzlich überdeckt und in die Gefäßwand inkorporiert werden. Möglicherweise spielt dieser Prozeß bei der Atheromentstehung in Arterien eine Rolle.

## 8.2 Embolie

Der Begriff *Embolie* bezeichnet die Verschleppung von Material in der Blutbahn mit der Folge des Verschlusses des betreffenden Gefäßes.

Emboli können entstehen:
- intravaskulär (z. B. aus losgelösten Thromben oder atheromatösen Plaques)
- durch Eindringen von Stoffen in die Blutbahn:
  - feste Stoffe (z. B. Tumorgewebe, Bakterienaggregate Parasiten, Fremdkörper)
  - Flüssigkeiten (z. B. Fruchtwasser, Fett)
  - Gase (zumeist Luft)

## Emboliewege

Aus den Venen des systemischen Kreislaufs in Pulmonalarterien; aus linkem Herzvorhof oder -ventrikel, Aorta oder größeren Arterien in mittlere und kleinere Arterien des Körperkreislaufs (Gehirn, Nieren, Milz, Verdauungstrakt, Extremitäten).
Gasförmige und flüssige Emboli können u. U. durch den Pulmonalkreislauf in den linken Herzventrikel und von dort in den Systemkreislauf gelangen, wo sie dann Embolien verursachen.

## Embolie von Flüssigkeiten

- *Fettembolie:* Häufigstes Beispiel für eine Fettembolie sind Knochenbrüche. Sind dabei Venen rupturiert, so kann Fett aus dem Knochenmark eindringen. Es kommt zur Embolie von (meist kleinen oder mittelgroßen) Pulmonalarterien mit Dyspnoe und zerebraler Symptomatik. Letztere ist zum Teil auch Folge kleiner Fettembolien, die den Lungenkreislauf passiert haben.
- *Fruchtwasserembolie:* Eine Fruchtwasserembolie entsteht, wenn während des Geburtsvorganges Fruchtwasser in Uterusvenen eindringt. Dazu kann es besonders bei komplizierten Geburten, die mit erheblichen mechanischen Manipulationen einhergehen, bei vorzeitiger Plazentalösung und ferner bei (selbstinduziertem) Abort kommen. Weiterhin kann auch Vernix („Käseschmiere" des Neugeborenen, bestehend aus Talg, abgeschilferten Epithelien und Haaren) in die Blutbahn gelangen.

## Gasembolie

Zur Gasembolie kommt es, wenn Luft in eröffnete Hals- oder Zerebralgefäße eintritt. Bei Inspiration herrscht in diesen Venen ein Unterdruck, der das Eindringen der Luft ermöglicht. Durch die Herzaktion kommt es im rechten Herzventrikel zur Schaumbildung mit u. U. tödlichen Auswirkungen auf die Blutzirkulation (Lebensgefahr ab 10 ml inkorporierter Luft).
Eine andere Art der Luftembolie stellt die Taucherkrankheit *(Caisson-Krankheit)* dar. Dabei dringt Luft unter hohem Druck in das intakte Gefäßsystem ein. Die Gase liegen in gelöster Form vor und gehen bei schneller Druckerniedrigung wieder in die Gasform über. Dabei bilden sich kleine Luftbläschen, die im gesamten Gefäßsystem (Gehirn!) Mikroembolien verursachen können.

## 8.3 Arterieller Verschluß

Die Folgen eines Gefäßverschlusses sind abhängig von Gefäßtyp und anatomischen Gegebenheiten.

**Arterien mit gut ausgebildetem Kollateralkreislauf**
Ein Verschluß führt zu folgenden Veränderungen:

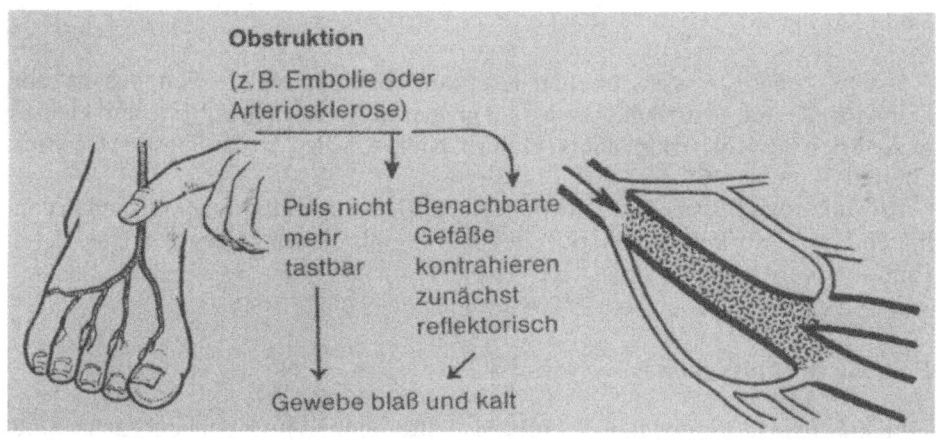

**Obstruktion**

(z. B. Embolie oder Arteriosklerose)

Puls nicht mehr tastbar

Benachbarte Gefäße kontrahieren zunächst reflektorisch

Gewebe blaß und kalt

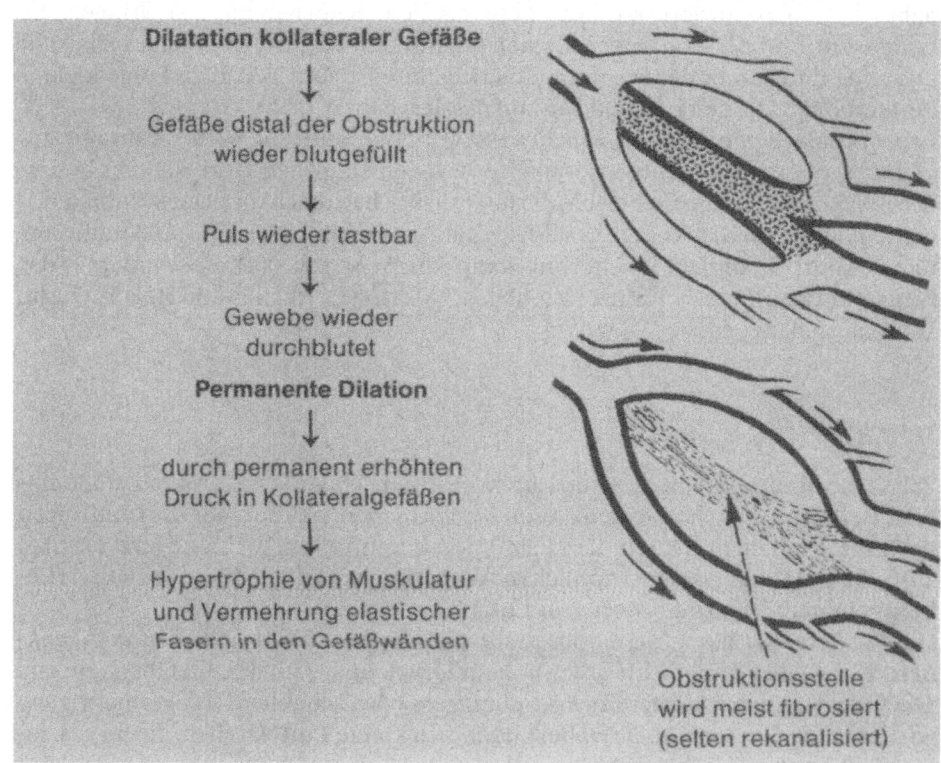

**Dilatation kollateraler Gefäße**

Gefäße distal der Obstruktion wieder blutgefüllt

Puls wieder tastbar

Gewebe wieder durchblutet

**Permanente Dilation**

durch permanent erhöhten Druck in Kollateralgefäßen

Hypertrophie von Muskulatur und Vermehrung elastischer Fasern in den Gefäßwänden

Obstruktionsstelle wird meist fibrosiert (selten rekanalisiert)

In kleinen Arterien wird ein Thrombus nur sehr selten rekanalisiert. Gewöhnlich bleibt das Gefäß durch fibrotisches Gewebe verschlossen.

## Endarterien

(Funktionelle) Endarterien sind solche, bei denen keine arteriellen (A. lienalis) oder kapillären (Koronargefäße, Hirngefäße) Anastomosen vorhanden sind oder bei denen die arteriellen Anastomosen zur Versorgung des Gewebes nicht ausreichen (A. mesenterica superior). Allerdings können sich bei allmählicher Verschlechterung der Blutversorgung (langsam stenosierende arteriosklerotische Prozesse) auch kapilläre Anastomosen in Herz und Gehirn ausbilden.
Folgen des Verschlusses einer Endarterie:

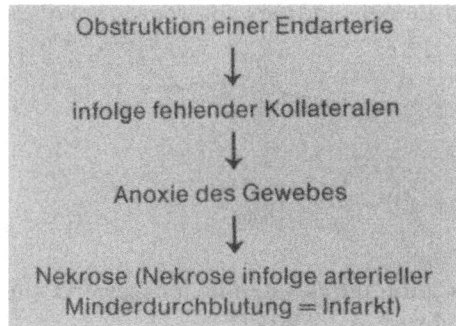

## 8.3.1 Infarkt

Als Infarkt bezeichnet man eine durch mangelnde Blutversorgung entstandene, also *ischämische Nekrose.* Sie ist entsprechend der Anatomie des arteriellen Systems meist keilförmig und in der Peripherie des betroffenen Organs lokalisiert.

*Beispiel:* Die Veränderungen des infarzierten Bereiches bei einem Niereninfarkt.
Nach 4–6 Stunden ist der Infarkt als blasses Areal erkennbar. Histologisch sind erste degenerative Zellveränderungen zu sehen.

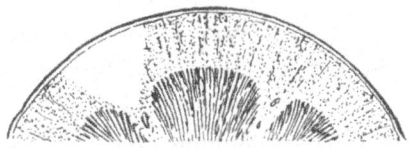

Innerhalb von 9–48 Stunden entwickelt sich das Vollbild der Koagulationsnekrose.

Das Gewebe ist blaß-gelblich und von einem *hämorrhagischen Randsaum* umgeben; dieser kennzeichnet die Stelle der Gefäßabbrüche, also die Grenze zwischen intakten Kapillaren und den durch den Infarkt zugrundegegangenen Gefäßen.

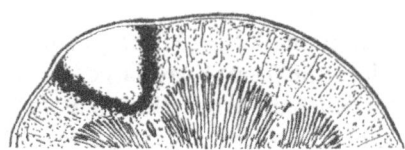

Im Gegensatz zu den Leukozyten können sich Erythrozyten nicht eigenständig bewegen und bleiben an den Gefäßabbruchstellen liegen. Die Kapillaren sind dilatiert (Hyperämie als „Entzündungsreaktion"). Vom Rand erfolgt die Demarkation durch Granulozyten. Histologisch sind die Zell- und Gewebsgrenzen nur noch schemenhaft erkennbar.

Nach ca. 72 Stunden mischen sich in das demarkierende Infiltrat auch Lymphozyten und vor allem Makrophagen.

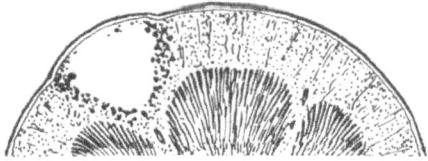

Danach (1.–3. Woche) erfolgt die Organisation durch Granulationsgewebe mit dem endgültigen Resultat einer narbigen Fibrose (4.–8. Woche).

## Herzinfarkt

Ein Herzinfarkt ist häufig Folge einer Thrombose oder einer schweren Stenose von Koronararterien.

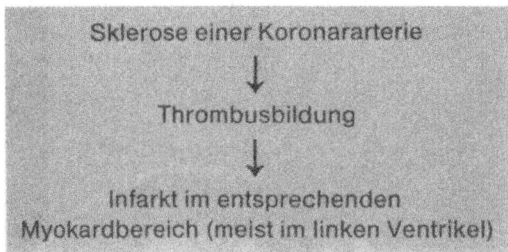

Sklerose einer Koronararterie
↓
Thrombusbildung
↓
Infarkt im entsprechenden Myokardbereich (meist im linken Ventrikel)

Je nach Ausdehnung und Lokalisation des Infarktes sind die unmittelbaren Folgen akute Herzinsuffizienz infolge fehlender Kontraktilität des nekrotischen Areals und/oder Herzrhythmusstörungen. Die Nekrosen betreffen zumeist die inneren $2/3$ der Wandschichten. (Lediglich das Endokard mit ca. 4–8 angrenzenden Muskelzellagen kann noch durch das im Herzventrikel befindliche Blut versorgt werden. Nur bei ausgedehntem Gewebeuntergang wird auch dieses Areal zerstört, und es bildet sich ein parietaler Thrombus über dem Bereich). Transmurale Infarkte beruhen zumeist auf einem thrombotischen Koronararterienverschluß. Wird der Infarkt überlebt, heilt das Gewebe unter Narbenbildung ab.

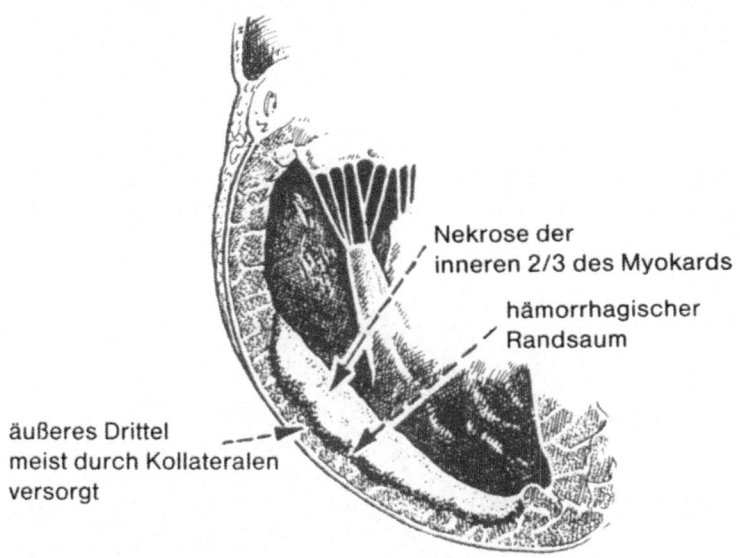

Nekrose der
inneren 2/3 des Myokards

hämorrhagischer
Randsaum

äußeres Drittel
meist durch Kollateralen
versorgt

## Hirninfarkt

Infarkte beruhen hier meist auf einer Thrombose der Äste der A. cerebri media, A. cerebri posterior oder der A. basilaris.

Infarkt im Bereich der Stammganglien
(A. lenticularis aus A. cerebri media)

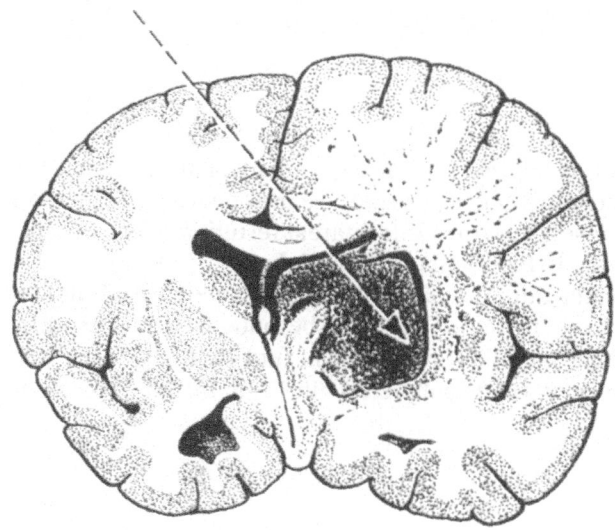

Durch den hohen Flüssigkeits- und Lipidgehalt des Gewebes entsteht eine Kolliquationsnekrose. Andere Ursachen für Hirninfarkte sind Emboli, die überall im Hirn zu Nekrosen führen können, oder langanhaltende Hypotension (z. B. im Schock), wobei besonders die Gebiete im Grenzbereich der Versorgungsarterien betroffen sind (sog. letzte Wiesen).

### Niereninfarkt

Niereninfarkte treten im allgemeinen als Folge von Embolien aus Thromben des linken Herzvorhofs (bei Vorhofflimmern) oder der Herzklappen (bakterielle Endokarditis) auf.

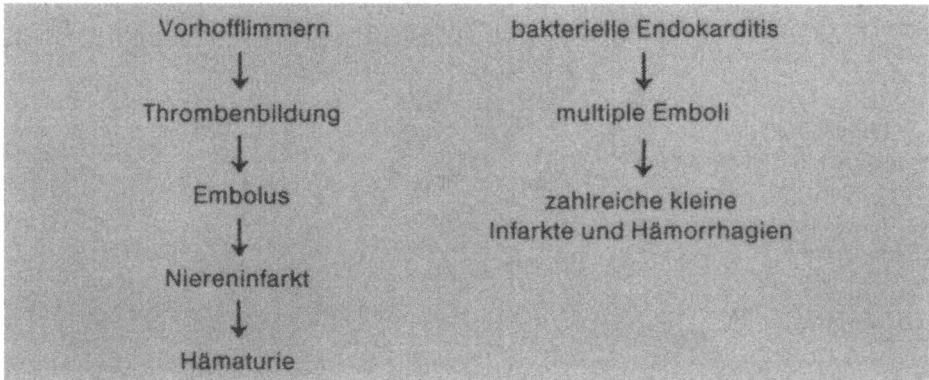

### Milzinfarkt

Ursachen für Milzinfarkte sind zumeist Embolien. Als typische Endarterien resultieren keilförmige Infarkte in der Peripherie (subkapsulär).

### Lungeninfarkt

In Organen mit doppelter Blutversorgung (z. B. Lunge) oder Kollateralen fließt in den infarzierten Bereich immer noch Blut ein, so daß, wenn es überhaupt zu einem Infarkt kommt, statt eines blassen, ein rotes Infarktareal resultiert (hämorrhagischer Infarkt, im Gegensatz zum ischämischen, blassen Infarkt).
Bei Verschluß der A. pulmonalis durch einen Embolus fließt weiterhin Blut aus Ästen der Aa. bronchiales in das betroffene Gebiet. Insbesondere bei Herzinsuffizienz kommt es zur Stase und die Sauerstoffmenge reicht zur Erhaltung des Gewebes nicht aus, so daß das Gebiet zugrunde geht. Dies führt zum Infarkt, der durch den Blutzufluß rot erscheint.

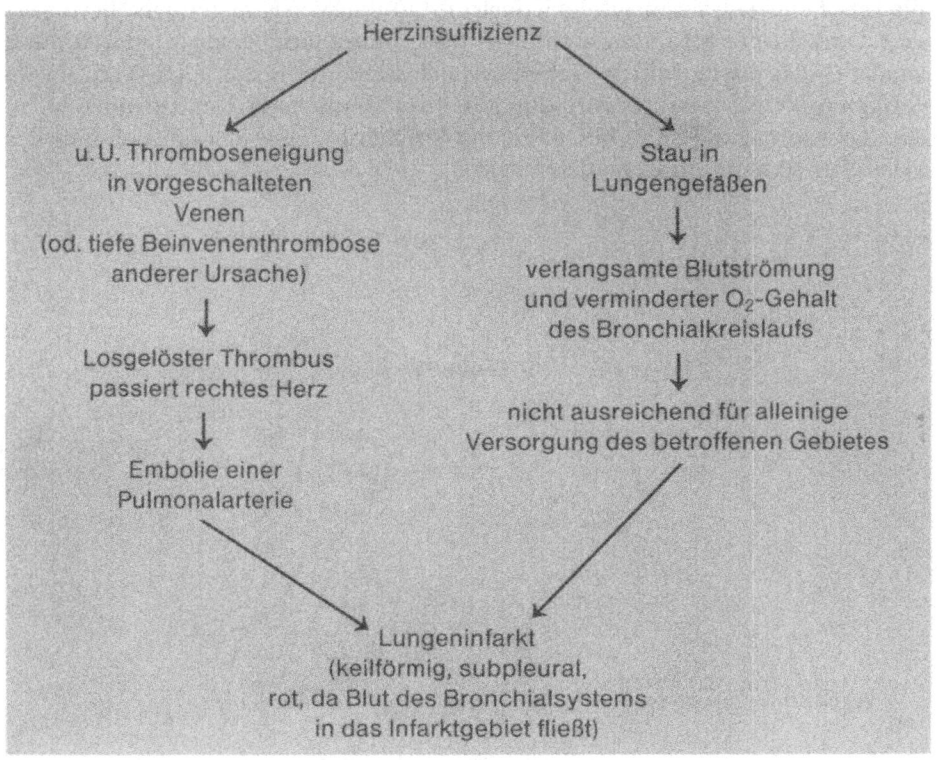

Herzinsuffizienz

u.U. Thromboseneigung
in vorgeschalteten
Venen
(od. tiefe Beinvenenthrombose
anderer Ursache)

↓

Losgelöster Thrombus
passiert rechtes Herz

↓

Embolie einer
Pulmonalarterie

Stau in
Lungengefäßen

↓

verlangsamte Blutströmung
und verminderter $O_2$-Gehalt
des Bronchialkreislaufs

↓

nicht ausreichend für alleinige
Versorgung des betroffenen Gebietes

Lungeninfarkt
(keilförmig, subpleural,
rot, da Blut des Bronchialsystems
in das Infarktgebiet fließt)

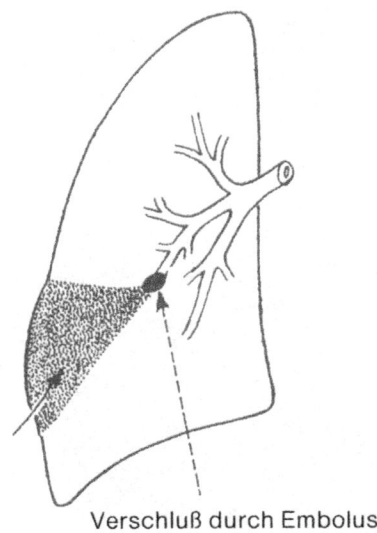

Verschluß durch Embolus

## Darminfarkt

Bei einem Verschluß der Mesenterialarterien (allg. Arteriosklerose, seltener Embolie) ist die unmittelbare Folge eine Blutleere des infarzierten Bereiches, der

185

blaß erscheint. Daraufhin erfolgt jedoch die Öffnung von Kollateralgefäßen sowie eine Umkehr der Strömungsrichtung in den Mesenterialvenen. Dadurch fließt wieder Blut in das betroffene Gebiet, das sich dunkelrot verfärbt. Das Gewebe im Randbereich des Infarktes wird durch die Kollateralen ausreichend versorgt, so daß das Ausmaß der Gewebeschädigung geringer ist, als es der Ausdehnung des arteriellen Versorgungsgebietes entspricht.

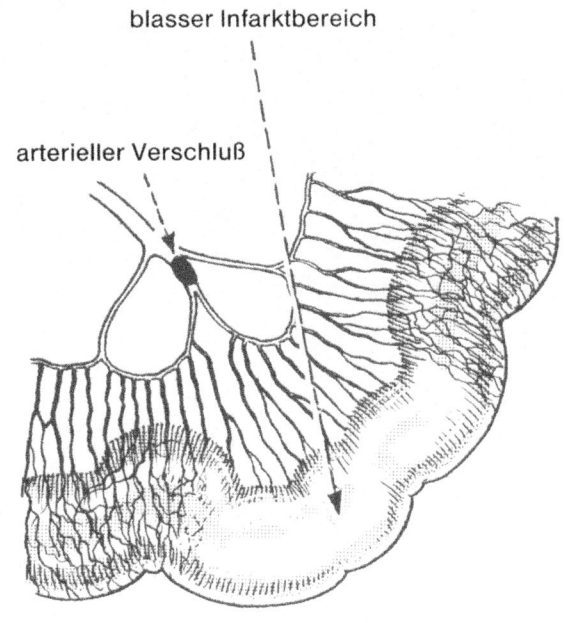

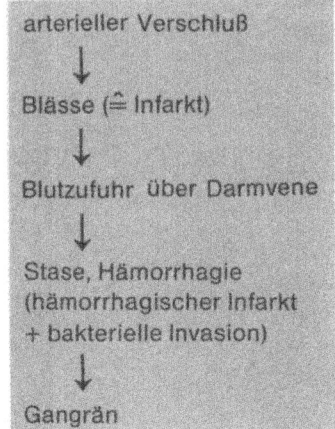

arterieller Verschluß

↓

Blässe (≙ Infarkt)

↓

Blutzufuhr über Darmvene

↓

Stase, Hämorrhagie
(hämorrhagischer Infarkt
+ bakterielle Invasion)

↓

Gangrän

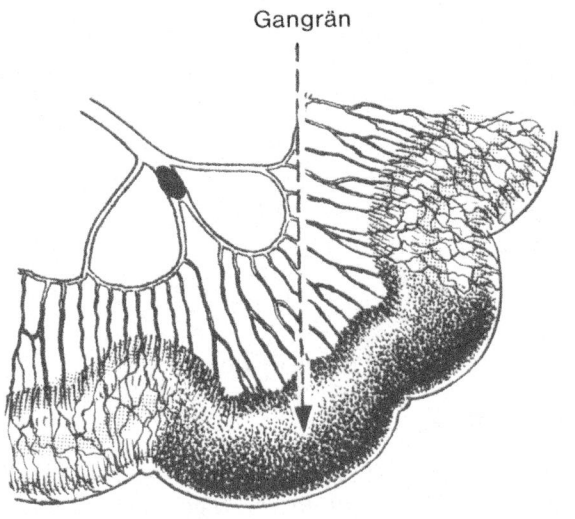

### 8.3.2 Langsam fortschreitende arterielle Durchblutungsminderung

Bei einem *langsam* fortschreitenden Verschluß von Arterien hat das Gewebe Zeit, sich an die verminderte Blutzufuhr anzupassen. Die Folge ist eine Organatrophie; zum Teil können zusätzlich Kollateralen ausgebildet werden (Herz, Hirn). Häufig kommt es jedoch zu rezidivierenden relativen Ischämien mit Untergang kleiner Gewebegruppen, die durch Bindegewebe ersetzt werden. Eine Funktionsminderung des Organs, ist die Folge.

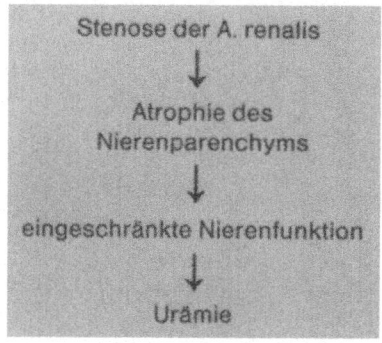

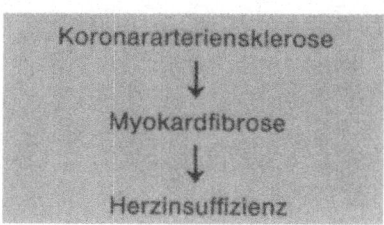

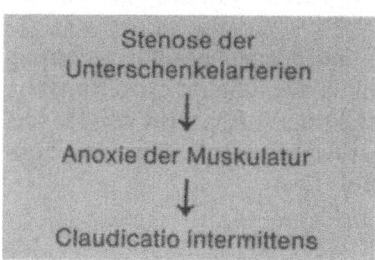

## 8.4 Verschluß venöser Gefäße

### 8.4.1 Akuter Venenverschluß

Ein plötzlich auftretender Venenverschluß ist meist Folge einer *Thrombose.* In bestimmten Körperregionen sind jedoch venöse Stauungen infolge von *Einklemmung* oder *Torsion* häufiger (Hernien, Hodentorsion).
Durch die Abflußbehinderung kommt es zu einer Erhöhung des hydrostatischen Drucks. Die Folgen sind Blutstau mit Zyanose, Ödem und Verminderung der arteriellen Blutzufuhr. Bei langanhaltender Abflußbehinderung kann das betroffene Gewebe ebenfalls nekrotisch werden. Es kommt zur hämorrhagischen Infarzierung (im Gegensatz zum Infarkt, der eine durch eine arterielle Durchblutungsstörung bedingte Nekrose bezeichnet).

Der Grundmechanismus der *hämorrhagischen Infarzierung* ist hier anhand der relativ häufigen Darmeinklemmung dargestellt:

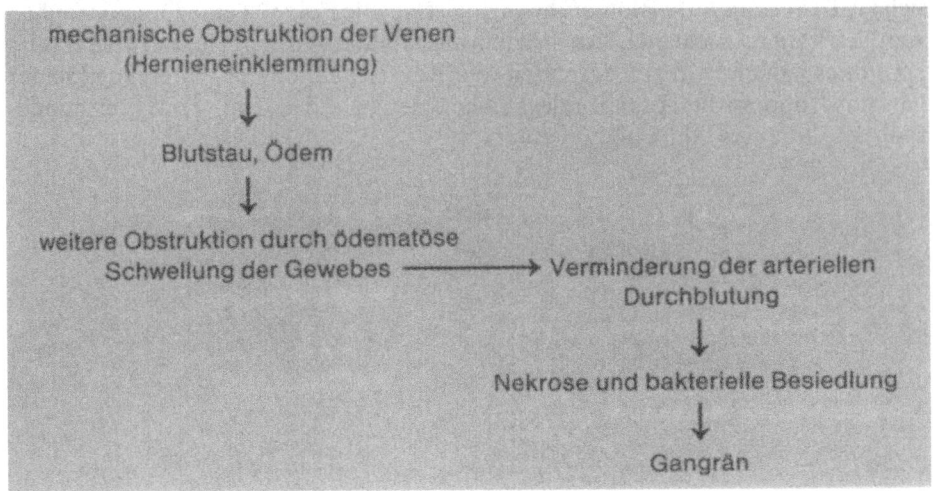

Ursachen für eine hämorrhagische Darminfarzierung sind Hernien, Volvolus, Invagination und Mesenterialvenenthrombosen.

Hautulzera der unteren Extremitäten als Folge einer venösen Abflußbehinderung bei Varikose und Thrombose sind ebenfalls häufig. Dabei kommt es zu Blutstau, Zyanose und durch den erhöhten hydrostatischen Druck zu Austritt von Plasma und Blut aus den Gefäßen in das Interstitium. Das resultierende Ödem mit erhöhtem Gewebedruck führt zu Gewebeschädigung und Ulzera.

### 8.4.2 Chronische venöse Blutstauung

Eine chronische Blutstauung aller Körpervenen ist eine Folge chronischer Erkrankungen von Herz (chronische Herzinsuffizienz) und Lunge (Fibrose oder Emphysem mit Verminderung der Lungenstrombahn). Der Mechanismus sieht so aus:

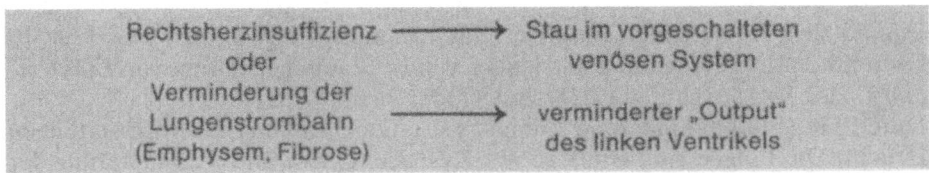

Bei einer *chronischen Herzinsuffizienz* steht die verminderte Leistung des linken Herzventrikels ursächlich im Vordergrund. Der Körper versucht sich zunächst an den erhöhten pulmonalen Druck (Rückstau!) anzupassen. Dies führt zur Hypertrophie des rechten Herzventrikels. Aufgrund der allgemein schlechten Versorgungslage durch den verminderten linksventrikulären „output" sind kompensatorische Maßnahmen jedoch nur begrenzt möglich, und eine relative rechtsventrikuläre Insuffizienz mit Rückstau des Blutes in allen Körpervenen ist die Folge.

Ist die primäre Ursache eine *Lungenerkrankung* oder, was nur selten vorkommt, eine isolierte Rechtsherzinsuffizienz, so tritt kein passiver Blutrückstau in den Lungen auf.

### Allgemeine Folgen

● *Erhöhung des intravasalen Flüssigkeitsvolumens:* Die Mechanismen sind wahrscheinlich folgende:

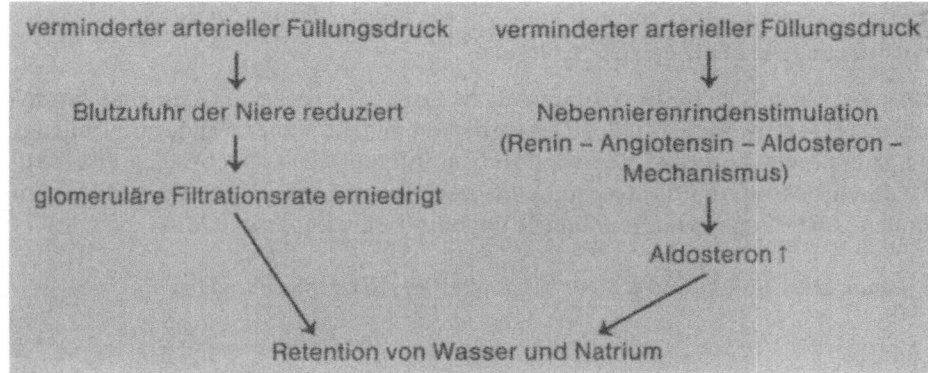

Die vermehrte Flüssigkeitsmenge wird hauptsächlich im venösen System untergebracht, so daß sich die Auswirkungen der Blutstauung dort verstärken.

● *Hypoxie:* Bei primären Lungenerkrankungen und Herzinsuffizienz ist der Gasaustausch in der Lunge erheblich gestört, so daß das Blut nur unzureichend oxygeniert werden kann.

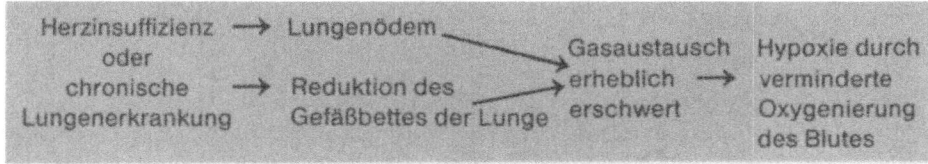

Durch den verminderten arteriellen Auswurf (Linksherzinsuffizienz) wird die Sauerstoffversorgung der Organe noch weiter verschlechtert. Hinzu kommt, daß die Hauptmasse des Hämoglobins in den Venen, also in reduzierter Form, vorliegt. Der Anteil an oxygeniertem Hämoglobin ist also insgesamt vermindert, dies führt zur Zyanose.

*Beachte:* Zum Sichtbarwerden der Blaufärbung (Zyanose) muß eine bestimmte Mindestmenge an reduziertem Hämoglobin vorhanden sein, die bei einer zusätzlichen Anämie oftmals nicht erreicht wird!

● *Ödem*

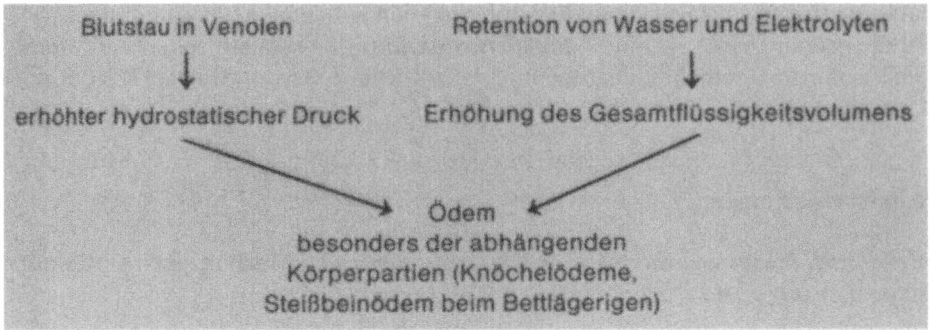

### Auswirkungen auf die einzelnen Organe

Bei einer chronischen Blutstauung sind die Organe infolge von Ödem und Zyanose dunkel geschwollen. Mit der Zeit verdicken sich die Venenwände aufgrund des langanhaltenden erhöhten Drucks, und das interstitielle Gewebe zeigt Fibrosen. Dadurch bekommen die Organe eine feste Konsistenz. Diese Veränderungen finden sich besonders ausgeprägt in Lungen, Nieren, Leber und Milz.

**Lungen.** Die Lungen sind schwer (flüssigkeitsreich), gestaut und braun.

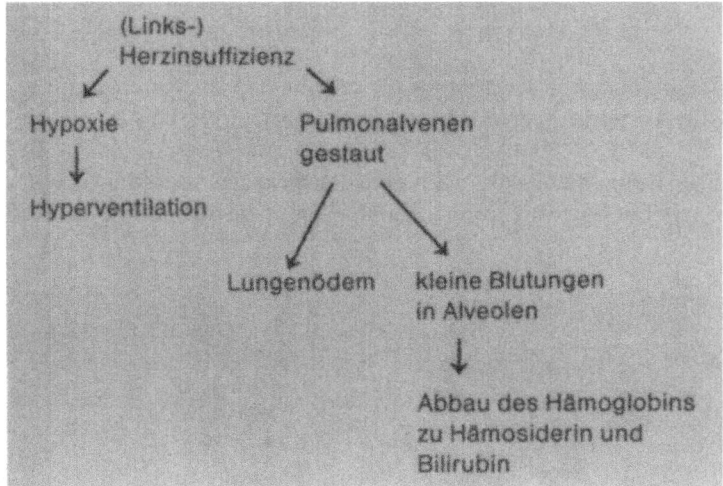

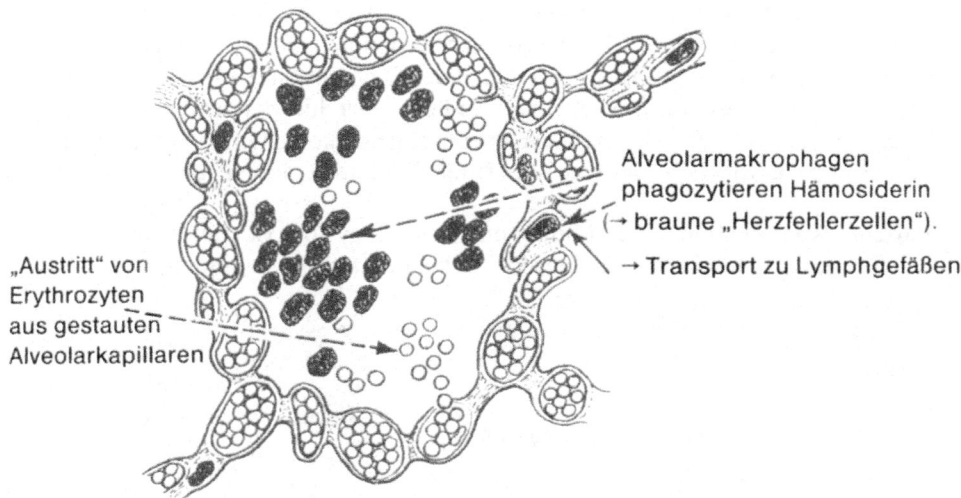

"Austritt" von Erythrozyten aus gestauten Alveolarkapillaren

Alveolarmakrophagen phagozytieren Hämosiderin (→ braune „Herzfehlerzellen").

→ Transport zu Lymphgefäßen

Die Alveolarmakrophagen nehmen das Hämosiderin auf und transportieren es ins Interstitium und in die Lymphknoten. Postmortal kann man das Eisen am entnommenen Organ mit der Berliner-Blau-Reaktion (Kalium-Eisen-Zyanid und Salzsäure) nachweisen.

**Leber.** Die erhöhte Blutfülle in Venen und Sinusoiden führt zu einer Vergrößerung des Organs. Die Leber wird unterhalb des Rippenbogens tastbar.
Die am meisten von der Stauung betroffenen und am weitesten von der arteriellen Blutversorgung entfernten läppchenzentralen Zellen zeigen die degenerativen Veränderungen, hauptsächlich Verfettung, zuerst. Bei fortbestehender Stauung atrophieren sie und verschwinden schließlich ganz. Die Verfettung schreitet zu den läppchenperipheren, periportalen Bereichen fort.

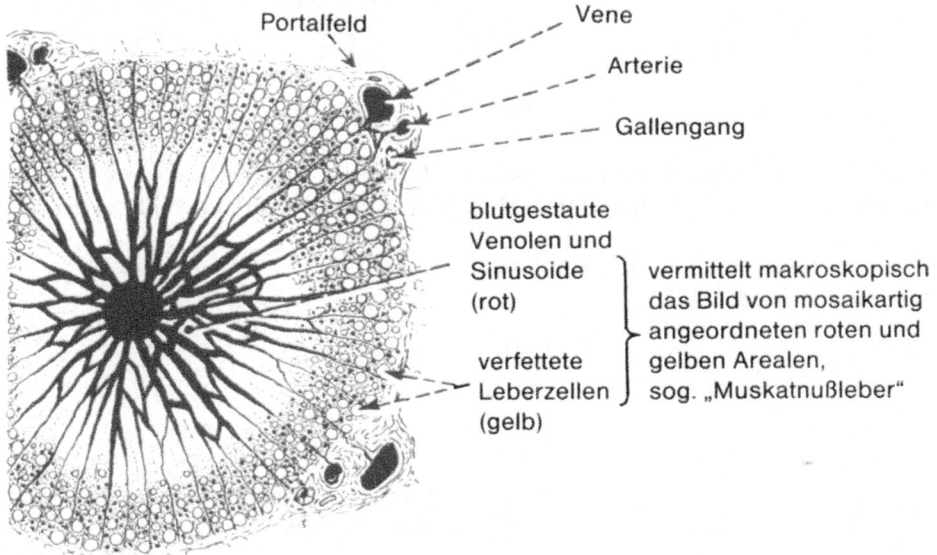

Portalfeld

Vene

Arterie

Gallengang

blutgestaute Venolen und Sinusoide (rot)

verfettete Leberzellen (gelb)

vermittelt makroskopisch das Bild von mosaikartig angeordneten roten und gelben Arealen, sog. „Muskatnußleber"

Dabei kann Leberparenchym ausgedehnt zerstört werden. Wenn sich die Blutstauung zwischenzeitlich bessert, können die verbliebenen Areale kompensatorisch hyperplastische Knötchen bilden, zwischen denen sich fibrosiertes Gewebe befindet (sog. Cirrhose cardiaque). Allerdings handelt es sich hierbei nicht um eine echte Zirrhose, da die Leberarchitektur erhalten bleibt und keine Umbauvorgänge stattfinden. Die Auswirkungen auf die Leberfunktion sind dementsprechend geringer.

**Portale Hypertension.** Eine Stauung im Pfortadersystem ist zumeist Folge einer Gefäßstauung in der Leber, die häufig durch eine Zirrhose bedingt ist.

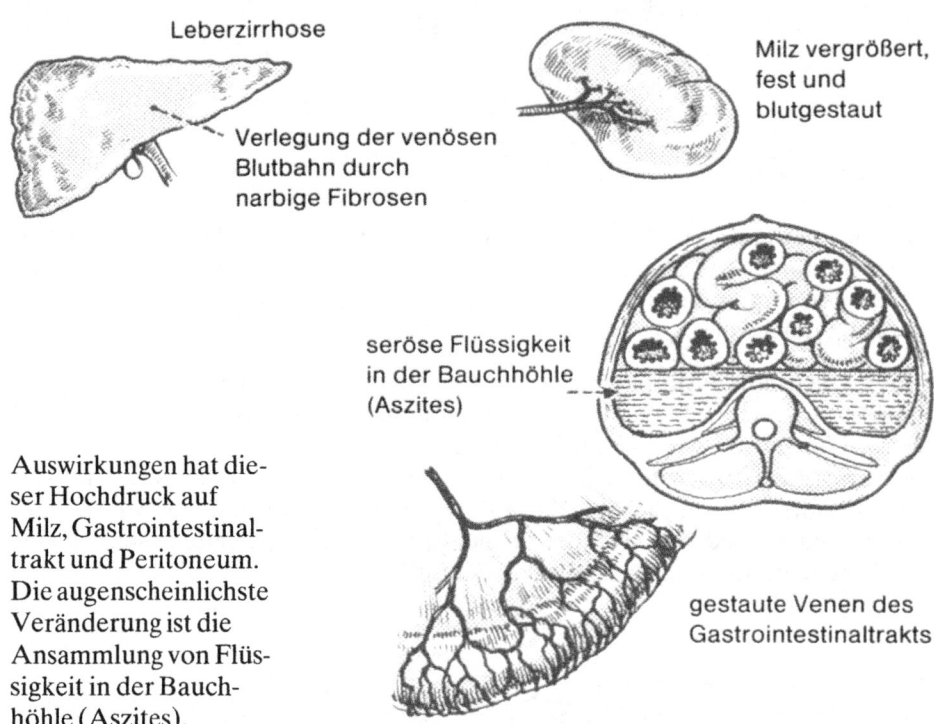

Leberzirrhose

Verlegung der venösen Blutbahn durch narbige Fibrosen

Milz vergrößert, fest und blutgestaut

seröse Flüssigkeit in der Bauchhöhle (Aszites)

Auswirkungen hat dieser Hochdruck auf Milz, Gastrointestinaltrakt und Peritoneum. Die augenscheinlichste Veränderung ist die Ansammlung von Flüssigkeit in der Bauchhöhle (Aszites).

gestaute Venen des Gastrointestinaltrakts

Es gibt vier Anastomosenregionen zwischen Pfortader- und Cava-System. Die Gefäße dieser Region sind bei portalem Hochdruck stark dilatiert und bilden Varizen:

- Hämorrhoidale Venen des Rektums („Hämorrhoiden")

erweiterte Gefäße des Plexus hämorrhoidalis (Hämorrhoiden)

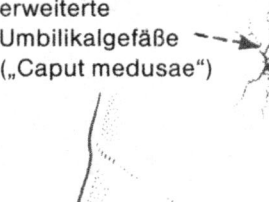

stark dilatierte
Venen des distalen
Ösophagus
(„Ösophagusvarizen")

• Venen des distalen Ösophagus (Ösophagusvarizen)

erweiterte
Umbilikalgefäße
(„Caput medusae")

• Venen in der Umbilikalregion
  (Caput medusae)

• Venen der vorderen Bauchwand

## 8.5 Flüssigkeitshaushalt

### 8.5.1 Normale Zirkulation der Körperflüssigkeit

Normalerweise besteht ein ständiger Flüssigkeitsaustausch zwischen Gewebe und
Blut. Ein Teil der Flüssigkeit gelangt auch in die Lymphwege, um dann via Dc. thoracicus wieder dem Blut zugeführt zu werden.

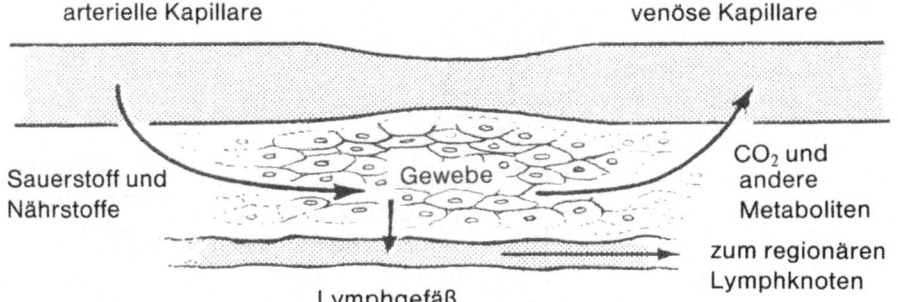

arterielle Kapillare                    venöse Kapillare

Sauerstoff und                          CO₂ und
Nährstoffe          Gewebe              andere
                                        Metaboliten

                                        zum regionären
                                        Lymphknoten
            Lymphgefäß

Der normale Flüssigkeitsaustausch wird von *zwei Druckgradienten* aufrechterhalten:
- **Hydrostatischer Druck,** der die Flüssigkeit aus den Kapillaren in das Gewebe drückt (in arteriellen Kapillaren 35 mm Hg, in venösen 10 mm Hg)
- **Osmotischer Druck,** der durch die Konzentration der Plasmaproteine bestimmt wird und die Flüssigkeit im Gefäß hält (25 mm Hg)

Das Zusammenwirken dieser beiden entgegengesetzten Kräfte führt im arteriellen Kapillarbereich zu einem Flüssigkeitsausstrom, im venösen Bereich zu einem Wiedereintritt in die Gefäße.

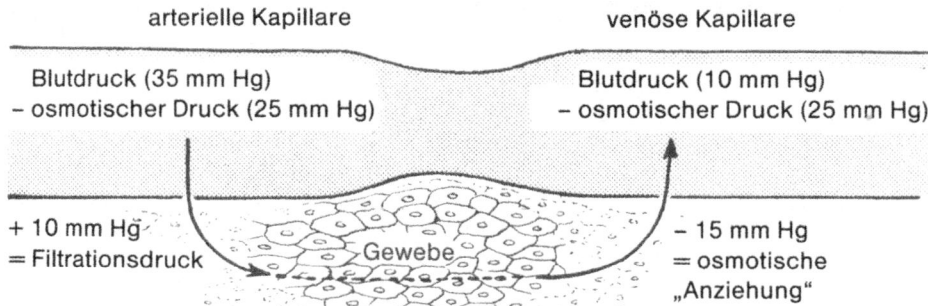

arterielle Kapillare    venöse Kapillare

Blutdruck (35 mm Hg)
– osmotischer Druck (25 mm Hg)

Blutdruck (10 mm Hg)
– osmotischer Druck (25 mm Hg)

+ 10 mm Hg
= Filtrationsdruck

Gewebe

– 15 mm Hg
= osmotische „Anziehung"

Ähnliche Kräfte (Gewebedruck und osmotischer Druck der Lymphflüssigkeit) spielen auch bei dem Flüssigkeitsabtransport auf lymphatischem Wege eine Rolle.

Neben der Kontrolle auf kapillarer Ebene gibt es auch Faktoren, die den Flüssigkeitshaushalt des gesamten Körpers beeinflussen. Das Organ, das diese Regulation hauptsächlich übernimmt, ist die **Niere.**
- Über Baro- und Chemorezeptoren in Niere, Herz und einigen Gefäßen wird durch das **Renin-Aldosteron-System** die Wasserreabsorption in der Niere gesteuert. Ein Antagonist zum Aldosteron existiert in einem kardialen Hormon, das im Vorhof gebildet wird und bei Erhöhung des intrakardialen Drucks die Diurese erhöht. Ein weiteres Hormon der Hypophyse, das die Wasserausscheidung beeinflußt, ist das **ADH** (antidiuretische Hormon).

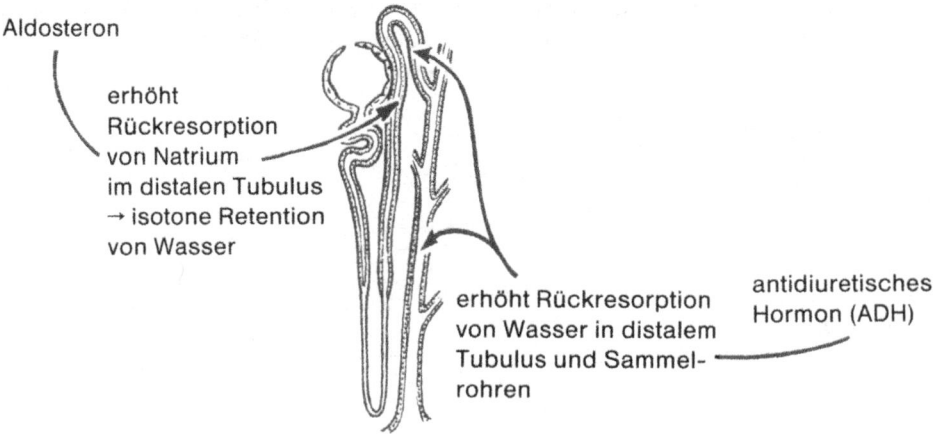

Aldosteron

erhöht
Rückresorption
von Natrium
im distalen Tubulus
→ isotone Retention
von Wasser

erhöht Rückresorption
von Wasser in distalem
Tubulus und Sammel-
rohren

antidiuretisches
Hormon (ADH)

- Voraussetzung für eine optimale Regulation ist die Funktionstüchtigkeit der Nieren. Die *glomeruläre Filtrationsrate* kann auch bei ausgedehntem Gewebsverlust und relativ unabhängig von Blutdruckschwankungen konstant gehalten werden. Bei Niereninsuffizienz folgt nach einem Stadium der Polyurie (Unfähigkeit zur Urinkonzentrierung) das (terminale) Stadium der Anurie (Flüssigkeit kann nicht mehr über die Glomeruli ausgeschieden werden).
- Auch exzessive *Flüssigkeitsaufnahme* oral oder parenteral kann die Kapazität der Nieren überlasten.

## 8.5.2 Störungen des Flüssigkeitshaushaltes: Ödem

Der Begriff Ödem bezeichnet eine übermäßige Flüssigkeitsansammlung im extravasalen Gewebe. Folgende Faktoren können zu einem Ödem führen:
- Anstieg des hydrostatischen Drucks in den Kapillaren,
- Abfall des osmotischen Drucks im Blut,
- Anstieg des osmotischen Drucks im Gewebe,
- Erhöhung der Gefäßpermeabilität (z. B. bei Entzündungen)
Bei normaler Gefäßpermeabilität ist die Ödemflüssigkeit proteinarm ( = Transsudat, spez. Gewicht < 1018), bei erhöhter Permeabilität (Verletzung, Entzündung) proteinreich ( = Exsudat, spez. Gewicht > 1018).

### Lokales Ödem

Ein lokales Ödem entsteht in der Regel durch die Verschiebung der oben genannten Druckgradienten auf kapillarer Ebene und beeinflußt *nicht* den gesamten Flüssigkeitshaushalt. Die Auswirkungen sind dementsprechend lokal begrenzt. Allerdings können Ödeme in Lunge oder Gehirn für den Gesamtorganismus schwerwiegende Folgen haben.

**Ödem bei venöser Stauung.** Es entsteht sehr häufig in unteren Extremitäten bei Beinvenenthrombose (einseitig; bei allgemeiner venöser Stauung aufgrund einer Herzinsuffizienz symmetrisch).

**Aszites** (Flüssigkeitsansammlung in der Bauchhöhle). Aszites ist eine besondere Form des lokalen Ödems. Es beruht zumeist auf einem Hochdruck im Pfortadersystem als Folge einer Leberzirrhose. Andere Ursachen sind Flüssigkeitsansammlungen bei Peritonealkarzinose.

**Entzündliches Ödem.** Ein entzündliches Ödem ist Folge von Hyperämie und mediatorinduzierter Permeabilitätssteigerung der Gefäße.
Das *allergische Ödem* ist eine Spezialform des entzündlichen Ödems, wird jedoch durch die gleichen Mediatoren (Histamin u. a.) hervorgerufen. Die Ursache ist eine Überempfindlichkeit auf bestimmte Allergene, die eine inadäquate Immunantwort auslösen.

**Angioneurotisches Ödem.** Dies ist eine seltene Form eines plötzlich auftretenden lokalen Ödems von kurzer Dauer und unbekannter Ursache. Im allgemeinen bleibt es ohne schwerwiegende Folgen, Ausnahmen sind lokale Ödeme des Larynx mit der Gefahr der Erstickung.

**Lymphatisches Ödem.** Bei einem lymphatischen Ödem beruht die lokale Flüssigkeitsansammlung auf einer Abflußbehinderung im lymphatischen System. Ursachen sind Zerstörung der Lymphabflußbahnen durch chronische Entzündung und Obstruktion der Lymphgefäße durch Tumorzellverbände oder Parasiten (Filarien, Wucherien → Elephantiasis).

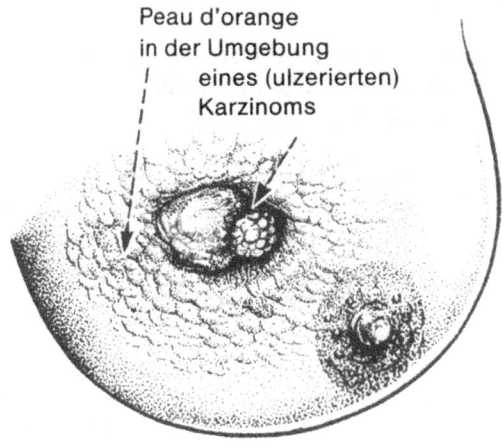

Peau d'orange in der Umgebung eines (ulzerierten) Karzinoms

**Lungenödem.** Es entsteht meist als Folge einer Insuffizienz des linken Herzventrikels, seltener bei Inhalation irritierender Substanzen. Bei einem Lungenödem findet die Flüssigkeitsansammlung nicht nur im interstitiellen Gewebe, sondern auch in den Alveolen mit entsprechender Verschlechterung des Gasaustausches statt. Zusätzlich zu den üblichen Druckgradienten kommt in der Lunge noch der negative Atmungsdruck bei Inspiration hinzu.

Alveolarkapillare

venöser hydrostatischer Druck = 10 mmHg

osmotischer Druck (Plasma) = 25 mmHg

osmotischer Druck (Gewebe) = 3 mmHg

Alveolarepithel

Alveole

(negativer) Atmungsdruck = 5–10 mmHg

Im venösen Kapillarschenkel der Lungen wird die Flüssigkeit mit einem Effektiv-druck von 2–7 mm Hg in den Kapillaren gehalten, im Gegensatz zu ca. 12 mm Hg in anderen Geweben. Dies erklärt sich folgendermaßen:

| | |
|---|---|
| Hydrostatischer Druck | 10 mm Hg |
| + gewebsosmotischer Druck | 3 mm Hg |
| + (negativer) Respirationsdruck | 5–10 mm Hg |
| = *Filtrationsdruck* | 18–23 mm Hg |
| Dagegen steht ein *blutosmotischer Druck* von | 25 mm Hg. |
| Die Differenz beträgt | 2–7 mm Hg. |

Somit kann es schon bei kleinen Druckänderungen zu einem Lungenödem kommen.

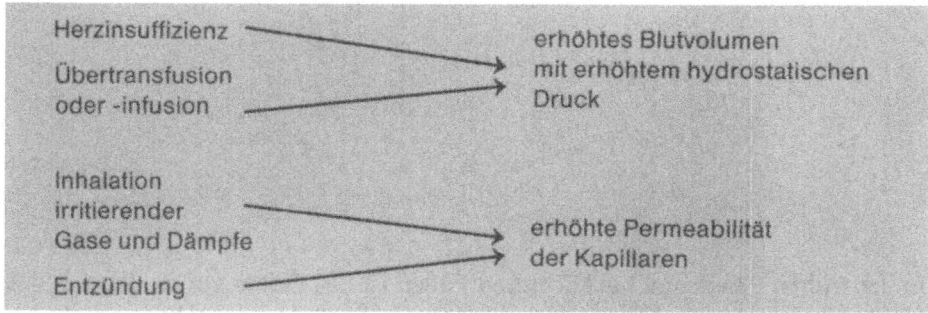

## Generalisiertes Ödem

Beim Zustandekommen eines generalisierten Ödems spielt neben den lokalen Druckgradienten vor allem die Regulation des Gesamtflüssigkeitshaushaltes eine entscheidende Rolle. Störungen resultieren in erster Linie aus Erkrankungen von Herz oder Nieren.

**Renal bedingtes Ödem.** (Ursachen: akute Nephritis, nephrotisches Syndrom)

| | Akute Nephritis | Nephrotisches Syndrom |
|---|---|---|
| Grad des Ödems | gering | ausgeprägt |
| Verteilung | lockeres Bindegewebe, Augen, Knöchel | generalisiert |
| Proteinurie | gering | stark |
| Osmotischer Druck des Blutes | normal | erniedrigt |
| Ursache des Ödems | Flüssigkeitsretention | Erniedrigung des osmotischen Druckes des Blutes |

**Kardial bedingtes Ödem.** (Vgl. auch chronische venöse Blutstauung)

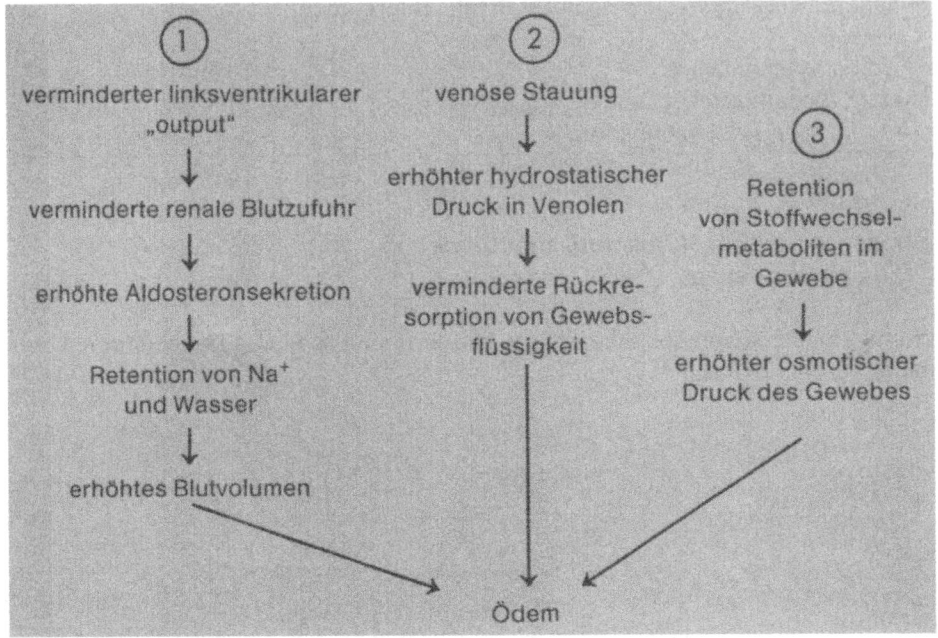

In der frühen Phase und bei leichteren Fällen ist das Ödem auf die Partien des größten hydrostatischen Druckes beschränkt (Füße und Knöchel bei aufrecht gehenden, bzw. Steißbeinregion bei bettlägrigen Patienten). Bei schwererem Verlauf kommen Flüssigkeitsansammlungen im Peritonealraum (Aszites) und in der Pleurahöhle hinzu; schließlich tritt ein generalisiertes Ödem auf (Anasarka).

**Hungerödem.** Im Hungerzustand werden Aufbauproteine des Körpers und auch Plasmaproteine abgebaut, so daß schließlich der osmotische Druck des Blutplasmas sinkt und ein generalisiertes Ödem die Folge ist.
Eine besondere Form des Ödems tritt bei Vitamin $B_1$-Mangel auf (Beriberi) und ist mit einer ausgeprägten Herzinsuffizienz assoziiert.

# 8.6 Schock

Im Schockzustand sind die vitalen Funktionen des Körpers infolge einer schweren *Verminderung des effektiv zirkulierenden Blutvolumens* reduziert. Die klinischen Symptome sind Hypotension, Hyperventilation, Tachykardie und Benommenheit und im weiteren Verlauf auch Oligurie.

### 8.6.1 Ursachen

**Absolute Hypovolämie:**
- als Folge eines Traumas
- durch Blutverlust (innere oder äußere Blutungen)
- bei ausgedehnten Verbrennungen
- bei Dehydratation infolge von Erbrechen oder Diarrhoen

**Kardiogene Ursachen.** Akute Herzinsuffizienz zumeist als Folge eines Myokardinfarkts

**Bakterielle Ursachen.** Schwere bakterielle Infektionen, Sepsis besonders durch gramnegative Keime mit Endotoxinfreisetzung

**Anaphylaxie.** Bei allergischen Reaktionen vom Soforttyp mit ausgeprägter Histaminausschüttung

**Neurogene Ursachen.** Reaktiv ausgelöst
- bei direkten Verletzungen von Hirn oder Rückenmark oder
- bei starken Schmerzen (bei schweren Verletzungen wie Knochenbrüchen oder Gewebequetschungen, bei inadäquater Anästhesie).
Die Folgen sind neurogen ausgelöste Blutumverteilungen.

### 8.6.2 Allgemeine Auswirkungen

Die Verminderung des effektiv zirkulierenden Blutvolumens verursacht zum einen direkte Zell- und Gewebeschäden und ruft zum anderen reaktive Kompensationsversuche des Körpers hervor. Beide Mechanismen zusammen bedingen die typische Schocksymptomatik.

Als *reaktive Veränderungen* versucht der Körper in der *Frühphase* zunächst die lebenswichtigen Organe wie Herz und Gehirn ausreichend mit Blut zu versorgen. Die Gefäße der Körperperipherie werden verengt *(Vasokonstriktion)* und somit die Blutzirkulation umverteilt.

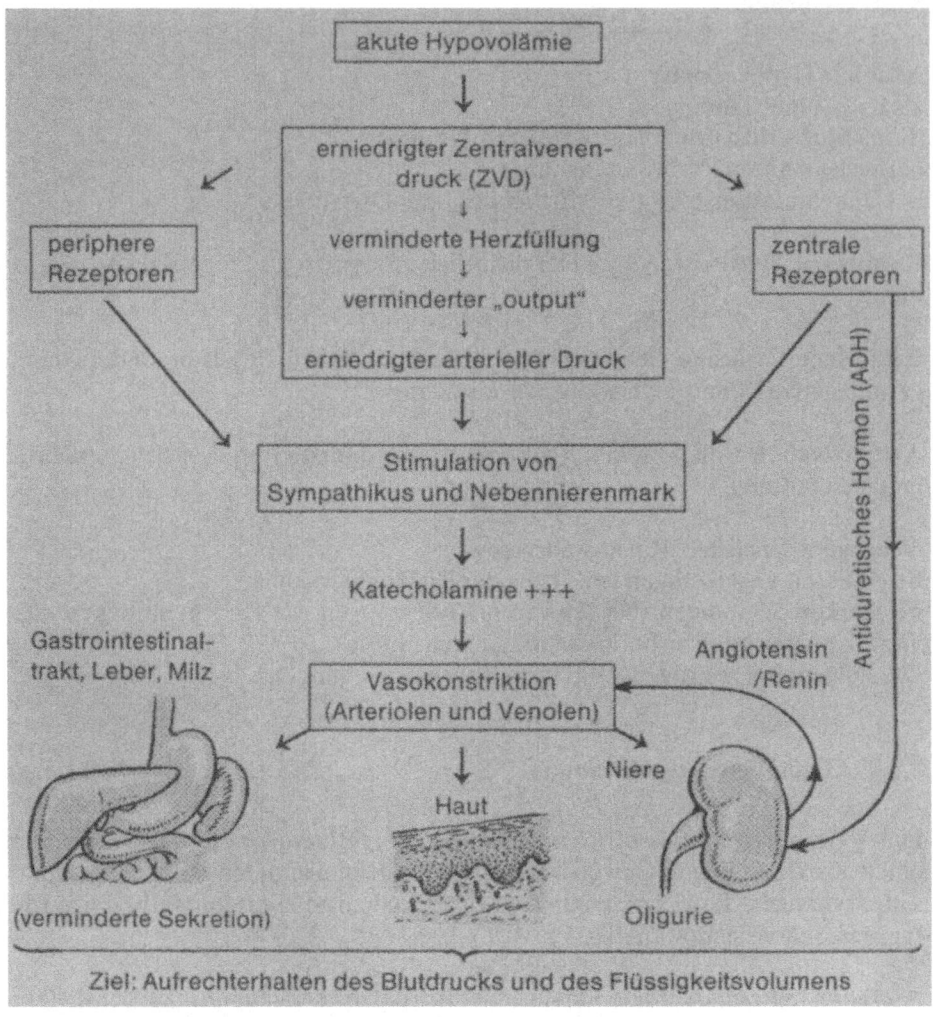

Gleichzeitig werden die Gefäße von Herz und Gehirn durch autoregulative Mechanismen erweitert. Sie sind also *nicht* von der allgemeinen Vasokonstriktion betroffen. Durch diese Gefäßdilatation kann bei einem Blutdruck, der 50–60 mm Hg nicht unterschreitet, eine ausreichende Durchblutung in diesen beiden Organen gewährleistet werden.

Ist die Ursache des Schocks zu diesem Zeitpunkt nicht behoben oder verringert sich das zirkulierende Blutvolumen aus anderen Gründen weiter, kommt es im *Spätstadium* zu *irreversiblen Gewebeveränderungen.* Die in der Frühphase aufgetretene allgemeine Gewebehypoxie (mit Ausnahme von Herz und Hirn) führt zu einer Gewebeazidose, die die Ansprechbarkeit der Gefäße auf Katecholamine reduziert. Weiterhin werden bei Gewebeuntergang vasodilatierende Substanzen freigesetzt. Dadurch kommt es zu einer *peripheren Gefäßdilatation* mit weiterer Erniedrigung des Blutdrucks.

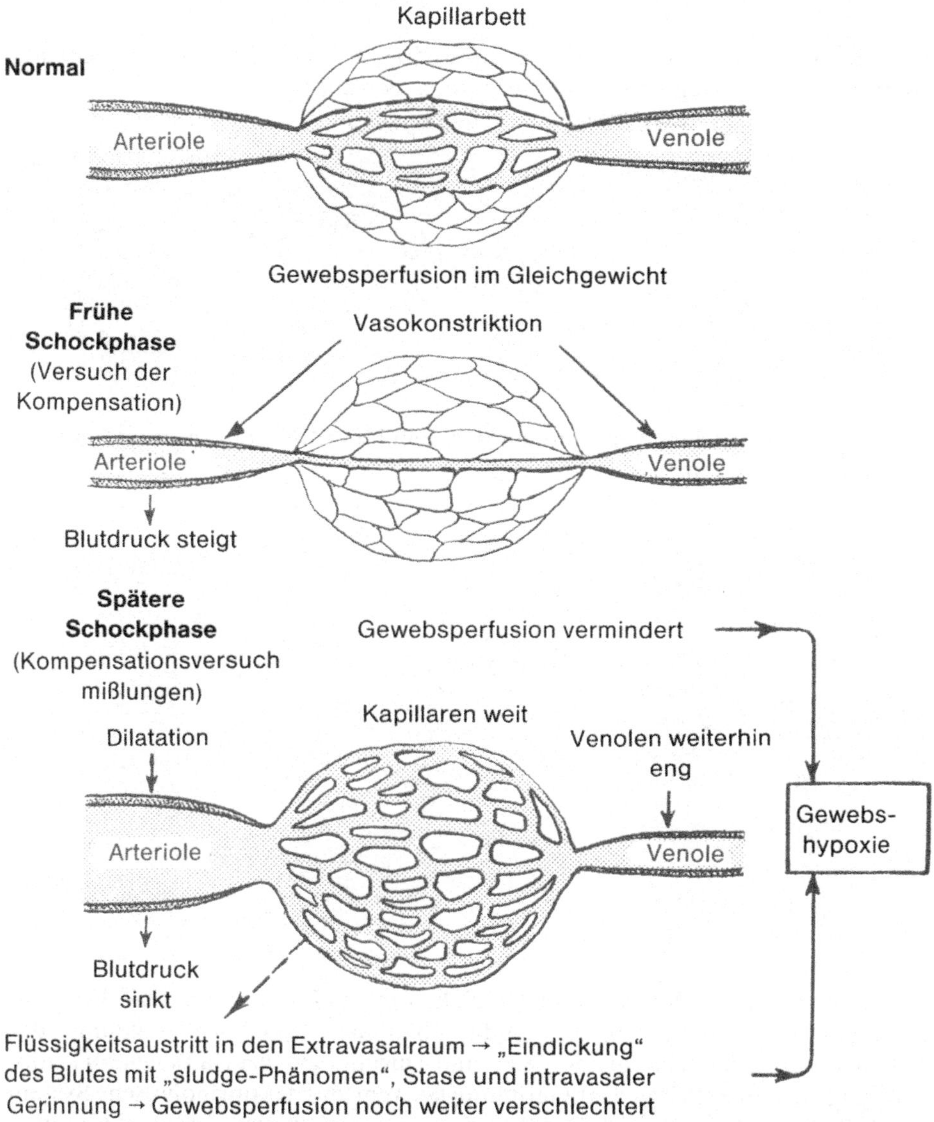

**Normal**

Kapillarbett

Arteriole

Venole

Gewebsperfusion im Gleichgewicht

**Frühe Schockphase**
(Versuch der Kompensation)

Vasokonstriktion

Arteriole

Venole

↓
Blutdruck steigt

**Spätere Schockphase**
(Kompensationsversuch mißlungen)

Gewebsperfusion vermindert →

Kapillaren weit

Dilatation

Venolen weiterhin eng
↓

Arteriole

Venole

Gewebshypoxie

↓
Blutdruck sinkt

Flüssigkeitsaustritt in den Extravasalraum → „Eindickung"
des Blutes mit „sludge-Phänomen", Stase und intravasaler
Gerinnung → Gewebsperfusion noch weiter verschlechtert

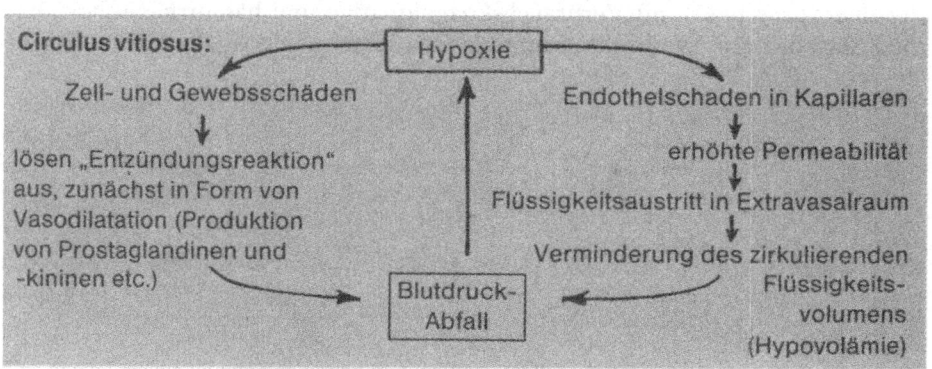

**Circulus vitiosus:**

Hypoxie

Zell- und Gewebsschäden

Endothelschaden in Kapillaren
↓
erhöhte Permeabilität
↓
Flüssigkeitsaustritt in Extravasalraum
↓
Verminderung des zirkulierenden Flüssigkeitsvolumens (Hypovolämie)

lösen „Entzündungsreaktion"
aus, zunächst in Form von
Vasodilatation (Produktion
von Prostaglandinen und
-kininen etc.)

Blutdruck-Abfall

Bei einem Absinken des Blutdrucks unter 50–60 mm Hg ist eine ausreichende Blutversorgung von Herz und Hirn nicht mehr gewährleistet:

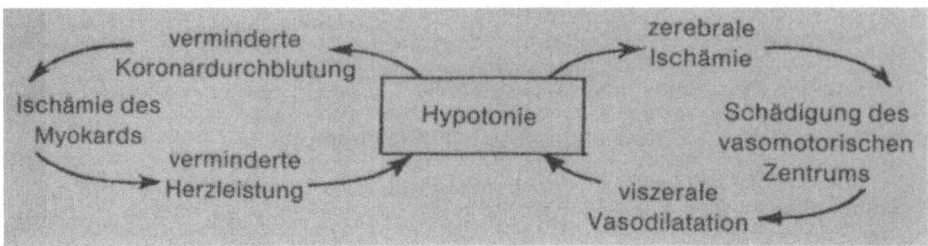

Die Hypoxie wirkt sich weiterhin auf den zellulären Metabolismus und auf das Gerinnungssystem aus:

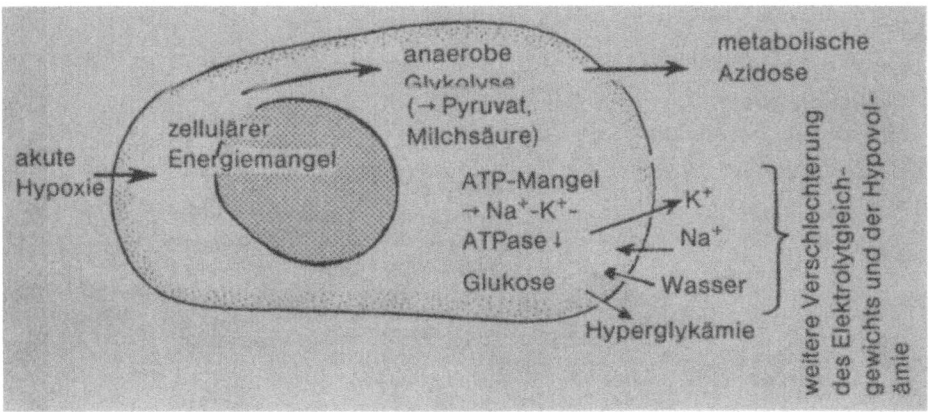

Durch die Gefäßdilatation strömt Flüssigkeit in das Interstitium. Das Blut wird eingedickt. Es kommt zum sog. sludge-Phänomen („Geldrollenbildung" der Erythrozyten) mit nachfolgender Stase und Thrombozytenzerfall sowie zu Endo-thel- und Gewebeschaden. Das Gerinnungssystem und das fibrinolytische System werden gleichzeitig aktiviert. Dies hat eine disseminierte intravasale Gerinnung (hyaline Thromben!) mit Verbrauchskoagulopathie und hämorrhagischer Dia-these, das sog. DIC-Syndrom (disseminated intravascular coagulation) zur Folge.

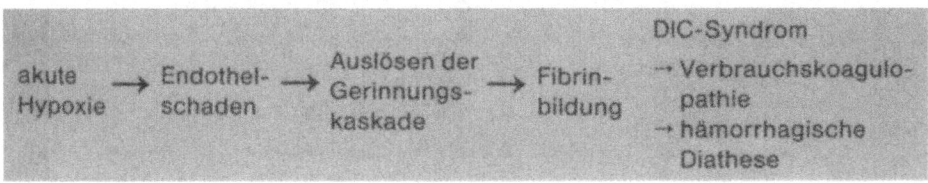

### 8.6.3 Schockauswirkungen auf einzelne Organe

**Herz**

Das Herz kann in zweierlei Hinsicht in das Schockgeschehen involviert sein:

● als *Schockursache* (kardiogener Schock)

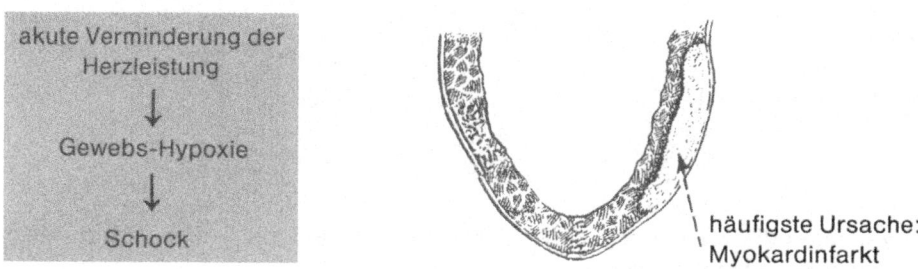

(*Beachte:* Dabei ist der Blutrückstrom zum Herzen, meßbar am Zentralvenendruck (ZVD), nicht eingeschränkt. Eine Flüssigkeitszufuhr ist also nicht indiziert, zumal das Herz das zusätzliche Volumen nicht verarbeiten könnte.)

● als *betroffenes Organ*

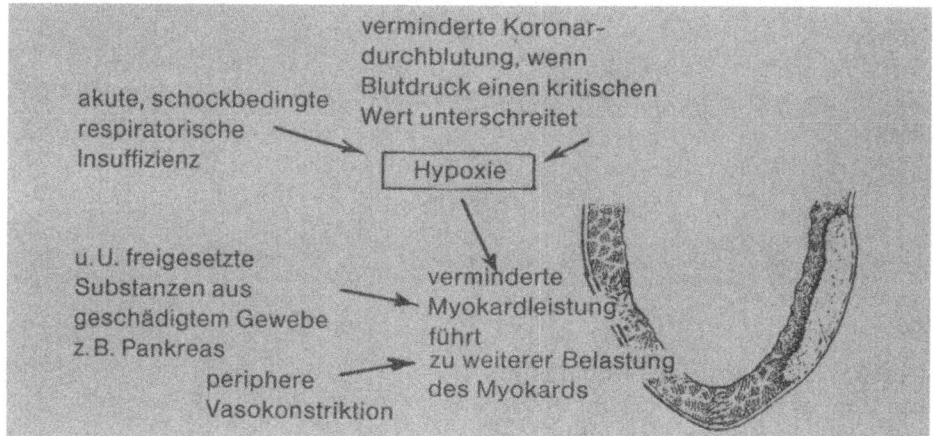

**Lungen**

Die Lungen sind sowohl durch zentrale Regulationsmechanismen als auch durch direkte Gewebeveränderungen am Schockgeschehen beteiligt.

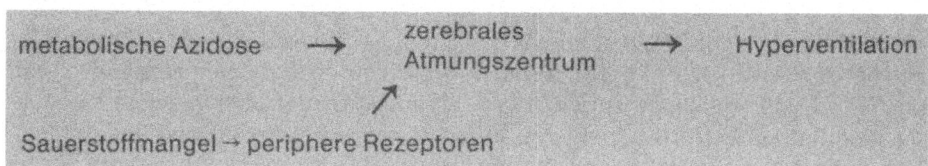

In der Phase der Vasodilatation kommt es zunächst zu Ödem und Blutstauung in der Lunge (schwere, nasse, düsterrote Schocklungen).

Alveolen von Erythrozyten und Flüssigkeit ausgefüllt, durch Fibrinaustritt Bildung hyaliner Membranen

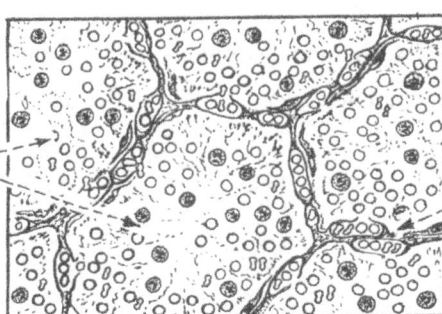

Leukozyten in Alveolarkapillaren und später auch in Alveolen

Dazu treten die Folgen der Verbrauchskoagulopathie mit hyalinen Thromben und alveolaren Hämorrhagien.

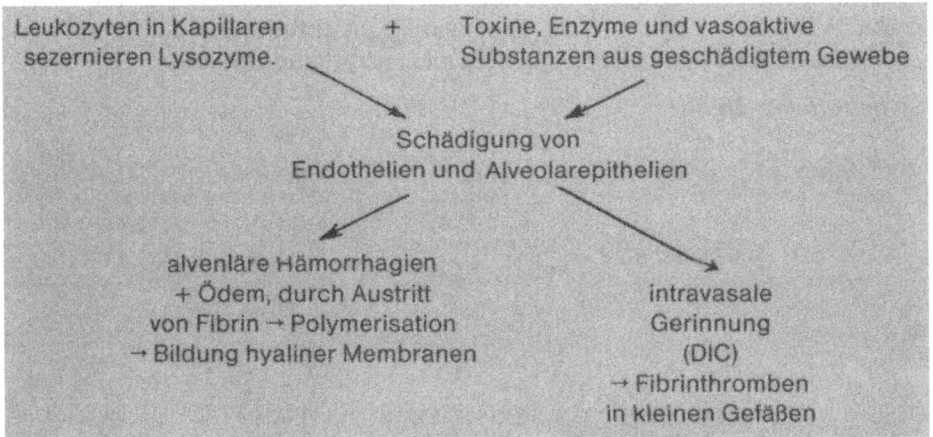

Leukozyten in Kapillaren sezernieren Lysozyme. + Toxine, Enzyme und vasoaktive Substanzen aus geschädigtem Gewebe

Schädigung von Endothelien und Alveolarepithelien

alvenläre Hämorrhagien + Ödem, durch Austritt von Fibrin → Polymerisation → Bildung hyaliner Membranen

intravasale Gerinnung (DIC) → Fibrinthromben in kleinen Gefäßen

Durch Schäden an den Alveolarepithelien kann nicht mehr genügend Surfactant factor gebildet werden, und Atelektasen sind die Folge.
In anderen Abschnitten treten als Folge des Kapillarschadens hyaline Membranen ( = Gerinnsel hauptsächlich aus Fibrin) auf.

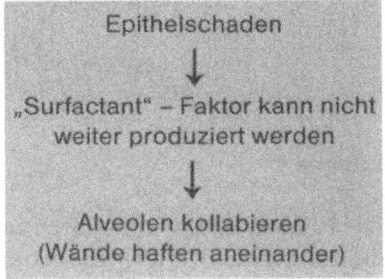

Epithelschaden
↓
„Surfactant" – Faktor kann nicht weiter produziert werden
↓
Alveolen kollabieren (Wände haften aneinander)

Wenn der Patient den Schock überlebt, treten als schwerwiegende Komplikationen herdförmige, später konfluierende Fibrosen auf. Die Lungen erscheinen grau und fest. Der Vorgang entspricht einer Organisation der entstandenen Lungenschäden und einer Aktivierung von Fibroblasten durch das interstitielle Ödem. Durch die Fibrose ist die Atemfunktion schwer gestört. Ist die Fibrose nur gering ausgeprägt und wird auch diese Phase des Schocks überlebt, sind Emphysem, Bronchiektasen und venöse Stauung die Folgen.

**Nieren**

Um bei einem Schock kompensatorisch das Blutvolumen zu erhöhen, wird das Renin-Angiotensin-Aldosteron-System sowie das ADH (antidiuretisches Hormon des Hypophysenhinterlappens) aktiviert. Das führt zu einer weiteren Verengung der Nierengefäße und zum Gewebeschaden (Tubulusnekrosen). In späteren Stadien resultieren daraus Oligurie und Anurie.

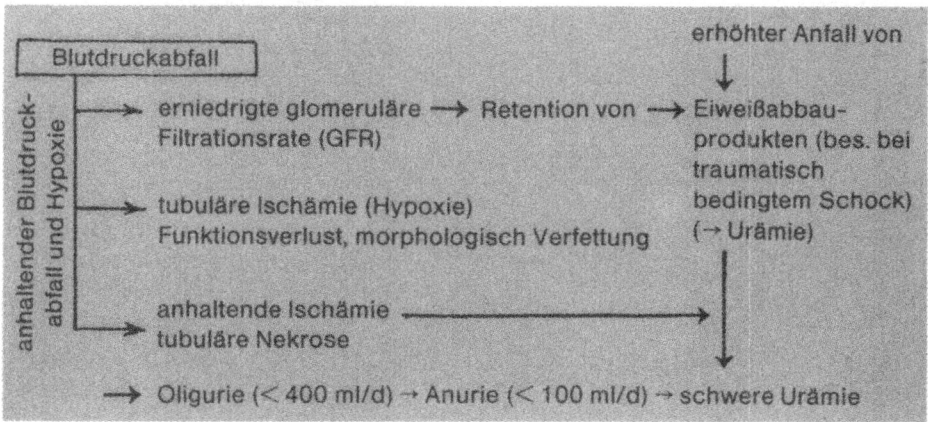

Makroskopisch sind die Nieren blaß, geschwollen und trüb.

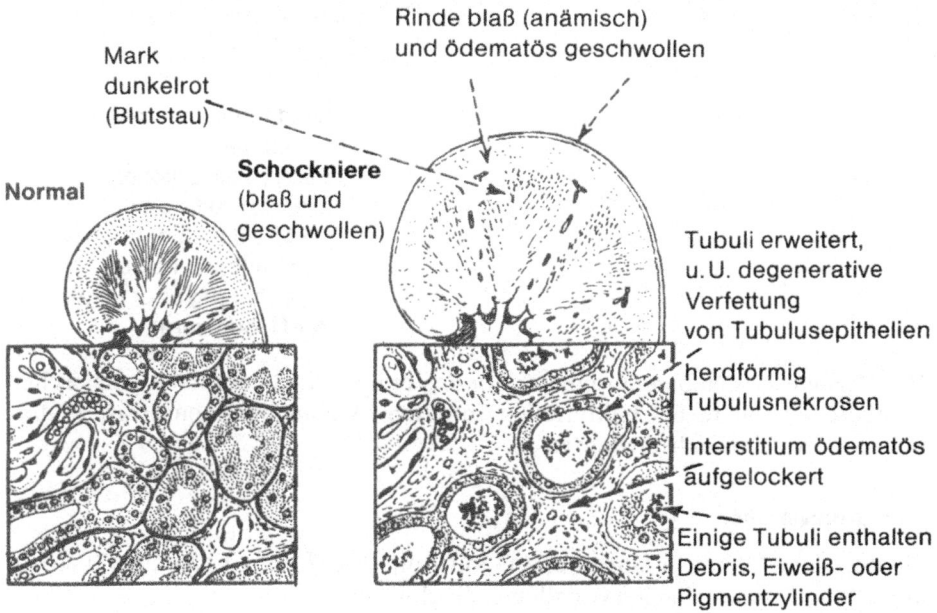

## Nebennieren

Während des Schocks werden große Mengen an Aldosteron, Glukokortikoiden und Katecholaminen freigesetzt. Die Nebennieren zeigen dementsprechend Zeichen der Aktivierung (Lipidentspeicherung).

**Normal**                                    **Schock**

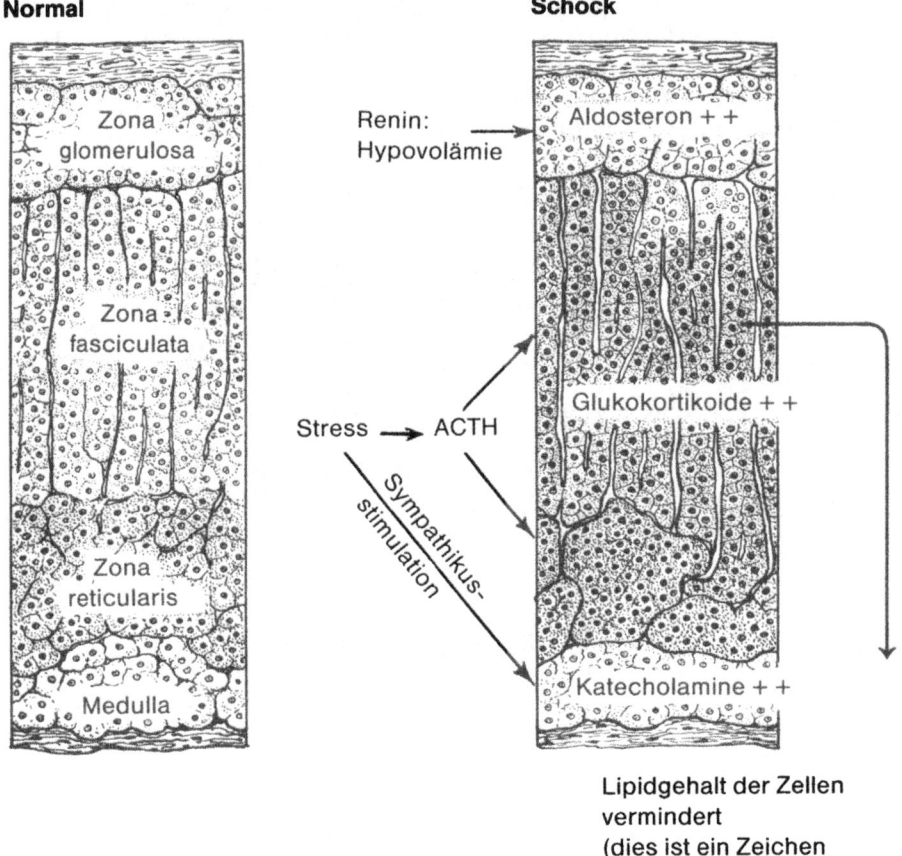

Lipidgehalt der Zellen
vermindert
(dies ist ein Zeichen
erhöhter Aktivität –
Kortikoidspeicher entleert –
und bedeutet keine
Erschöpfung oder Insuffizienz
der Nebenniere).

Blutungen in das Nebennierenmark können entsprechend der hämorrhagischen Diathese vor allem bei bakteriellen Infekten (Meningokokkensepsis, Waterhouse-Friedrich-Syndrom) auftreten.

## Verdauungstrakt

Häufig treten Ulcera in Magen und Duodenum (Streßulkus, Folge der Glukortikoide?) und Hämorrhagien vor allem im Kolon, auf.

## Hirn

In der Frühphase des Schocks kann die Blutversorgung des Hirns noch ausreichend aufrechterhalten werden. Es resultieren lediglich Benommenheit und geringe Bewußtseinseintrübung.

Sinkt der Blutdruck jedoch unter 50–60 mm Hg treten anämische Infarkte zunächst vorwiegend an den Grenzen der arteriellen Versorgungsgebiete, später auch diffus auf.

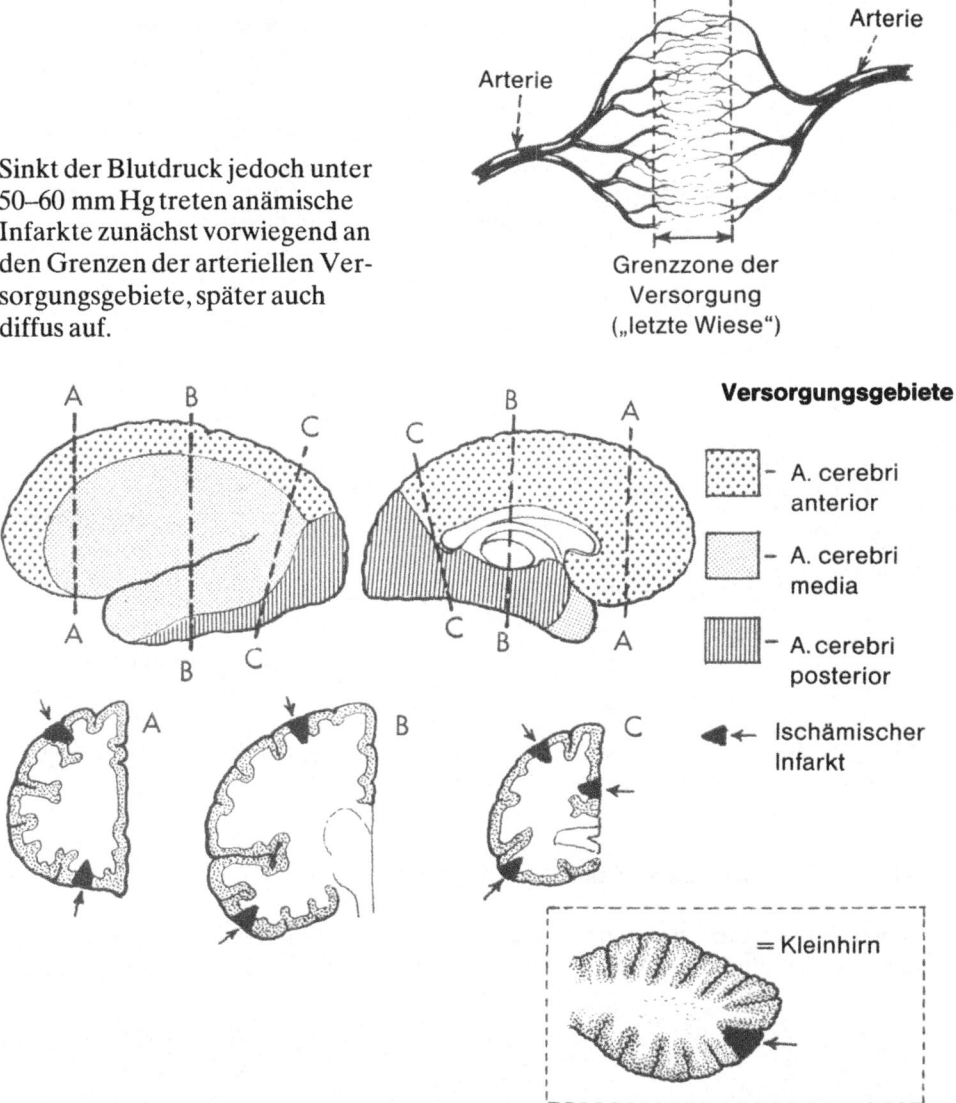

Grenzzone der
Versorgung
(„letzte Wiese")

**Versorgungsgebiete**

- A. cerebri anterior
- A. cerebri media
- A. cerebri posterior

Ischämischer Infarkt

= Kleinhirn

## Postmortale Veränderungen

Je nach Dauer des Schocks sind die zuvor geschilderten Organveränderungen in unterschiedlicher Ausprägung zu erkennen. Bei schnellem Todeseintritt stehen demgegenüber mehr die schockauslösenden Veränderungen im Vordergrund.

### 8.6.4 Schockformen

**Vaso-vagale Synkope (Ohnmacht)**

Bei emotionalen Erregungszuständen oder leichteren Traumen erfolgt eine neurogen bedingte Blutumverteilung durch Reizung des N. vagus.

**Nervale Reaktionen**

**Gefäßreaktionen**
Vasokonstriktion der
Hautgefäße → Blässe

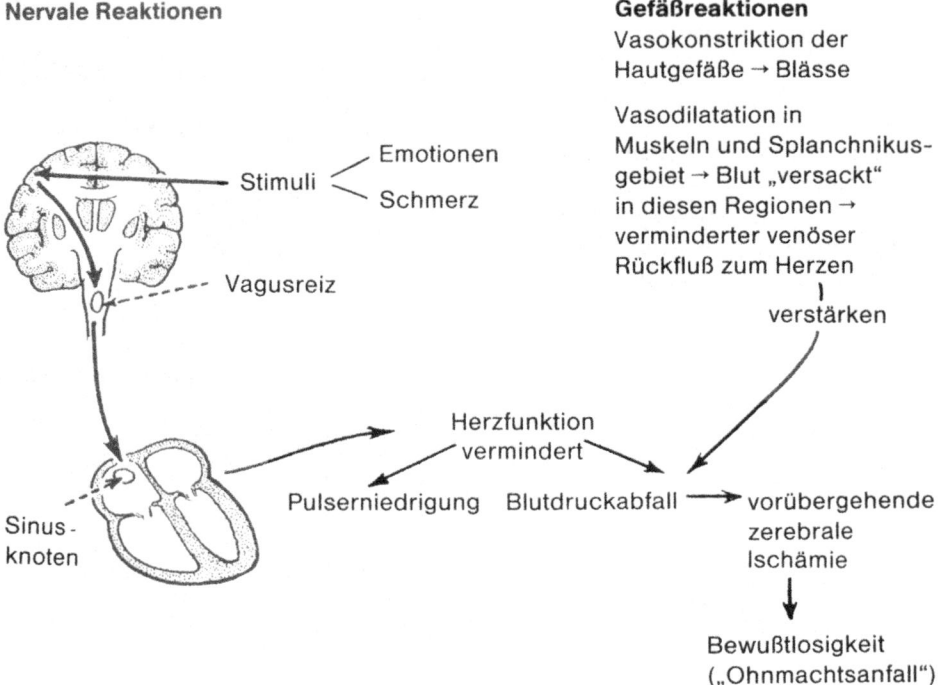

Zumeist erholt sich der Patient schnell. Nur in Ausnahmefällen kann der Vagusreiz zu einem akuten Herzstillstand führen.

**Schock bei Verbrennungen und Verbrühungen**

Zuerst erfolgt eine neurogen bedingte Blutumverteilung (Schmerzreaktion), dann eine Entzündungsreaktion aufgrund der ausgedehnten Gewebezerstörung.

massiver Verlust von
proteinreicher Flüssigkeit
(Blut in Kapillaren eingedickt → Hypovolämie → Schock
→ sludge – Phänomen)

Der Mechanismus erklärt, warum die Schwere des Schocks von der Oberflächenausdehnung (Exsudatmenge!) und nicht von der Tiefe der Verbrennung abhängt. Eine langanhaltende Volumensubstitution ist indiziert.

Als **Komplikationen** können auftreten:
- *Infektionen.* Da der Oberflächenschutz der Haut (mechanische Barriere durch Hornschicht sowie Säureschutz) zerstört ist, können leicht bakterielle Superinfektionen erfolgen. Am häufigsten sind Staphylococcus aureus, Streptococcus pyogenes und gramnegative Keime (z. B. Pseudomonas). Ein bakteriell bedingter Schock kann die Folge sein.
- *Anämie.* Bedingt durch Hämolyse im Bereich der Verbrennung und später durch „sludge"-Bildung

### Anaphylaktischer Schock

Hier handelt es sich um eine allergische Reaktion vom Soforttyp mit Freisetzung von Histamin aus Mastzellen und basophilen Granulozyten (s. Kap. 7).

### Bakteriell bedingter Schock

Die meisten Verursacherkeime sind gramnegative Bakterien, besonders der E. coli-Gruppe, die Endotoxine produzieren. Weitere grampositive, fakultativ schockauslösende Keime sind Staphylokokken, Streptokokken und Meningokokken.
*Ursachen* eines bakteriell bedingten Schocks können sein:
- Schwere primäre Infektionen wie *Sepsis* oder *Peritonitis* besonders bei geschwächtem Abwehrsystem (immunsuppressive Therapie, Leberkrankheiten)
- Bakterieller Schock als Komplikation eines *hypovolämischen Schocks* bei Superinfektion von Verbrennungen
- Infektionen nach *Operationen des Darms* oder der ableitenden Harnwege, besonders bei vorheriger Infektion (z. B. bakterieller Urozystitis)

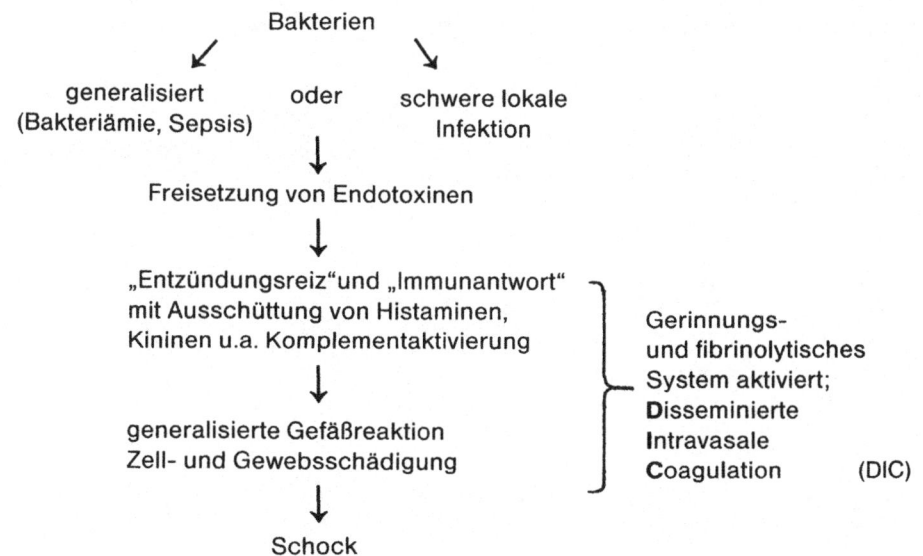

Gelegentlich herrscht bei bakteriellen Infektionen, die nicht mit einer Endotoxinbildung einhergehen, eine allgemeine Dilatation der Arteriolen mit Abfall des Blutdrucks vor. Die Herzleistung ist jedoch nicht reduziert, und der Patient hat eine warme, leicht gerötete Haut.

**Irreversibler Schock**

Ab einem gewissen Grad der Hypoxie und der Gewebeschädigung ist eine Wiederherstellung der vitalen Funktionen nicht mehr möglich. Der Schock ist irreversibel. Im Einzelfall sind allerdings keine sicheren Aussagen möglich, wann dieser Punkt erreicht ist. Durch Messung von arteriellem Blutdruck und Zentralvenendruck ist die Schwere des Schocks zwar einigermaßen abzuschätzen, jedoch ist auch bei schweren Zuständen in einzelnen Fällen dank der hochentwickelten Therapieformen eine Rettung möglich. Entscheidende Bedeutung kommt jedoch nach wie vor der schnellen Beseitigung von Schockursache und Hypovolämie zu.

### 8.6.5 Möglicher Ausgang eines Schocks

- Genesung (in der Regel langwierig)
- Überleben mit bleibenden Organschäden
- Tod

| Günstige Faktoren | Ungünstige Faktoren |
| --- | --- |
| schnelle Beseitigung der Schockursache und der Hypovolämie | verzögerte Behandlung, Schockursache kann nicht beseitigt werden |
| Jugend | Alter |
| guter Allgemeinzustand | reduzierter Allgemeinzustand insbesondere:<br>• vorher bestehende Erkrankungen von Lungen und Herz-Kreislauf-System<br>• Komplikationen, z. B. bakterielle Superinfektionen |

# 9 Neoplasien

## 9.1 Nicht-neoplastische Proliferationen

**Hyperplasie.** Sie kommt durch eine überschießende Zellproliferation zustande; d. h. die *Anzahl* der Zellen ist vermehrt. Die Hyperplasie muß von einer physiologisch gesteigerten Proliferation, z. B. bei der Wundheilung und während der Schwangerschaft (Vermehrung u. a. des Brustdrüsenparenchyms), unterschieden werden.

Die *Ursachen* einer Hyperplasie sind:
- *Chronische Gewebereizung*
  *Beispiel:* chronische Entzündung der Haut

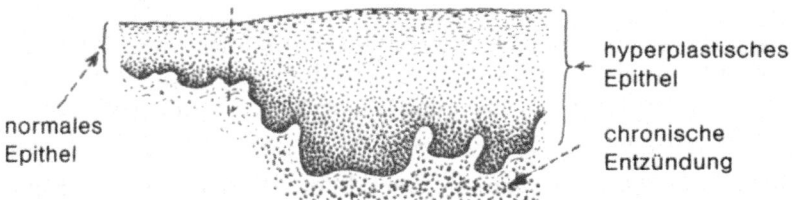

- *Hormonelle Dysregulation* (hormonelles Ungleichgewicht)
  *Beispiel:* Knotige Vergrößerung der Prostata im höheren Alter als Folge einer unregelmäßigen Hyperplasie des fibromuskulären und des drüsigen Gewebes in diesem Organ

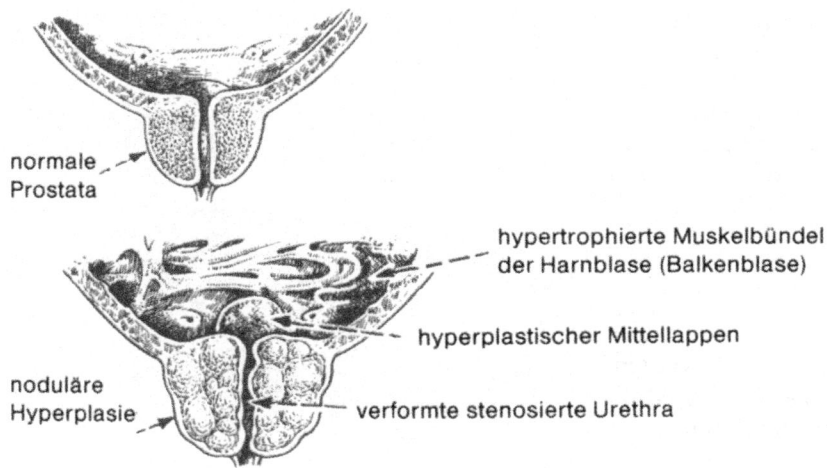

**Hypertrophie.** Als Hypertrophie bezeichnet man eine Organvergrößerung, die auf einer reinen Zunahme der *Zellgröße* beruht, d. h. die Anzahl der Zellen bleibt unverändert. Sie ist Folge einer Anpassung an eine erhöhte funktionelle Beanspruchung des Organs, z. B. Hypertrophie des Myokards bei arteriellem Hochdruck.

**Normal**

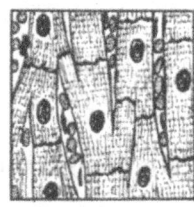 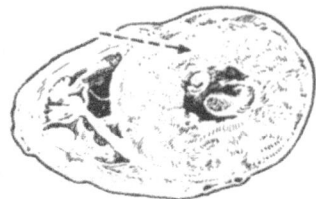

Herzgewicht bis 350 g

**Chronischer Bluthochdruck**

linker Ventrikel

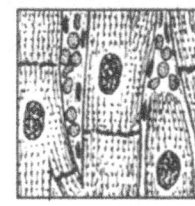 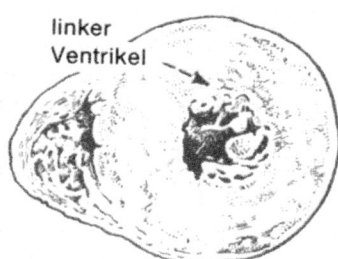

Herzgewicht 400–650 g
infolge der Hypertrophie des
linken Herzventrikels

**Atrophie.** Atrophie nennt man eine Organverkleinerung infolge einer *Abnahme der Zellgröße*. Sie geht meist mit einer verminderten Funktionsleistung des betreffenden Organs einher. Die Hauptursachen sind Minderbeanspruchung oder mangelhafte Nährstoffversorgung.

**Metaplasie.** Metaplasie ist die Umwandlung eines differenzierten Gewebes in ein ähnliches, verwandtes, meist weniger spezialisiertes Gewebe. Metaplastische Veränderungen treten oft bei Oberflächenepithelien (Schleimhäuten) auf, werden aber auch in Bindegewebe und Serosa beobachtet. Eine Metaplasie ist häufig mit einer Hyperplasie des Gewebes assoziiert.
*Beispiele:*

Umwandlung von respiratorischem Epithel in mehrschichtiges Plattenepithel bei chronischer bronchialer Reizung wie etwa beim Rauchen

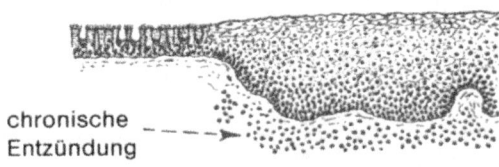

chronische
Entzündung

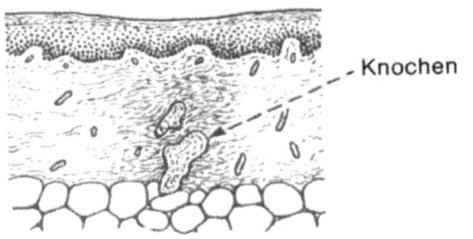

Knochen

Bildung von Geflechtknoten in Bindegewebe, z. B. bei Wundheilung (Prostatektomienarbe).

Metaplastische Veränderungen sind häufig Folge chronischer Irritationen. Meistens sind die eigentlichen Ursachen jedoch unbekannt. Vitamin A-Mangel etwa bewirkt eine ausgedehnte Plattenepithelmetaplasie von respiratorischem und Speicheldrüsenepithel.

**Dysplasie.** Sie kennzeichnet eine ungeordnete Zellentwicklung und -proliferation mit zellulären Atypien. Gelegentlich ist sie mit Hyperplasie und Metaplasie kombiniert. Die dysplastischen Veränderungen bestehen in erhöhter Mitoserate, Auftreten zahlreicher atypischer Zellen und Tendenz zu unregelmäßigem, ungeordnetem Gewebeaufbau.

Dysplasien sind ihrer Natur nach wahrscheinlich bereits Neoplasien; d. h. ihnen liegen intrazelluläre (genomische) Veränderungen zugrunde. Zumindest sprechen Untersuchungsergebnisse über Dysplasien der Cervix uteri für diese Hypothese, die deshalb *c*ervical *i*ntraepithelial *n*eoplasia = CIN genannt werden. In diesem Sinne stellen sie eine Vorstufe für die Bildung maligner Tumoren dar. Schwere Dysplasien gelten als *Präkanzerosen.*

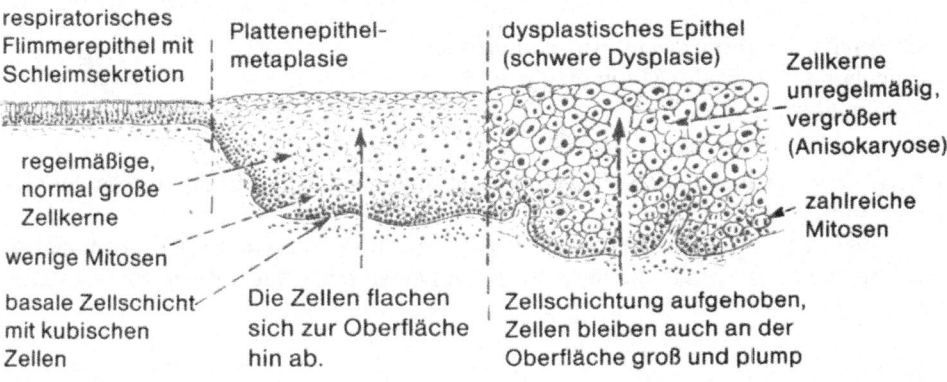

respiratorisches Flimmerepithel mit Schleimsekretion — Plattenepithelmetaplasie — dysplastisches Epithel (schwere Dysplasie) — Zellkerne unregelmäßig, vergrößert (Anisokaryose)

regelmäßige, normal große Zellkerne

wenige Mitosen

zahlreiche Mitosen

basale Zellschicht mit kubischen Zellen — Die Zellen flachen sich zur Oberfläche hin ab. — Zellschichtung aufgehoben, Zellen bleiben auch an der Oberfläche groß und plump

# 9.2 Neoplastische Proliferation

### 9.2.1 Klassische Kennzeichen einer Neoplasie

● *Progressives Wachstum*
*Beispiel:* Knochentumor

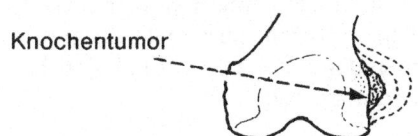

Knochentumor

● **Ungerichtetes, zielloses Wachstum**
*Beispiel:* Bindegewebstumor

Im normalen Bindegewebe weisen die Fasern eine zielgerichtete Anordnung auf, um die epithelialen Oberflächenstrukturen zu unterstützen.

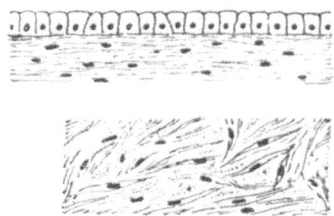

Die Fasern eines bindegewebigen Tumors zeigen keine gerichtete Anordnung, die einem bestimmten Zweck dienen könnten.

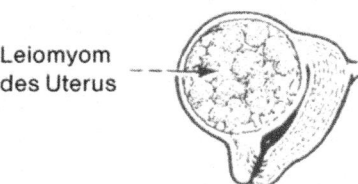

(*Beachte:* Die einzelnen Zellen eines Tumors können zwar bestimmte Funktionen ausüben (z. B. Bildung von Kollagen) dies dient aber keinem bestimmten Zweck.)

● **Wachstum unabhängig vom umgebenden Gewebe**
*Beispiel:* Leiomyom des Uterus komprimiert umgebendes normales Myometrium und Cavum uteri.

Leiomyom
des Uterus →

● **Ungesteuertes, autonomes Wachstum** (unabhängig von den Bedürfnissen des Organismus)
*Beispiel:* Knochenmarkstumoren (myeloproliferative Tumoren) produzieren zahlreiche Leukozyten, die in die Blutbahn gelangen, ohne daß ein Bedarf dafür bestünde.

**Normal**

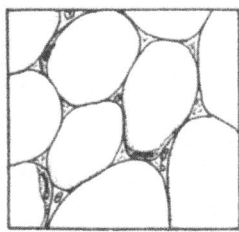 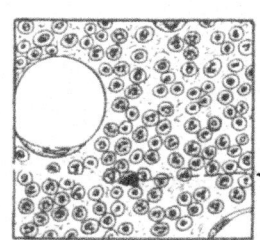

myeloproliferative
Erkrankung
mit „unnötiger"
Überproduktion
von Leukozyten

● **Parasitäres Wachstum**
Der Tumor bezieht seine Nährstoffversorgung aus dem allgemeinen Körperkreislauf, ohne für den Körper in irgendeiner Hinsicht „nützlich" zu sein. Er veranlaßt den Körper, für ihn ein Blutversorgungssystem und im Falle von epithelialen Tumoren auch ein Bindegewebsstroma zur Verfügung zu stellen.

Das Wachstumsverhalten eines Tumors ist prinzipiell autonom, jedoch kann es zuweilen von äußeren Faktoren modifiziert werden. (Beispiel: Prostatakarzinome regredieren unter Östrogentherapie.)

### 9.2.2 Tumoreinteilung

Tumoren können nach ihrem biologischen Verhalten (benigne/maligne) und nach ihrem histologischen Ursprung klassifiziert werden.

**Einteilung nach biologischem Verhalten:**

|  | Benigne Tumoren | Maligne Tumoren |
|---|---|---|
| Ausbreitung (wichtigstes Kriterium) | lokalisiert | Infiltration in Gewebe und Gefäße →Metastasierung |
| Wachstum | meist langsam | meist schnell |
| Begrenzung | scharf begrenzt meist mit Kapsel | unregelmäßig ohne Kapsel |
| Umgebung | wird nur komprimiert | Invasion und Destruktion des umgebenden Gewebes |
| Auswirkung | Schäden durch Druck auf Nerven, Gefäße und Organe, nach Entfernung meist restitutio ad integrum | Schäden durch Destruktion, nach Entfernung keine Wiederherstellung der Funktion |

Das Spektrum der malignen Auswirkungen ist sehr breit. Einige maligne Tumoren wachsen sehr langsam, bleiben lokalisiert und bilden keine Metastasen (z. B. Basaliom), während andere sehr früh metastasieren (z. B. Bronchialkarzinome).

**Einteilung nach histologischer Abstammung**
(entsprechend den verschiedenen Gewebegruppen des Organismus):

|  | Benigne Tumoren | Maligne Tumoren |
|---|---|---|
| Epithel | Adenom | Adenokarzinom (einschließlich Leberzell-, Nierenzell- und Mammakarzinom) |
|  | Papillom | Plattenepithelkarzinom Urothelkarzinom |
| mesenchymales Gewebe einschließlich Muskel, Knorpel, Knochen | Fibrom Leiomyom Rhabdomyom Lipom Chondrom Osteom | Fibrosarkom Leiomyosarkom Rhabdomyosarkom Liposarkom Chondrosarkom Osteosarkom |

| | Benigne Tumoren | Maligne Tumoren |
|---|---|---|
| Gefäße | Hämangiom<br>Lymphangiom<br>Hämangioendo-<br>theliom u. a. | Angiosarkom<br>Kaposi-Sarkom<br>u. a. |
| neurales Gewebe | Neurinom<br>(peripheres NS)<br>u. a. | Glioblastom (ZNS)<br>u. a. |
| hämatopoietisches<br>System | | myeloische Leukämien<br>Lymphome<br>(Hodgkin/Non-Hodgkin) |
| ortsfremdes Gewebe | (Hamartom) | Teratom |

Am häufigsten entstehen Tumoren in Geweben mit hohem Zellumsatz, etwa im Epithel von Haut und Schleimhäuten sowie in Uterus, Hoden, Bindegewebe, Knochen und hämatopoietischem System.

## Zytologische Differenzierung

Tumorzellen können hochdifferenziert, d.h. den Zellen des Ursprungsgewebes sehr ähnlich sein, oder sie können nahezu undifferenziert sein, d. h. das Ursprungsgewebe ist nicht mehr zu erkennen. Der Grad der zytologischen Differenzierung korreliert zumeist mit dem Grad der Malignität des Tumors.

**Hochdifferenzierte Tumorzellen.** Diese finden sich in benignen oder hochdifferenzierten malignen Tumoren. Kennzeichnend ist, daß sie die *Formationen* des Ursprungsgewebes nachahmen:

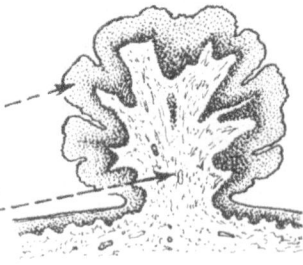

In einem Adenom (gutartiger Tumor des Drüsengewebes) formieren sich die Zellen zu kleinen Tubuli.

Neoplastisches Epithel formt Drüsen.

In einem Papillom der Haut (Warze) bedecken die Epithelien das darunterliegende Bindegewebe und sind regelhaft geschichtet.

regelhaft geschichtetes Plattenepithel

subepitheliales Bindegewebe

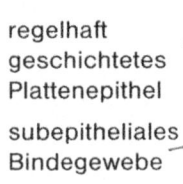

Hochdifferenzierte Tumorzellen *ähneln* den Ursprungszellen:

Die Zellen eines Hautpapil-
loms sind ebenfalls Platte-
nepithelien.

Plattenepithel
mit Interzellularbrücken
des Stratum spinosum

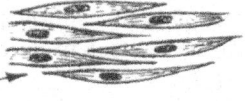

Die Zellen eines Myoms
sind Muskelzellen.

normal erscheinende
Muskelzellen in einem
Leiomyom

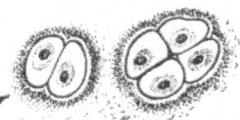

Die Zellen eines Chondroms
sind Knorpelzellen.

Chondrozyten
eines Chondroms

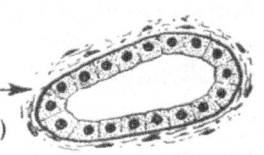

Die Zellen zeigen nur *geringe
zelluläre Atypien,* d. h. sie sind
relativ gleichförmig und weisen
nur eine geringe Erhöhung der
Kern-Plasma-Relation auf.

uniformes
Bild von Zellen
und Zellkernen
(keine Unregelmäßigkeiten)

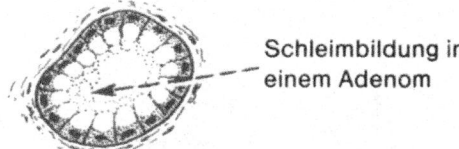

Sie ahmen auch die *Funktion des
Ursprungsgewebes* nach, auch
wenn sie dem Organismus keinen
Nutzen bringt.

Schleimbildung in
einem Adenom

Zellen von benignen Tumoren haben in der Regel eine gegenüber dem Normalgewebe nur *gering erhöhte Mitoserate.* Eine Ausnahme stellen Adenome des Dickdarms dar, die zum Teil sehr stark proliferieren. Es treten jedoch keine atypischen
Mitosen auf.

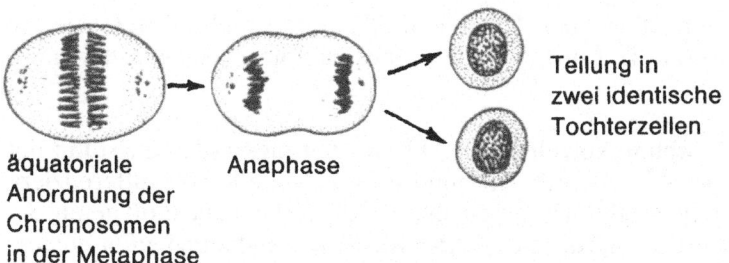

äquatoriale
Anordnung der
Chromosomen
in der Metaphase

Anaphase

Teilung in
zwei identische
Tochterzellen

**Undifferenzierte Zellen.** Sie kommen in Tumoren mit hohem Malignitätsgrad vor
und zeigen eine *zufällige Anordnung* im Gewebe. Sie versuchen keine normalen
Gewebestrukturen nachzubilden.

217

Den Ursprungszellen ähneln
sie fast gar nicht mehr.

schlecht
differenziertes
Mammakarzinom
(invasiv duktal)

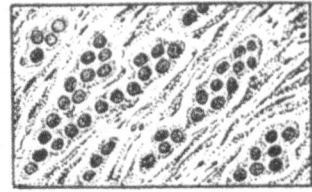

Sie sind ausgesprochen pleo-
morph (vielgestaltig); d. h. sie
variieren stark in Form und
Größe.

pleomorphes
Sarkom

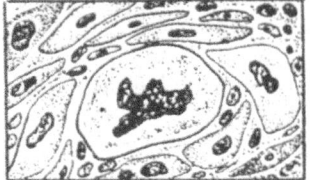

Adenokarzinom
des Dickdarms

Die Tendenz, die Funk-
tionen der Ursprungs-
zellen nachzuahmen,
entfällt fast völlig.

(Sekretorische Aktivität
kaum mehr vorhanden.)

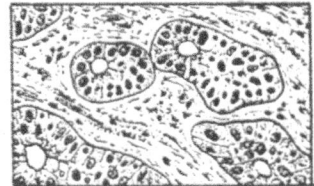

Die **Mitoserate** ist *erhöht*. Es kommen auch *atypische* Mitosen vor.

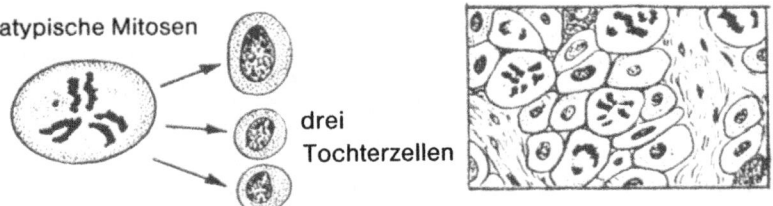

atypische Mitosen

drei
Tochterzellen

Ist überhaupt keine Differenzierung mehr zu erkennen, spricht man von *Anapla-*
*sie.* Anaplastische Tumoren sind in der Regel hochmaligne.

Zwischen diesen beiden Extremen der hochdifferenzierten und undifferenzierten
Tumorzellen gibt es zum Teil auch innerhalb eines Tumors unzählige Übergangs-
formen.

Wie oben bereits erwähnt, korreliert der Differenzierungsgrad zumeist mit der
Malignität des Tumors. Die benignen Tumoren sind fast alle hochdifferenziert.
Allerdings gibt es davon zahlreiche Ausnahmen, und es kann nicht oft genug darauf hingewiesen werden, daß der *Beweis der Malignität* erst durch *infiltrierendes*
*und destruierendes Wachstum* erbracht werden kann und nicht auf einer rein zytologischen Diagnose beruht.

*Beispiele:* Auf der einen Seite das hochdifferenzierte follikuläre *Schilddrüsenkar-*
*zinom,* das zytologisch von einem Adenom oder sogar von normalem Schilddrü-

sengewebe nicht zu unterscheiden ist und nur durch Kapselinvasion und Gefäß-
einbrüche diagnostiziert wird; auf der anderen Seite *Keratoakanthome,* die starke
zelluläre Atypien aufweisen, aber nicht infiltrativ wachsen und sich auch wieder
spontan zurückbilden können, also keine malignen Tumoren darstellen

**Adenom-Karzinom-Sequenz.** In einigen Fällen stellen die benignen Tumoren
Ausgangspunkte für maligne Tumoren dar. Dies ist etwa der Fall bei Adenomen
des Dickdarms. Nach ca. 5–10 Jahren können aus diesen benignen Tumoren Karzinome entstehen (sog. Adenom-Karzinom-Sequenz). Die Umwandlung ist dabei
kein kontinuierlicher Prozeß, sondern beruht auf sprunghaften Zelltransformatio-
nen, läuft also in mehreren Schritten ab.

**Dysplasie-Karzinom-Sequenz.** Die meisten plattenepithelialen malignen Neubildungen entwickeln sich aus einer Dysplasie (s. Kap. 9.7 Kanzerogenese).

**Dignitätsbestimmung.** Trotz aller oben erwähnten Einschränkungen kann man
sich als grobe ***Richtlinien für die Dignitätsbestimmung*** merken:
- hochdifferenziert: benigner Tumor
- gut bis mäßig differenziert: niedrigmaligner Tumor (Grad 1)
- schlecht differenziert: „normal" maligner Tumor (Grad 2–3)
- undifferenziert: hochmaligner Tumor (Grad 3–4)

# 9.3 Benigne Neoplasien

### 9.3.1 Benigne mesenchymale Tumoren

Dazu zählen Neubildungen von Binde-, Knorpel-, Knochen-, Muskel- und Fettgewebe. Die Tumoren sind meist rund oder lobuliert, von einer Kapsel begrenzt und
komprimieren das umgebende Gewebe. Bei hohem Fasergehalt zeigt die Schnittfläche eine meist wirbelige Textur.

**Fibrom**

Relativ seltener Tumor in Subkutis, Faszien, Periost sowie in den Ovarien. Je nach
Verteilung des Zell- und Fasergehalts ist der Tumor weiß und fest (hoher Fasergehalt) oder weich (geringer Fasergehalt, dünne Fasern).

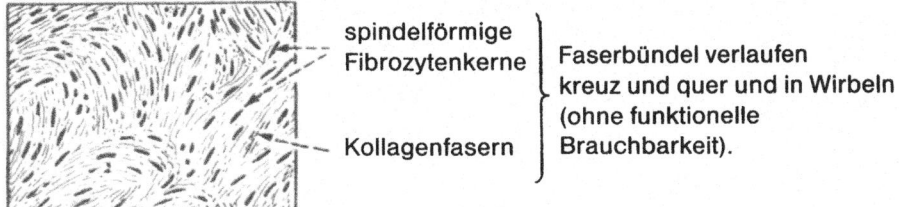

spindelförmige
Fibrozytenkerne  }  Faserbündel verlaufen
                     kreuz und quer und in Wirbeln
                     (ohne funktionelle
Kollagenfasern        Brauchbarkeit).

### Tumorähnliche Zellproliferationen

Zu unterscheiden sind diese echten Neubildungen von den tumorähnlichen Zellproliferationen (keine Neoplasien).

- Die *palmare Fibromatose* ist eine knötchenförmige Zellproliferation von Myofibroblasten in den palmaren Beugesehnen, die zur Beugekontraktur (Dupuytrensche Kontrak.-tur) führt.

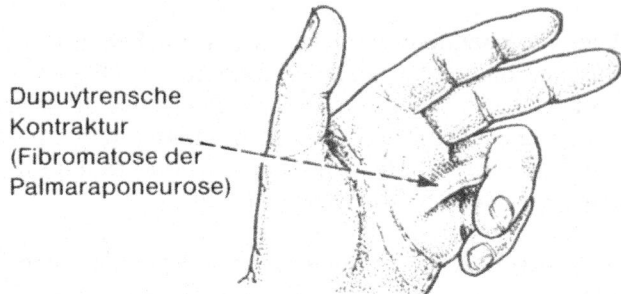

Dupuytrensche
Kontraktur
(Fibromatose der
Palmaraponeurose)

Analoge Zellproliferationen gibt es auch in der Plantaraponeurose (M. Ledderhose).

- *Desmoid:* von Faszien der hinteren Rektusscheide ausgehende Fibromatose. Sie wächst oft aggressiv in die Muskulatur und neigt zu Rezidiven.
- *Fasciitis nodularis:* aggressiv wachsende Fibromatose der Faszien mit starker entzündlicher Komponente.
- *Juveniles Aponeurosenfibrom:* Fibromatose von Handflächen und Fußsohlen bei Kindern und Jugendlichen (histologisch mit Riesenzellen).

### Degenerative Veränderungen

Sie können fast in jedem mesenchymalen Tumor vorkommen und bestehen meist in einer schleimigen Umwandlung der Grundsubstanz (myxomatöse Degeneration). Die Tumoren bekommen dann ein glasiges, geleeartiges Aussehen und eine weiche Konsistenz. Weitere degenerative Veränderungen machen sich in Blutungen (Braunfärbung) bemerkbar.

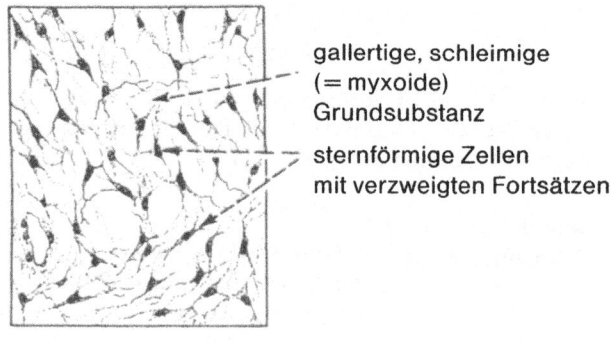

gallertige, schleimige
(= myxoide)
Grundsubstanz

sternförmige Zellen
mit verzweigten Fortsätzen

*Beispiele* für benigne mesenchymale Tumoren:

## Lipom

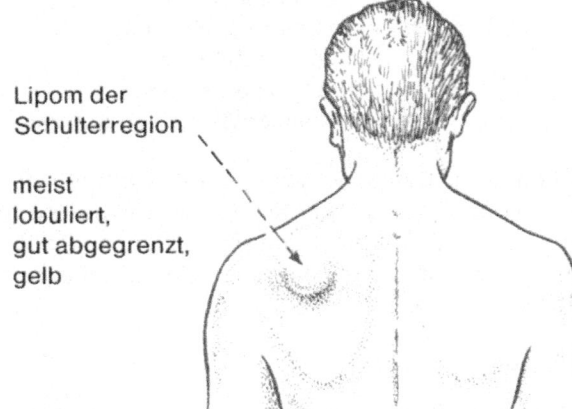

Lipom der
Schulterregion

meist
lobuliert,
gut abgegrenzt,
gelb

Umschriebener, gut abgegrenzter Tumor aus einfachen Fettzellen; am häufigsten subkutan in Armen, Schultern und Gesäß, seltener im Peritonealraum (großes Netz, Mesenterium) lokalisiert.

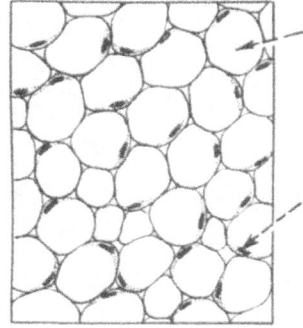

einfache Fettzellen

Kerne nahe der
Zellmembran (also peripher)
gelegen

Zum Teil bilden Lipome kleine Ausläufer in das umgebende Gewebe aus. Dies erschwert eine vollständige Entfernung.

## Chondrom

Meist in den Metakarpalien oder Phalangen der Finger lokalisiert, zentral (Enchondrom) oder an der Außenseite des Knochens (periostales Chondrom, Ekchondrom). Durch Druck und verdrängendes Wachstum geht der Knochen zugrunde. Im Röntgenbild sieht man scharf begrenzte Osteolyseherde.

fest und bläulich mit
Bindegewebskapsel
(manchmal zentrale Erweichung
mit bräunlicher Flüssigkeit)

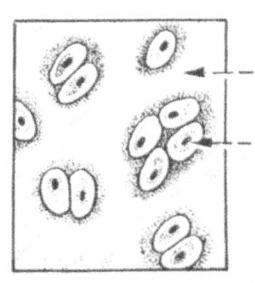

— hyaline, knorpelige Grundsubstanz

— regelmäßige, runde
Chondrozyten mit nur
einem Zellkern,
oft in Paaren oder
kleinen Zellhaufen gelagert

Chondrome treten meist solitär auf. Multiple, oft halbseitig betonte Chondrome (Enchondromatose) werden als Entwicklungsstörung angesehen. Sie treten bereits im Kindesalter auf und sind in den langen Röhrenknochen lokalisiert. Eine maligne Entartung der multiplen Chondrome wird in bis zu 50% der Fällen angegeben.

### Osteom

Das *kompakte Osteom* (O. eberneum) ist eine Neubildung aus kompaktem Lamellenknochen, Hauptlokalisation: Schädelknochen und Nasennebenhöhlen. Kompakte Osteome sind meist klein und wachsen langsam, können aber bei ungünstiger Lokalisation schwerwiegende Folgen haben.

Osteom der
Orbita
mit
Protrusion
des
Augapfels

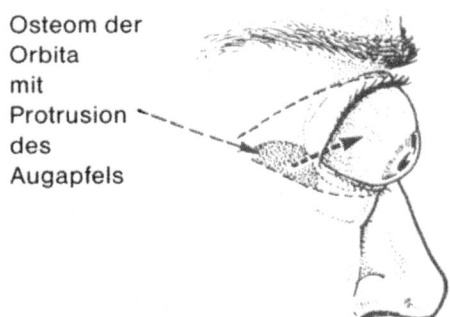

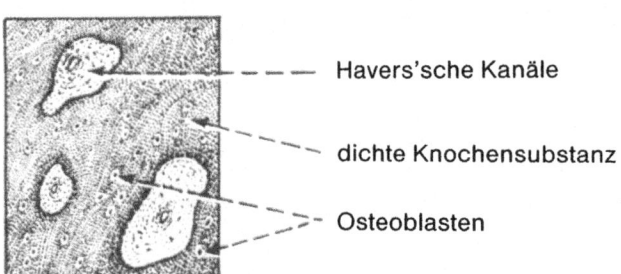

– – – — Havers'sche Kanäle

– dichte Knochensubstanz

Osteoblasten

Das *spongiöse Osteom* (Exostose, Osteochondrom) findet sich am Ende langer Röhrenknochen (meist Metaphysenregion) und geht wahrscheinlich von entwicklungsbedingt verlagertem Knorpel aus. Es besteht aus einer randlichen Auftreibung aus spongiösem Lamellenknochen, die von einer Knorpelkappe überzogen ist.

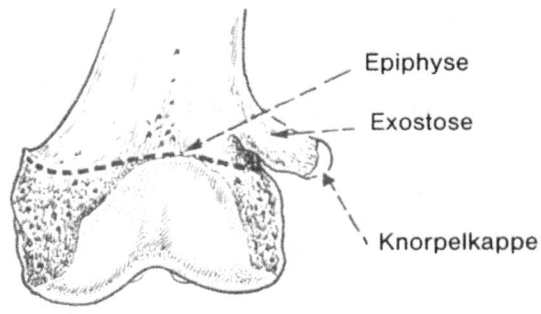

Epiphyse

Exostose

Knorpelkappe

## Myom

Gutartiger Tumor aus glatten (Leiomyom) oder sehr selten Skelett-Muskelzellen (Rhabdomyom). Häufigste Lokalisation ist der Uterus, wo Leiomyome zumeist multipel vorkommen. Sie gehen vom Myometrium aus und können dort verbleiben (intramurale Leiomyome) oder aber als Polypen (submuköse Leiomyome) ins Uteruscavum oder nach außen (subseröse Leiomyome) wachsen.

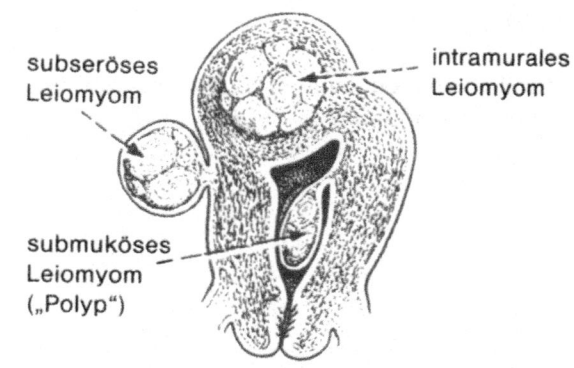

weitgehend parallel angeordnete Muskelfaserbündel, die z. T. Wirbel bilden

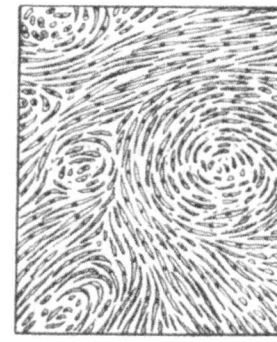

Andere Lokalisationen sind Ösophagus und Gastrointestinaltrakt.

### 9.3.2 Benigne epitheliale Tumoren

Gutartige epitheliale Tumoren sind *Adenome* und *Papillome.* Obwohl die Begriffe eigentlich nur die Wachstumsform bezeichnen, sind sie den verschiedenen Gewebearten dennoch weitgehend zweifelsfrei zuzuordnen.

Den gutartigen epithelialen Tumoren ist gemeinsam, daß
- die Epithelanordnung (z. B. Schichtung und Ausreifung des Plattenepithels) erhalten ist,
- das Verhältnis von Epithel und Bindegewebe normal ist (die Tumorepithelien induzieren eine Proliferation von Bindegewebe und Blutgefäßen; Wachstum und Blutversorgung des Tumors sind somit ausgeglichen),
- das Stroma (besonders die neugebildeten Blutgefäße) ebenfalls normal aufgebaut sind.

## Papillome

Papillome bilden Papillen (verzweigte, zottenähnliche Stromaausläufer), die von Epithel bedeckt sind.

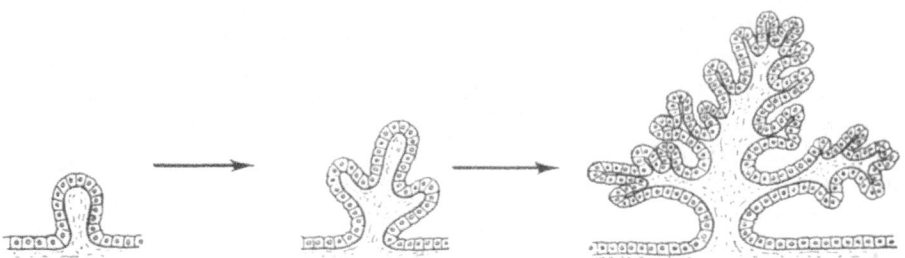

Bei der Epithelproliferation wird das Gewebe zu Falten aufgeworfen.

Papillome werden von mehrschichtigen und mehrreihigen Epithelien, also Plattenepithel und Urothel, gebildet. *Beispiel:* Die Hautwarze stellt ein Plattenepithelpapillom der Haut dar.

hyperplastisches
Plattenepithel

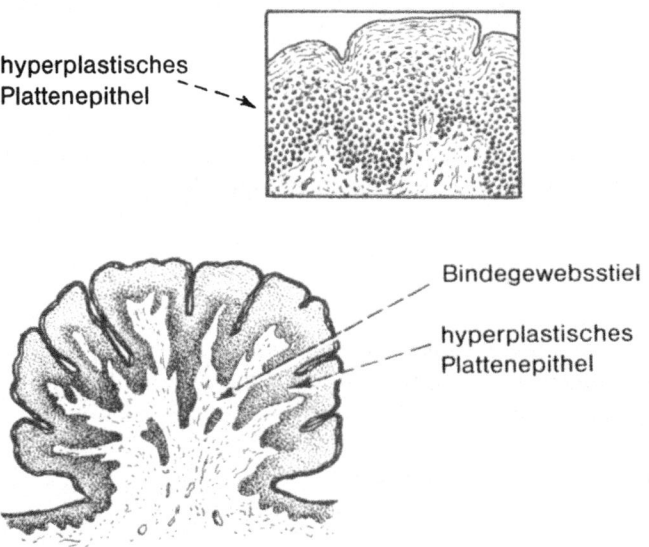

Bindegewebsstiel

hyperplastisches
Plattenepithel

## Adenome

Adenome bilden tubuläre, drüsenähnliche Strukturen (von griech. aden: Drüse).

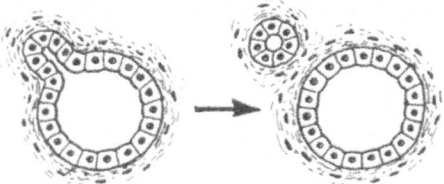

Bei der Epithelproliferation verzweigen sich die Tubuli, werden komplexer und verlieren gelegentlich die Verbindung zur Oberfläche oder zur Ausgangsdrüse.

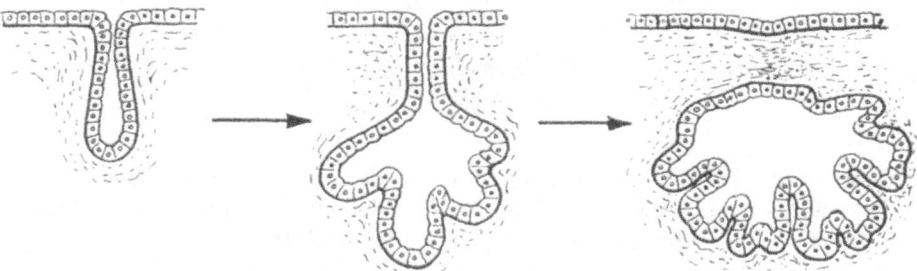

Adenome gehen von einfachem, einschichtigem Epithel aus (Darmoberfläche, Leber, Schilddrüse). Dazu gehört auch drüsenbildendes Epithel (Speicheldrüse, Brustdrüse). In Hohlorganen wie Darm und Gallenblase wachsen die Tumoren expansiv in das Lumen hinein (polypöses Wachstum); dabei bilden sie neben den tubulären Strukturen auch Papillen.

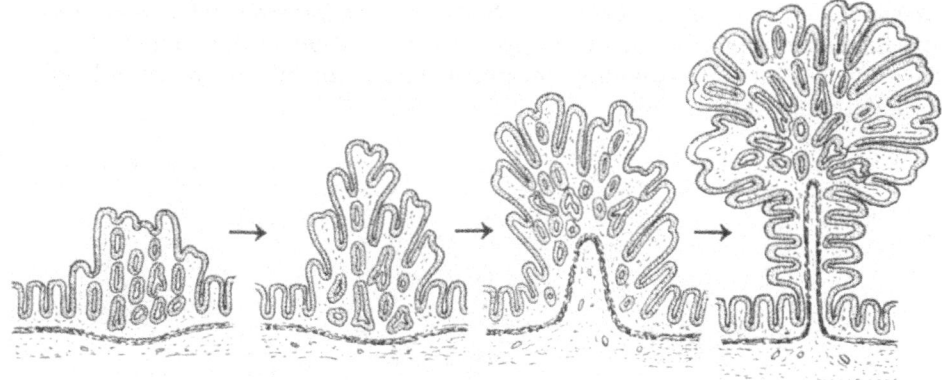

**Ausnahmen**

Ausnahmen von diesr Nomenklatur sind die sog. *Papillome der Brustdrüse,* die rein papilläre Proliferate des Gangepithels darstellen.

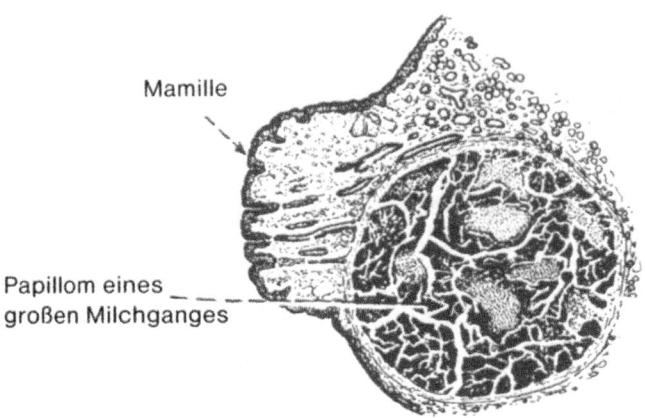

Mamille

Papillom eines
großen Milchganges

Auch im Darm gibt es gutartige Tumorformen, die vom einfachen Oberflächen-epithel ausgehen und nur Papillen bilden. Diese werden allerdings nicht als Papil-lome, sondern als *villöse Adenome* bezeichnet (villi = Zotten).

**Spezielle Adenomformen**

**Zysten.** Wird von den Adenomzellen Schleim oder seröse Flüssigkeit gebildet, die aufgrund der Anatomie des Organs (umgebende Kapsel z.B.) nicht abfließen kann, entstehen Zysten. Zysten sind von Epithel ausgekleidete, meist mit Flüssig-keit gefüllte Hohlräume.
*Beispiel:* Zystadenome des Ovars. Besonders die *muzinösen (schleimbildenden) Zystadenome* können beträchtliche Größen (bis zu 40 cm im Durchmesser) errei-chen. Die Zysten sind gekammert und mit einem einschichtigen schleimbildenden Zylinderepithel ausgekleidet.

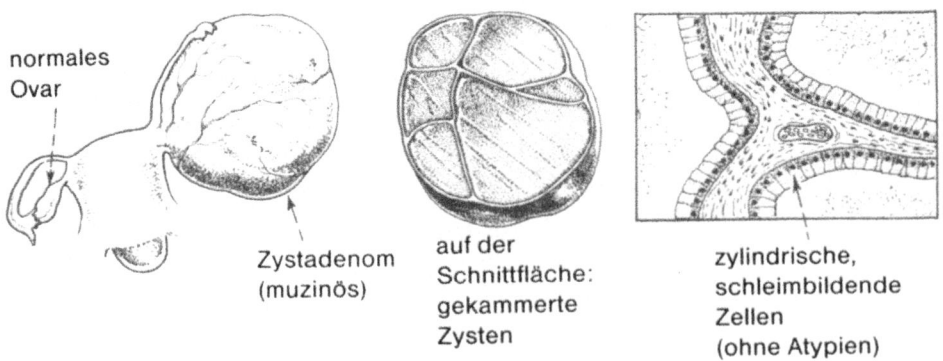

normales
Ovar

Zystadenom
(muzinös)

auf der
Schnittfläche:
gekammerte
Zysten

zylindrische,
schleimbildende
Zellen
(ohne Atypien)

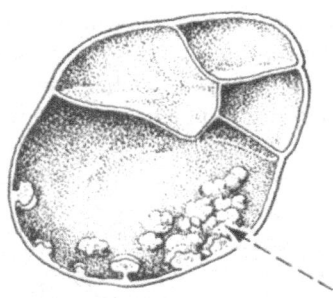

Ist die Epithelproliferation sehr stark, können auch kleine Papillen ausgebildet werden, die in das Zystenlumen hineinragen. Dies ist häufig bei den serösen Zystadenomen, die nicht Schleim, sondern eine klare Flüssigkeit bilden, der Fall. Das auskleidende Epithel ist einschichtig und kubisch.

Zyste mit papillären Proliferationen, die u.U. auch die gesamte Zyste ausfüllen können.

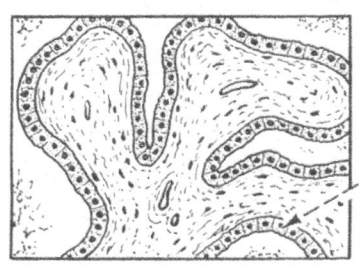

Papillen von einschichtigem kubischen Epithel bedeckt (keine Atypien)

In beiden Fällen zeigen die auskleidenden Zellen keine Atypien.

**Fibroadenome.** In einigen Organen steht die Proliferation des versorgenden Stromas im Vordergrund.

*Beispiel:* Fibroadenome der Brustdrüse

Beim *perikanalikulären Fibroadenom* umgibt das zumeist feste fibröse Gewebe die Adenom-Tubuli konzentrisch; die Tumoren sind klein und rund und von einer Kapsel aus komprimierten Brustdrüsengewebe umgeben.

Die adenomatösen Tubuli sind von festem Bindegewebe konzentrisch umgeben (perikanalikuläres Fibroadenom).

fester, palpabler, abgekapselter Tumor

Beim *intrakanalikulären Fibroadenom* wächst das proliferierende, meist lockere Bindegewebe in die Drüsenlumina vor und preßt sie zu kleinen Spalten zusammen. Die Adenome sind größer und weicher und häufig lobuliert. Beide Fibroadenomformen können auch zusammen in einem Tumor vorkommen.

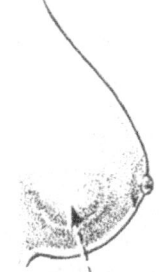 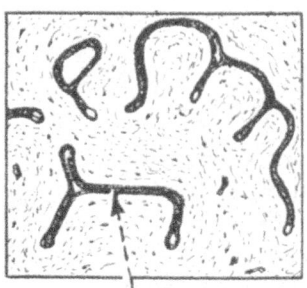

meist größerer, lobulierter Tumor

Adenomatöse Tubuli werden von Bindegewebe, das in die Lumina hineinwächst, zu schmalen Spalten zusammengedrängt (intrakanalikuläres Fibroadenom).

## 9.4 Maligne Tumoren

### 9.4.1 Maligne epitheliale Tumoren

Allgemein werden maligne epitheliale Tumoren als *Karzinom* (von griech. karkinos: Krebs) bezeichnet, da sie oft eine unregelmäßige, gezackte Wachstumsform annehmen.

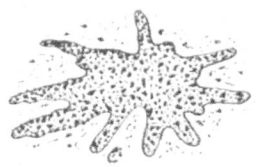

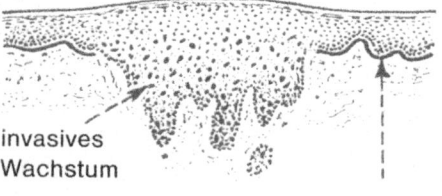

Kennzeichen maligner Tumoren ist das *infiltrierende und destruierende Wachstum.*

invasives Wachstum

Basalmembran

Die Tumorzellen durchbrechen die Basalmembran, die normalerweise eine Barriere für Epithelzellen darstellt. Im Stroma breiten sie sich entlang von Gewebespalten, Gefäßen und Perineuralscheiden aus.

228

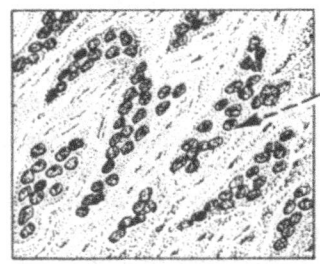

Maligne Zellen dringen in Gewebsspalten ein und breiten sich dort weiter aus.

Viele Tumoren induzieren in ihrer Umgebung eine ausgeprägte Kollagenfaserbildung, die zu einer narbigen Einziehung des Gewebes führen kann. Dadurch wird der Tumor an die umgebenden Strukturen fixiert und ist nicht mehr frei beweglich.

**Mammakarzinom**

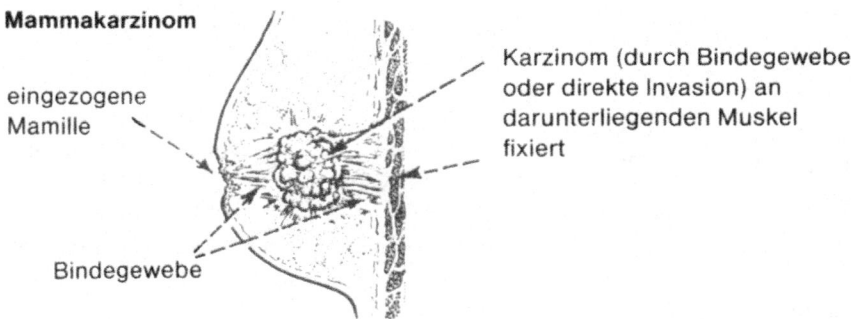

eingezogene Mamille

Karzinom (durch Bindegewebe oder direkte Invasion) an darunterliegenden Muskel fixiert

Bindegewebe

*Mammakarzinome* bewirken häufig eine solche Stromareaktion. Histologisch findet man dann dichtes fibröses Fasergewebe, das von einzelnen epithelialen Tumorzellsträngen durchsetzt ist. Diese Tumoren bezeichnet man als *szirrhös* (hart). Auf der anderen Seite des Spektrums gibt es (wenn auch wesentlich seltener) Mammakarzinome, die fast ausschließlich aus großen, pleomorphen Tumorzellen bestehen und fast gar kein Bindegewebe bilden. Diese werden als *medullär* bezeichnet. Beide Begriffe sind deskriptiv. Sie sagen nichts über den Subtyp oder den Malignitätsgrad aus.

Das Ausmaß der Invasion variiert stark von Tumor zu Tumor. Dies liegt möglicherweise an Unterschieden in
- der amöboiden Beweglichkeit der Tumorzellen,
- der Sekretion lytischer Enzyme (z. B. Hyaluronidase), die die Grundsubstanz auflösen und
- der Adhäsivität von Tumorzellen, die sich zum Teil sehr leicht aus einem Gewebeverband lösen.

## Carcinoma in situ

Wie schon erwähnt, ist die maligne Transformation ein Prozeß, der in mehreren Stufen abläuft. Bei plattenepithelialen Tumoren (Ösophagus, Cervix uteri) sind zunächst Stadien der *Dysplasie* zu erkennen, die mit unterschiedlich stark ausgeprägten Zellatypien einhergehen. Dysplasien können reversibel sein, stellen jedoch zumeist die Vorstufe zu einem Carcinoma in situ dar. Bei einem *Carcinoma in situ* sind zytologisch alle Zeichen der Malignität erfüllt (starke Zellpleomorphie, zahlreiche atypische Mitosen, ungeordneter Zellverband mit Aufhebung der Schichtung etc.). Die Basalmembran ist jedoch noch nicht durchbrochen, und es ist also noch *kein* infiltratives Wachstum nachzuweisen.

**Normale Cervix-Schleimhaut**

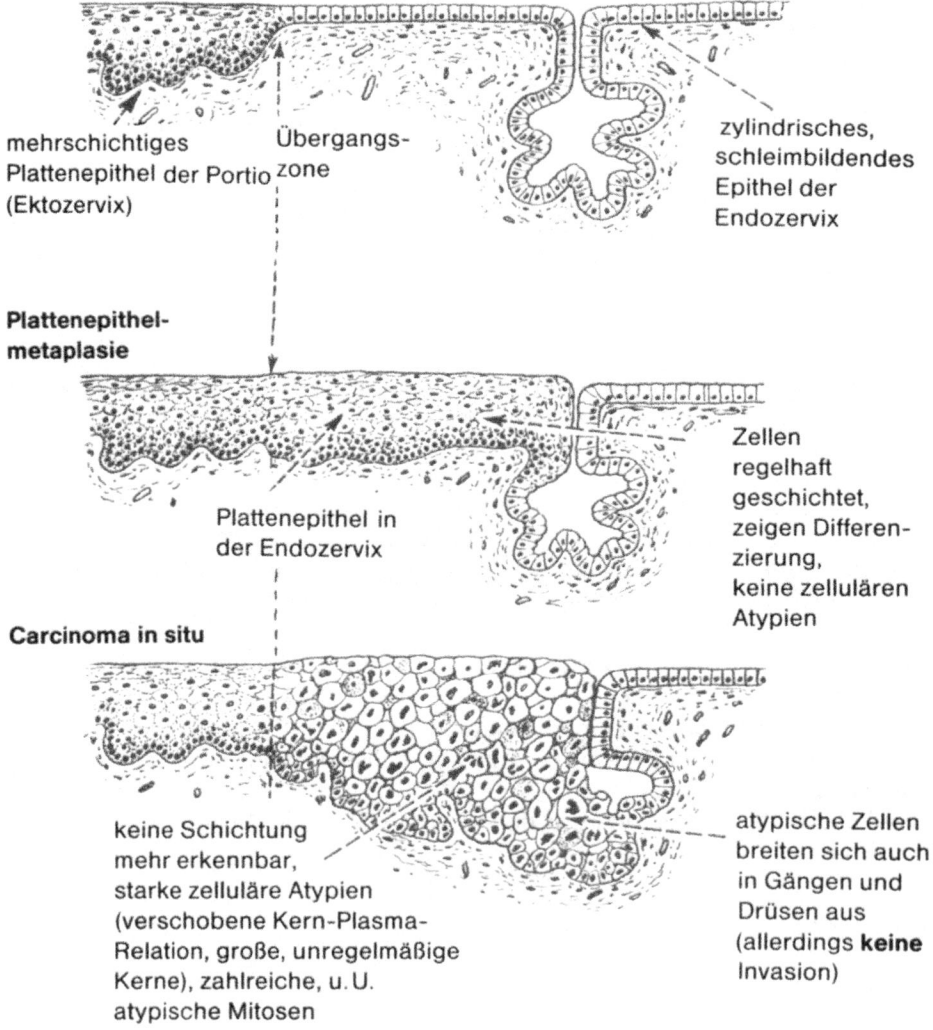

mehrschichtiges Plattenepithel der Portio (Ektozervix)

Übergangszone

zylindrisches, schleimbildendes Epithel der Endozervix

**Plattenepithelmetaplasie**

Plattenepithel in der Endozervix

Zellen regelhaft geschichtet, zeigen Differenzierung, keine zellulären Atypien

**Carcinoma in situ**

keine Schichtung mehr erkennbar, starke zelluläre Atypien (verschobene Kern-Plasma-Relation, große, unregelmäßige Kerne), zahlreiche, u. U. atypische Mitosen

atypische Zellen breiten sich auch in Gängen und Drüsen aus (allerdings **keine** Invasion)

230

***Andere Beispiele: Intraduktales Mammakarzinom*** und das ***Carcinoma lobulare in situ*** (CLIS) der Mamma.

Alle diese Veränderungen sind obligate Präkanzerosen. Sie bilden sich nicht zurück und gehen unbehandelt in der Regel in ein invasives Karzinom über. Die Behandlung besteht in der vollständigen Entfernung.

### Karzinomausbreitung

Die Tumoren breiten sich durch infiltrierendes Wachstum kontinuierlich in der Umgebung aus. Bei Infiltration von Lymph- und Blutgefäßen können die Tumorzellen entlang dieser Abflußwege weitertransportiert werden.

**Via Lymphwege.** Da die Lymphgefäße im Gegensatz zu den Blutgefäßen nicht von einer dicken Gefäßwand begrenzt sind, stellen sie für die Tumorzellen kein großes Hindernis dar und werden schnell infiltriert. Um Chancen zur weiteren Ausbreitung zu haben, müssen jedoch zahlreiche Tumorzellen die Lymphbahnen erreichen, da die meisten losgelösten Zellen schnell zugrunde gehen. Sind histologisch größere Tumorzellverbände in Lymphgefäßen nachweisbar, spricht man von ***Lymphgefäßkarzinose.*** Diese Tumorzellverbände sind meist Ausdruck eines kontinuierlichen Wachstums im Lymphgefäß. Häufiger ist jedoch der lymphatische Weitertransport als kleiner ***Tumorembolus.***

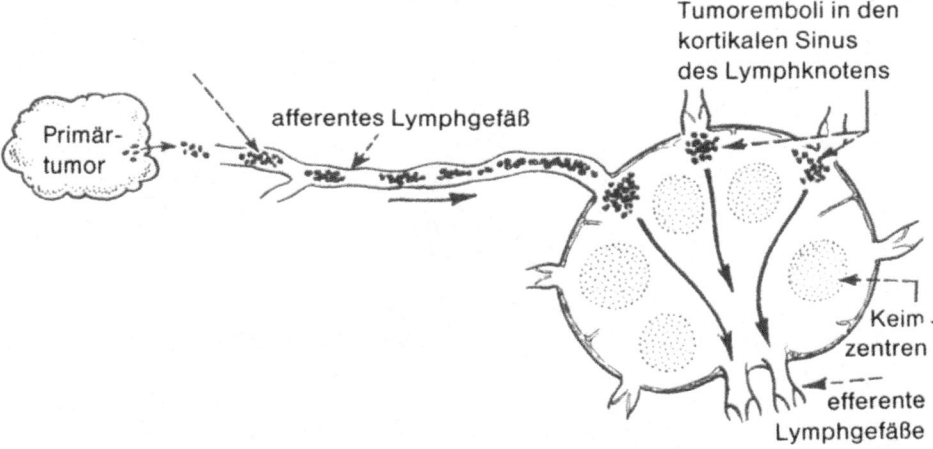

Mit dem Lymphstrom werden die Tumorzellverbände zu den Lymphknoten transportiert, wo sie zunächst in die kortikalen Sinus gelangen. Von dort können sie, sofern sie dem lymphatischen Abwehrsystem entgehen, die efferenten Lymphbahnen erreichen und zu weiter entfernt liegenden Lymphknotengruppen gelangen. Von einer ***Metastase*** kann man erst dann sprechen, wenn es eine Tumorzellgruppe gelungen ist, sich in dem Lymphknotengewebe fest anzusiedeln, weiterzuwachsen und den Lymphknoten zu infiltrieren.

Durch Lymphgefäßkarzinose und Lymphknotenmetastasen werden die Lymphbahnen verstopft. Dies wirkt sich so aus:

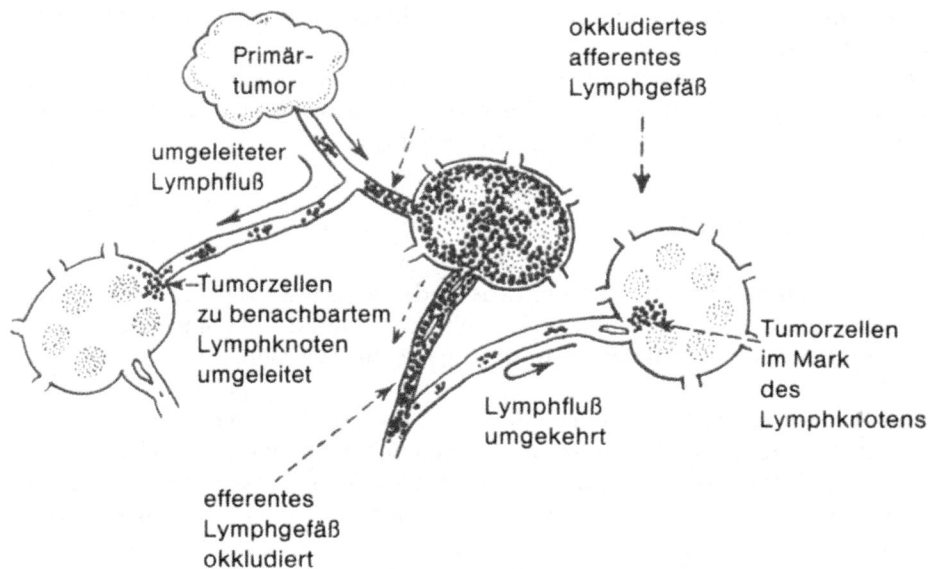

Der Lymphfluß wird zu benachbarten Lymphknotengruppen umgeleitet oder sogar umgekehrt (rechts im Bild), so daß die Tumorzellen zuerst das Lymphknotenmark erreichen. Das führt zu einer unregelmäßigen Ausbreitung des Karzinoms. So werden ganze Lymphknotenketten infiltriert und zerstört.

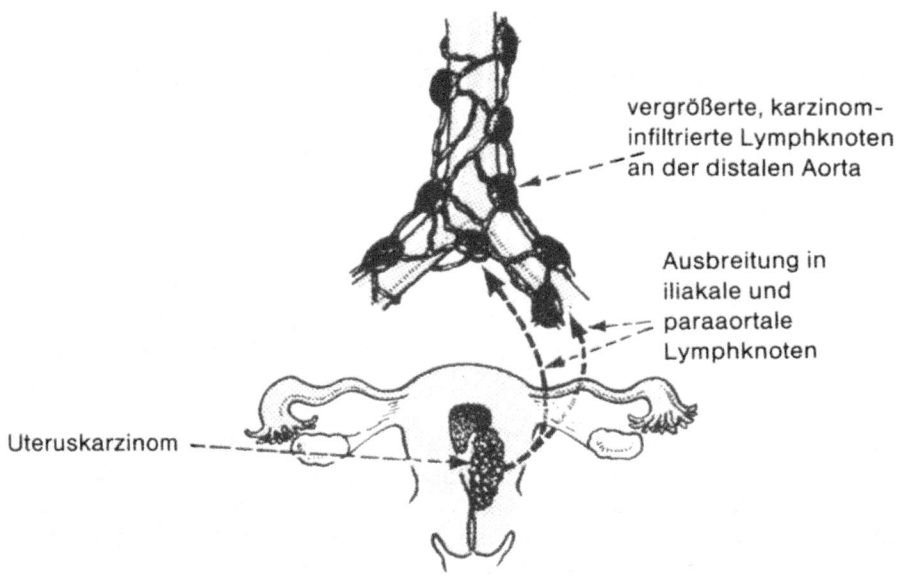

Eine ausgeprägte Lymphgefäßkarzinose ist oftmals der Grund für schnell auftretende *Tumorrezidive*, obwohl der Primärtumor selbst im gesunden Gewebe entfernt wurde.

Abdominelle Tumoren erreichen, nachdem sie die Cisterna chyli infiltriert haben, über den Dc. thoracicus die Blutbahn.

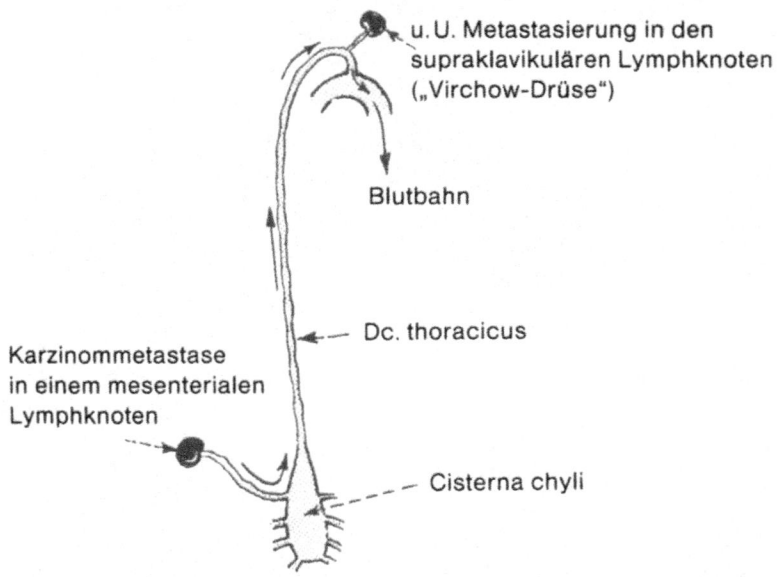

u.U. Metastasierung in den supraklavikulären Lymphknoten („Virchow-Drüse")

Blutbahn

Dc. thoracicus

Karzinommetastase in einem mesenterialen Lymphknoten

Cisterna chyli

**Via Nervenbahn** *(Perineuralkarzinose)*. Ähnlich wie in lymphatische Bahnen können Tumorzellen auch in Perineuralscheiden eindringen und entlang der „Nervenschiene" weiterwachsen.

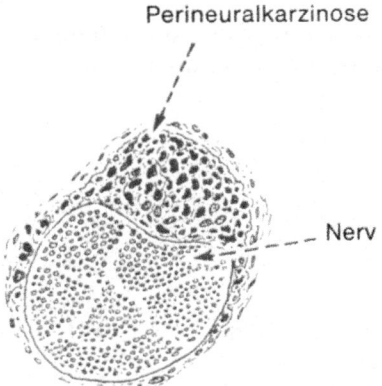

Perineuralkarzinose

Nerv

Die Nerven werden durch die Karzinomverbände komprimiert, was starke Schmerzen verursachen und schließlich zum Untergang des Nerven führen kann.

**Via Serosa.** In von einer Serosa umgebenen Organen breiten sich die Tumorzellen, wenn sie per continuitatem die Serosa erreicht haben, entlang dieser Oberfläche aus. (Peritonealkarzinose, Pleurakarzinose, Perikardkarzinose).

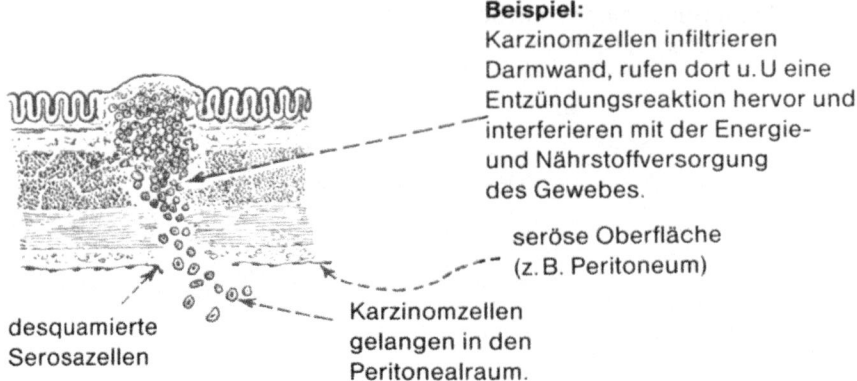

**Beispiel:**
Karzinomzellen infiltrieren
Darmwand, rufen dort u.U eine
Entzündungsreaktion hervor und
interferieren mit der Energie-
und Nährstoffversorgung
des Gewebes.

seröse Oberfläche
(z.B. Peritoneum)

desquamierte
Serosazellen

Karzinomzellen
gelangen in den
Peritonealraum.

Karzinomabsiedlungen auf
der Serosa rufen eine Entzündungsreaktion hervor,
die durch Fibrinbildung
und Fibrosen zu Verkle-
bung und Verwachsungen
führt. Dadurch werden die
eigentliche Tumormassen
oftmals „versteckt", so daß
die Diagnosestellung er-
schwert ist.

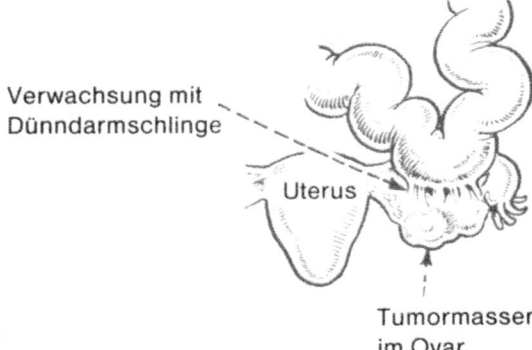

Verwachsung mit
Dünndarmschlinge

Uterus

Tumormassen
im Ovar

**Intraepitheliale Ausbreitung.** Dabei breiten sich die Karzinomzellen entlang der
Basalmembran aus und unterminieren das normale Epithel.

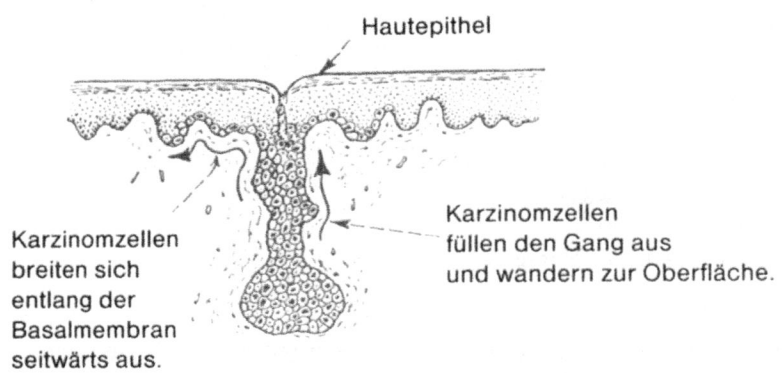

Hautepithel

Karzinomzellen
breiten sich
entlang der
Basalmembran
seitwärts aus.

Karzinomzellen
füllen den Gang aus
und wandern zur Oberfläche.

So breitet sich auch ein intraduktales Mammakarzinom aus.

234

**Via Blutgefäße.** Venen werden aufgrund ihrer dünneren Wand schneller vom Tumorwachstum betroffen. Die Auswirkungen sind:

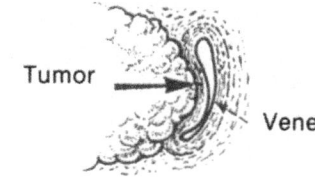

- *Kompression der Vene* durch den Tumor von außen; das Lumen wird dabei obliteriert.

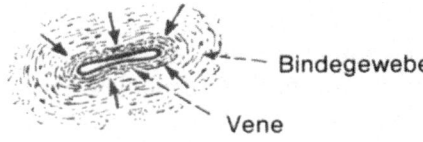

- *Narbige Fibrosen,* die durch das Tumorwachstum induziert wurden, können die Vene „einmauern".

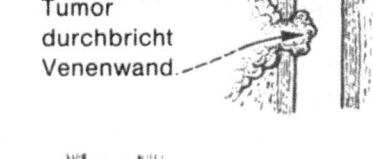

- *Infiltration der Venenwand;* bei fortgesetztem Wachstum erreicht der Tumor das Lumen.

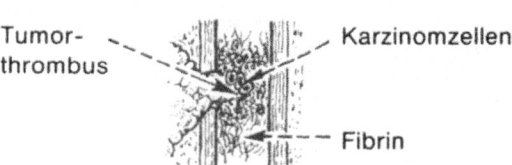

An der Infiltrationsstelle bildet sich häufig ein *Thrombus,* der das weitere Tumorwachstum zunächst eindämmen kann.

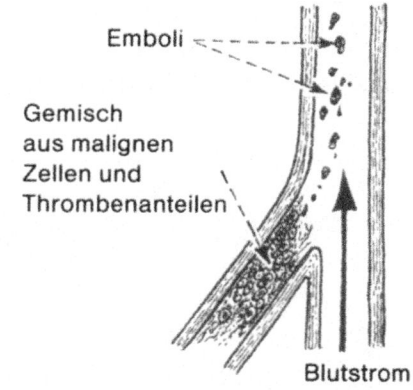

Zumeist stellt er jedoch durch das Fibrinnetz weitere Schienen für das Tumorwachstum zur Verfügung. Von diesem Thrombus können kleine *Tumoremboli* ausgehen, oder der Thrombus wächst kontinuierlich bis zur nächsten Einmündungsstelle weiter und bildet erst dort Emboli.

Eine seltene Komplikation, die als Begleitphänomen bestimmter Tumoren auftritt, sind multiple Thromben im gesamten venösen System *(Thrombophlebitis migrans)*. Dies ist Folge eines erhöhten Thromboplastinspiegels, der entweder durch den Tumor selbst entsteht oder durch die Zerstörung des Gewebes zustande kommt.

235

**Ausbreitung der Tumoremboli.** Wie auch bei den gewöhnlichen Thrombemboli hängt die Ausbreitung der Tumoremboli vom betroffenen Gefäß ab.

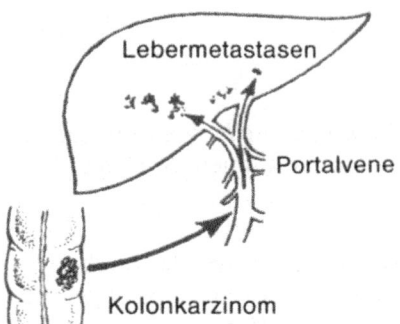

Eine Infiltration des Portalvenensystems führt zu Tumoremboli in der Leber.

Bei Infiltration des Cavasystems entstehen Emboli in der Lunge (Ausnahmen: retrograde Tumorausbreitung, s. S. 237).

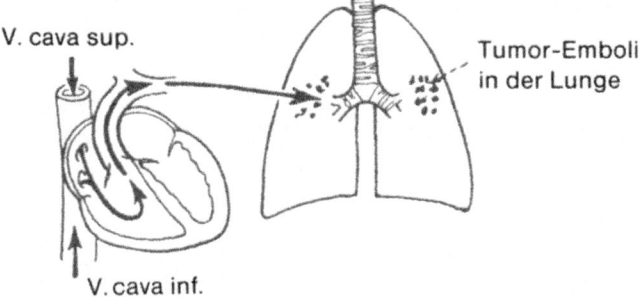

Emboli aus den Pulmonalvenen führen zu Metastasen im gesamten Körper.

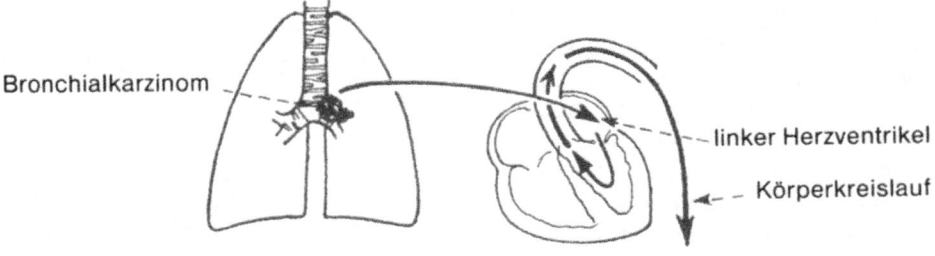

Ob ein Tumorembolus zur *Metastasenbildung* in der Lage ist, hängt von verschiedenen Faktoren ab:
- *Größe des Embolus.* Die meisten Tumoremboli sind klein und enthalten nur eine geringe Anzahl von Tumorzellen, die zugrunde gehen, bevor sich der Embolus festsetzen kann.
- *Reaktion auf den Embolus.* Der Tumorembolus ruft die gleichen Veränderungen hervor wie ein gewöhnlicher Embolus und wird vom Körper auch genauso behan-

delt, nämlich organisiert. Dadurch kann in einigen Fällen ein Weiterwachsen verhindert werden.

Metastasenbildung ist häufig in
- *Lunge* (aufgrund der massenhaft ankommenden kleinen Emboli, von denen sich dann doch einige festsetzen und weiterwachsen können) und
- *Leber* (ebenfalls viele Tumoremboli, zusätzlich optimale Nährstoffversorgung im Lebergewebe).

Selten sind Metastasen in der Milz und in Geweben, die starken Bewegungen ausgesetzt sind: Muskulatur, Sehnen, Haut.
Darüber hinaus scheinen die Tumorzellen eine besondere Affinität zu bestimmten Organen zu haben. Bronchialkarzinome metastasieren häufig in Gehirn und Nebenniere. Prostata-, Schilddrüsen- und Mammakarzinome bilden häufig Knochenmetastasen, besonders in Wirbelsäule und Beckenknochen.

**Retrograde venöse Ausbreitung.** Wie in den Lymphgefäßen können Tumormassen in den Venen ebenfalls eine Umkehr des Blutstroms bewirken. Besonders begünstigend wirkt, wenn die Venen Plexus ausbilden und keine Venenklappen besitzen; dies ist im Becken und um die Wirbelkörper der Fall.

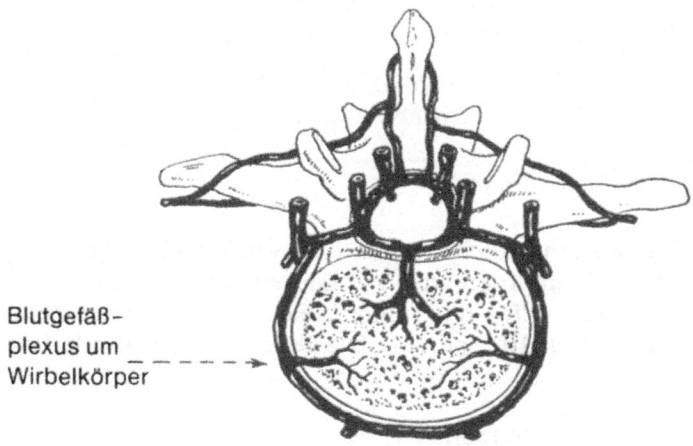

Blutgefäß-
plexus um
Wirbelkörper

Änderungen des intraabdominellen oder intrathorakalen Drucks führen in solchen Fällen sehr schnell zur Umkehr des Blutstroms; das ist einer der Gründe, warum Metastasen in den Wirbelkörpern sehr häufig sind.

### Histologische Klassifikation der Karzinome

**Plattenepithelkarzinom.** Plattenepithelkarzinome kommen in der Haut, besonders an sonnenexponierten Stellen vor. Aber auch andere von mehrschichtigem Plattenepithel bedeckte Strukturen, wie die Schleimhäute von Zunge, Rachen, Lippen, Ösophagus und Vagina, sind betroffen. Zu-

sätzlich treten Plattenepithelkarzinome auch in anderen Schleimhaut-
typen nach Plattenepithelmetaplasie auf (z.B. in Bronchien und in der Cervix
uteri).

Das Plattenepithelkarzinom entsteht als kleiner, erhabener, unregelmäßiger Herd, meist auf dem
Boden einer Dysplasie.

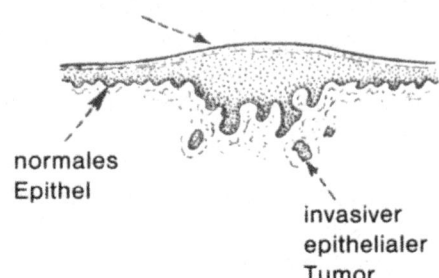

Durch das schnelle Wachstum können nicht mehr alle Epithelien ausreichend mit
Nährstoffen versorgt werden. Sie gehen zugrunde. Ein *Ulkus* ist die Folge.

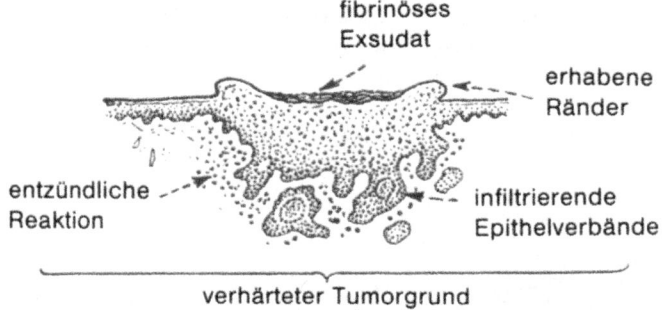

*Histologisch* bestehen die Plattenepithelkarzinome aus *soliden* oder *trabekulä-
ren* Zellformationen, die sich infiltrierend im Bindegewebe ausbreiten. Bei
gut differenzierten Karzinomen reifen die Tumorzellen zur Mitte dieser Zell-
nester aus und *verhornen* (zentrale Hornperlen). Die äußeren Zellen ähneln Basalzellen.

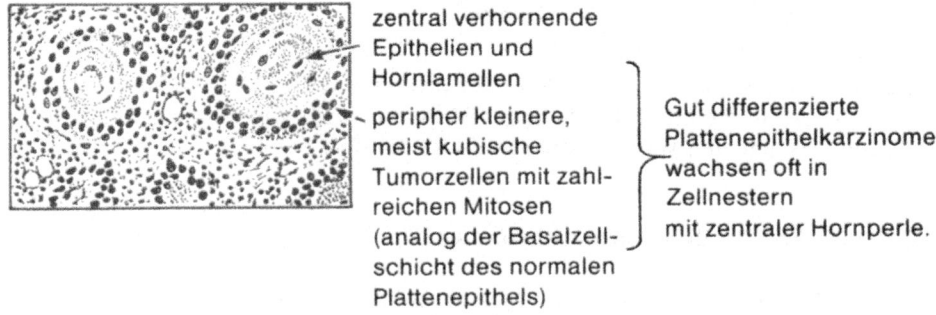

Daneben sieht man die üblichen Zeichen malignen Wachstums; Zellpleomorphie,
Atypien und reichlich Mitosen.

Plattenepithelkarzinome der Haut wachsen meistens sehr langsam und metastasieren spät. Durch ihre oberflächliche Lage werden sie zudem früh entdeckt. Schleimhautkarzinome (besonders das Ösophaguskarzinom, das sehr schnell lymphogen metastasiert) haben eine weitaus ungünstigere Prognose.

**Basalzellkarzinom** (basozelluläres Karzinom, Basaliom). Dies ist ein Hauttumor, der ebenfalls am häufigsten an sonnenexponierten Stellen auftritt (im Gesicht um Augen, Nase und Mund). Das Wachstum beginnt zunächst als eine flache Hauterhebung, die sich langsam über Monate und Jahre vergrößert und im nächsten Stadium ulzeriert. Der Ulkusrand ist oft perlartig, weißlich.

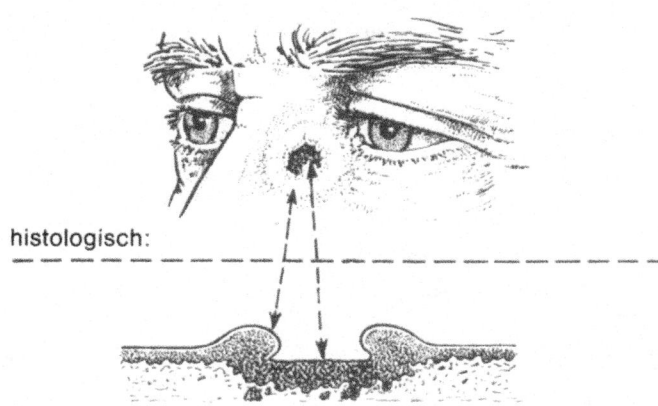

histologisch:

Das *Basaliom* wächst *langsam* und breitet sich *lokal destruierend* seitlich und in die Tiefe aus. Oftmals wird dabei normale Epidermis unterminiert, so daß die tatsächliche Tumorausdehnung wesentlich größer ist als es dem makroskopischen Eindruck entspricht. Die Zellen des Basalioms ähneln in Form und Anordnung den epidermalen Basalzellen, der Keimschicht (Stratum germinativum, Rete Malpighii). Daher stammt auch der Name.

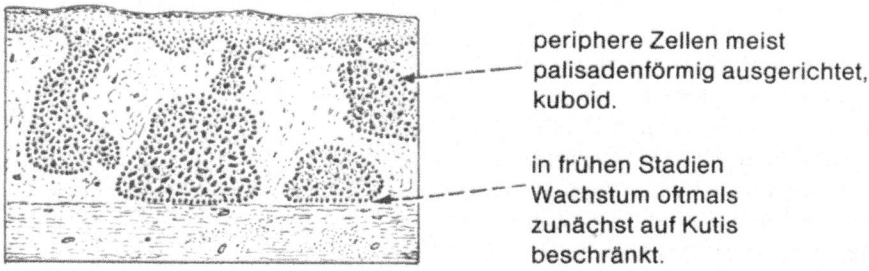

periphere Zellen meist palisadenförmig ausgerichtet, kuboid.

in frühen Stadien Wachstum oftmals zunächst auf Kutis beschränkt.

In einigen Fällen scheint das Basaliom seinen Ursprung von den Basalzellen der *Hautanhangsgebilde* zu nehmen. Bei diesen Formen werden zum Teil auch drüsenähnliche Strukturen ausgebildet.
Das Basaliom wächst lokal destruierend und neigt zu *Rezidiven.* Metastasen werden nicht gebildet.

**Adenokarzinome.** Diese Karzinome gehen wie Adenome von drüsenbildendem Gewebe oder einfachen Epithelien aus (Dickdarmkarzinome nehmen zumeist ihren Ausgang von Adenomen). In der von Zylinderepithel bedeckten Schleimhaut (Dickdarm) beginnen sie *polypös* in das Lumen vorzuwachsen,

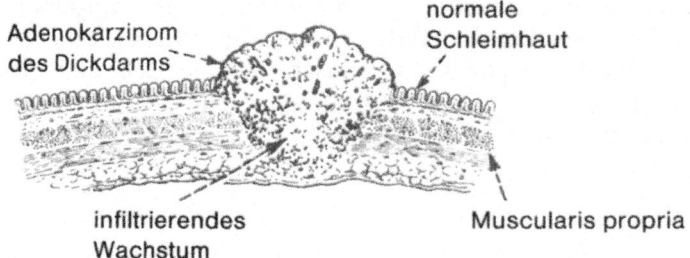

*ulzerieren* jedoch im Gegensatz zu den benignen Formen sehr schnell; gleichzeitig infiltrieren sie auch die tieferen Schichten.

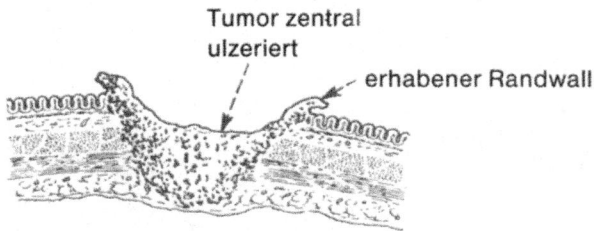

In soliden drüsenbildenden Organen (Mamma) wächst der Tumor, von einem Azinus oder Gang ausgehend, strahlenförmig in die Umgebung (typischer Krebs-ähnlicher Eindruck).

Auch Adenokarzinome können **Zysten** bilden; zumeist entstehen sie aber auf dem Boden einer Zyste (z. B. maligne Entartung eines papillären serösen Zystadenoms des Ovars) besonders wenn die papilläre Komponente stark ausgebildet ist, also eine starke Zellproliferation vorherrscht.

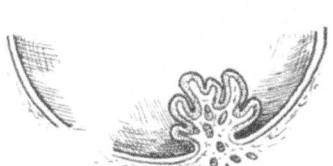

240

***Wachstumsformen:***
Bei gut oder mäßig differenzierten Formen sind zumindest an einigen Stellen noch
drüsenähnliche, tubuläre
Strukturen zu erkennen
(bei über 90% der Adeno-
karzinome).

Mäßig differenzierte
Adenokarzinome
versuchen drüsige
Strukturen nachzu-
bilden.

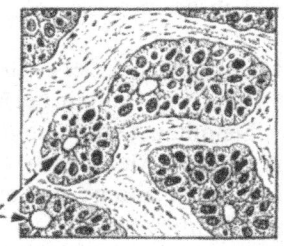

Wenn die Tumorzellen ausgeprägt Schleim bilden und sezernieren, ergibt sich histologisch
das Bild von ausgedehnten
Schleimseen, in denen verstreut Tumorzellen schwimmen und die von Bindegewebe
durchzogen werden.

Tumorzellen
in Schleimseen

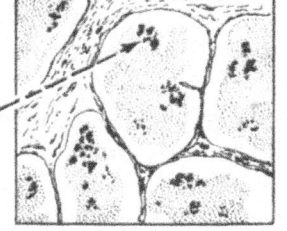

Solche Karzinome nennt man ***muzinöse Karzinome.*** Diese stellen eine Untergruppe der Adenokarzinome dar.

Wie bei allen anderen Tumorformen können auch Adeno-
karzinome ihre adenotypi-
schen Eigenschaften durch die
maligne Transformation so
weit verlieren, daß sich das Ursprungsgewebe histologisch
nicht mehr erkennen läßt. Sie
sind undifferenziert.

solides
Tumorwachstum

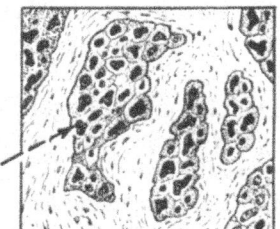

Ein Großteil der undifferenzierten Karzinome stammt wahrscheinlich ursprünglich von drüsenbildendem Gewebe ab.


### 9.4.2 Malignes Melanom

Eine ***maligne Proliferation von Melanozyten*** entsteht in der Regel de novo. Ein
Faktor der Entstehung scheint zumindest bei einem Teil der Fälle in übermäßiger
*Sonnenexposition* zu liegen. Betroffen davon sind vorwiegend sehr hellhäutiger
Personen. Die Sonnenexposition kann dabei chronisch, über viele Jahre oder akut
mit Verbrennungserscheinungen erfolgen (letzteres ist häufig bei jüngeren Pa-
tienten mit Melanom).

## Lokalisation

- Haut (Gesicht, aber auch Fußsohlen, Handflächen und Nagelbett; ferner bei Frauen häufig an Beinen, bei Männern am Körperstamm)
- Schleimhaut (Mund, selten Genitalien)
- Augen und Meningen (selten)
  Einige Melanome sind amelanotisch, d. h. sie bilden kein Pigment. In einem Tumor können sowohl melaninbildende als auch amelanotische Areale nebeneinander vorkommen.

## Ausbreitungsformen des Melanoms

### Lentigo maligna, Lentigo-maligna-Melanom.

Die Lentigo maligna stellt ein *In-situ-Melanom* dar, bei dem in der basalen Epidermis zahlreiche atypische Melanozyten zu finden sind, die sich seitwärts ausbreiten.

Atypische Melanozyten breiten sich entlang der Basalmembran von Epidermis und Drüsen aus.

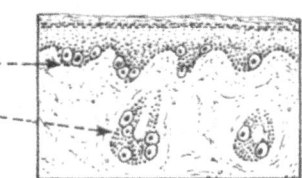

Die Läsion ist unregelmäßig begrenzt und liegt im Hautniveau. Sie zeigt ein langsames Wachstum und kommt häufig bei alten Leuten nach langjähriger Sonnenexposition vor (Gesicht).
Die Lentigo maligna stellt zwar eine *Präkanzerose* dar, die Patienten sterben jedoch oft an „natürlichen Ursachen", bevor ein infiltrierendes Wachstum aufgetreten ist.
Bei dem *Lentigo-maligna-Melanom* ist es auf dem Boden einer Lentigo maligna an einer Stelle zur *Infiltration* der atypischen Melanozyten in die Dermis gekommen. Makroskopisch macht sich diese Stelle als kleines Knötchen innerhalb des Lentigo-Bereichs bemerkbar.

**Superfiziell spreitendes Melanom (SSM).** Das SSM findet sich häufig bei Frauen in den Unterschenkeln, bei Männern am Körperstamm. Ähnlich wie bei der Lentigo maligna breiten sich die atypischen Melanozyten zunächst horizontal in der Epidermis aus. Sie sind jedoch *nestförmig* angeordnet und infiltrieren wesentlich früher als bei der Lentigo. Die Anamnese beträgt dementsprechend ca. 1–5 Jahre.

**Akrolentiginöses Melanom.** Aufgrund der besonderen *Lokalisation* (Fußsohlen, Handflächen und Nagelbett) scheint eine eigene Untergruppierung dieser Form gerechtfertigt zu sein. Histologisch vereinigt sie Charakteristika der Lentigo maligna, des SSM und des nodulären Melanoms.

**Noduläres Melanom.** Das noduläre Melanom ist häufig am Körperstamm lokalisiert. Die Anamnese ist kurz (Wochen bis maximal 2 Jahre). Es *infiltriert* und *ulzeriert* sehr schnell.

*Prognose:* Bei einer Invasionstiefe von 1,5 mm oder weniger ist die Prognose gut, bei 1,5–3 mm mittelmäßig, bei mehr als 3 mm schlecht.

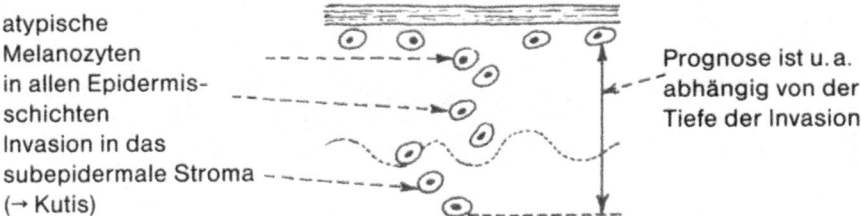

atypische Melanozyten in allen Epidermisschichten

Invasion in das subepidermale Stroma (→ Kutis)

Prognose ist u.a. abhängig von der Tiefe der Invasion.

### 9.4.3  Maligne mesenchymale Tumoren

Die malignen Tumoren des mesenchymalen Gewebes bezeichnet man als **Sarkome** (von griech. sarx = Fleisch). Sarkome sind weniger häufig als Karzinome. Bei Kindern und Jugendlichen machen sie jedoch neben den Leukämien den Hauptteil der malignen Tumoren aus. (Im Erwachsenenalter sind 90% aller Malignome epithelialen Ursprungs, also Karzinome).

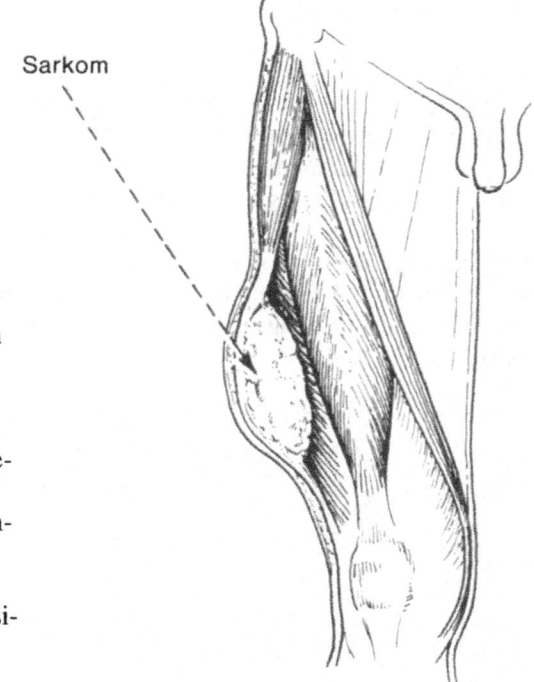

Sarkom

Im Gegensatz zu den Karzinomen wachsen die Sarkome in einem Zell-Faser-Bündel, das anders als die benignen mesenchymalen Tumoren sehr zellreich ist. Daraus resultiert ein zusammenhängendes **expansives Wachstum,** das das umliegende Gewebe destruiert, aber nicht strahlenförmig in Gewebsspalten eindringt, wie es die kohäsiven (Desmosomen!) epithelialen Karzinomzellverbände tun.

Der neoplastische Prozeß wird von der Bildung zahlreicher dünnwandiger Blutgefäße begleitet. Hämorrhagien und Nekrosen sind deswegen bei Sarkomen häufig.

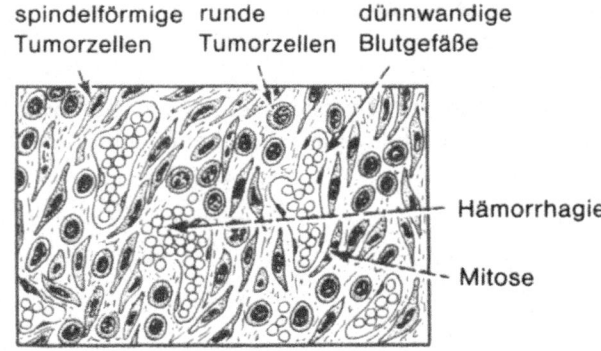

spindelförmige Tumorzellen — runde Tumorzellen — dünnwandige Blutgefäße — Hämorrhagie — Mitose

**Ausbreitung.** Wie alle Bindegewebszellen sind auch Sarkomzellen sehr beweglich. Sie invadieren leicht die Venenwände und metastasieren in die Lungen. Da die Tumorgefäße sehr dünnwandig sind, treten sehr früh Metastasen auf.

### Einteilung der Sarkome

Die Sarkome können entsprechend ihrer *Morphologie* in
- rundzellige,
- spindelzellige,
- myxoide und
- pleomorphe (anaplastische) Sarkome unterteilt werden.

Diese eher beschreibende Unterteilung hat insofern ihre Berechtigung, als bei Tumoren deren Abstammung histologisch nicht mehr zu erkennen ist, Ausbreitungsverhalten und Prognose je nach o. g. Parametern unterschiedlich ist. Im Prinzip können alle Sarkome, unabhängig von ihrer histologischen Abstammung, diese morphologischen Formen annehmen.

*Spindelzellige Sarkome* sind eine häufige Form bei Fibrosarkomen.
Die Zellen ähneln Fibroblasten. Die intrazelluläre Matrix kann sehr faserreich sein oder auch umfangreich Proteoglykane bilden (Übergang zum Myxosarkom).

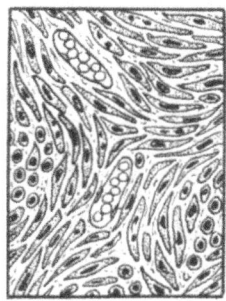
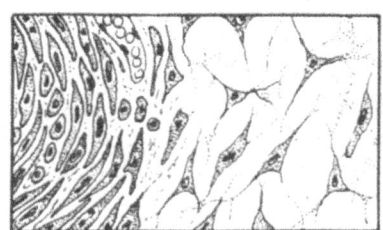

myxoides Stroma
→ Myxosarkom

### Pleomorphes Sarkom

Bei diesem Tumor ist keine Ähnlichkeit mehr zu Bindegewebe oder anderen mesenchymalen Geweben zu erkennen. Er ist hochmaligne. Am häufigsten kommt er
in Knochen und Muskelscheiden vor.

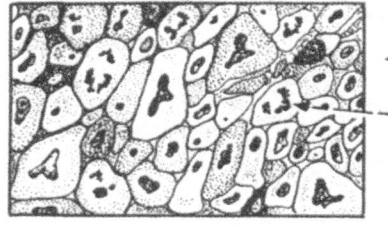

bizarre Zellen
und Zellkerne
atypische
Mitosen

keine Matrix mehr
erkennbar

Entsprechend ihrer *histologischen Abstammung* können Sarkome in
- Fibrosarkome,
- Chondrosarkome,
- Osteosarkome,
- Myosarkome (Leio- und Rhabdo-) und
- Liposarkome unterteilt werden.

Bei den meisten Sarkomen kommen nebeneinander differenzierte und undifferenzierte Anteile vor. Die *Graduierung* richtet sich dabei nach der Größe des undifferenzierten Anteils.
Die *Prognose* hat neben dem Grad der histologischen Differenzierung vor allem
die *Mitoserate* und der *Anteil an Nekrosen* Relevanz, wie folgendes Schema zeigt.
**Malignitätsgrading von Sarkomen** (modifiziert nach Coindre et al., 1988)

| Punktwert | Differenzierung | Mitoserate | Nekrosen |
|---|---|---|---|
| 1 | Tumor mit Ähnlichkeit zu reifem mesenchymalem Gewebe | 0–9 | keine |
| 2 | Histologisch sicher zu klassifizierender Tumor | 10–19 | mehr als 20% |
| 3 | Synoviales, embryonales u. undifferenziertes Sarkom | mehr als 20 | mehr als 50% |

Grading:      Punktwerte 3–4→Grad I
              Punktwerte 5–6→Grad II
              Punktwerte 7–9→Grad III

Solche Bewertungsschemata gibt es natürlich auch für verschiedene Karzinome,
wie etwa nach Bloom und Richardson für Mammakarzinome und nach Boecking
und Sommerkamp für Prostatakarzinome. Bei diesen wird mehr Wert auf Zellpleomorphie und Wachstumsmuster gelegt. Nekrosen bleiben unberücksichtigt.
Die Schemata sind somit nur als ein Vorschlag zu verstehen, welche Kriterien zur
Graduierung als wichtig erachtet werden. Sie sind nicht allgemein verbindlich.

**Fibrosarkome.** Diese gehen meist von Faszien, Muskelscheiden, Subkutangewebe oder seltener auch vom Periost aus. Die zelluläre Differenzierung variiert entsprechend dem Malignitätsgrad erheblich.

**Chondrosarkome.** Chondrosarkome kommen meist an den Enden langer Röhrenknochen vor, entwickeln sich jedoch oft auch aus Enchondromen der Hand- und Fingerknochen. Betroffen sind ausschließlich Erwachsene. Der Tumor ist lobuliert.

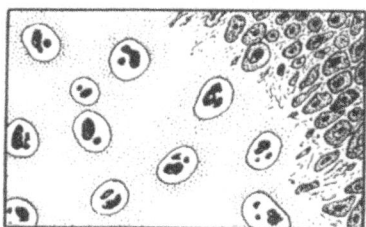

Histologisch wechseln sich Areale von unreifem Knorpel mit undifferenzierten Bereichen ab.

Chondrosarkome wachsen *langsam. Lokalrezidive* sind häufig, Metastasen treten fast immer erst zu einem späteren Zeitpunkt auf.

**Osteosarkome.** Diese Tumoren treten am häufigsten zwischen dem 10. und 25. Lebensjahr auf. Bei älteren Patienten entstehen sie zumeist auf dem Boden eines M. Paget. Befallen werden die Metaphysen der langen Röhrenknochen vor allem im Kniebereich (proximale Tibia und distales Femur) und im proximalen Humerus.

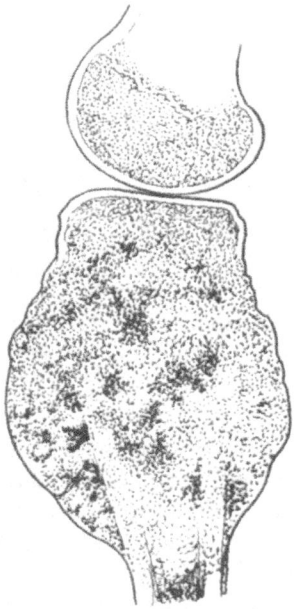

Die meisten Osteosarkome entstehen zentral im Knochen. Sie sind rundlich, solide und relativ hart.

Weniger häufig gehen sie (wahrscheinlich) vom Periost aus und zeigen ein „stacheliges" Bild. Der neugebildete Knochen wächst dabei in kleinen Stacheln strahlenförmig und rechtwinklig vom Ursprungsknochen weg.

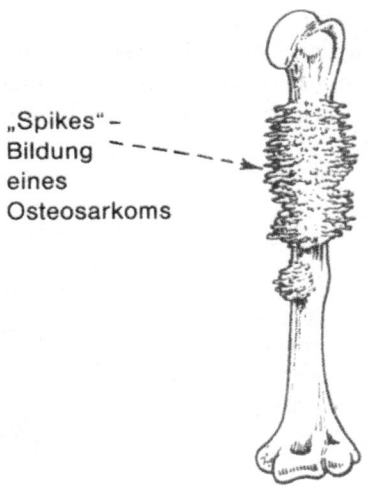

„Spikes" – Bildung eines Osteosarkoms

unregelmäßig konfigurierter mineralisierter Knochen und Knochengrund- substanz (Osteoid)

pleomorphe Tumorzellen

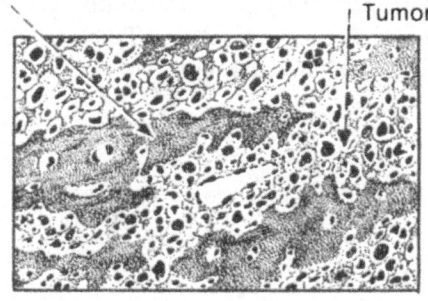

Bei allen Osteosarkomen finden sich histologisch unregelmäßige Spikulae aus *minerali-siertem Knochen* und *Osteoid.* Dazwischen sind *pleomorphe Tumorzellen,* sichtbar.

Die interzelluläre Matrix kann sowohl fibröses, knorpeliges, knöchernes oder myxoides Gewebe enthalten. Osteosarkome sind meist schlecht differenziert, hochmaligne und metastasieren schnell. Die Prognose konnte jedoch in den letzten Jahren durch Polychemotherapie verbessert werden.

## Riesenzelltumor des Knochens

Dies ist ein *aggressiv wachsender* Tumor mesenchymalen Ursprungs, der durch ein stark vaskularisiertes Gewebe mit mononukleären Zellen und zahlreichen diffus verteilten Riesenzellen (Osteoklasten?) gekennzeichnet ist. Die wesentliche Tumorkomponente sind dabei die mononukleären Zellen, die meist oval oder spindelig sind.

Riesenzellen

mononukleäre Spindelzellen

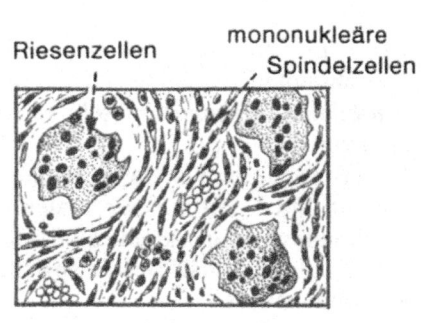

Die *Dignität* des Tumors ist schwierig zu beurteilen. Es gibt benigne Formen und solche, die eine starke Pleomorphie und zahlreiche Mitosen aufweisen. Der Tumor rezidiviert häufig und bildet in ca. 20% Metastasen. Dieses maligne Wachstum korrelliert nicht immer mit dem histologischen Differenzierungsgrad.

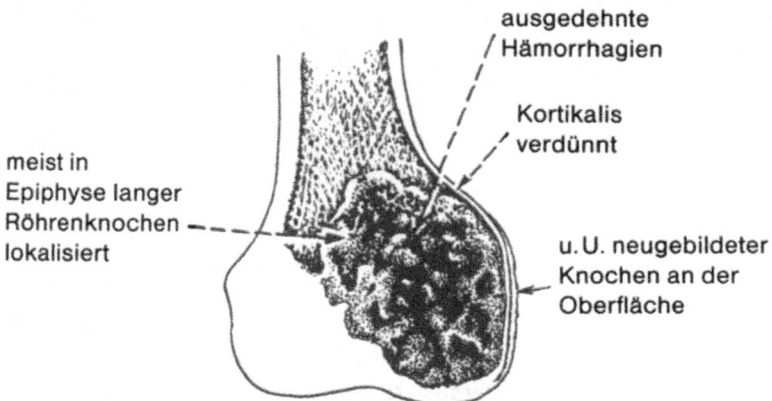

Myosarkome. Diese können sowohl von glatter (Leiomyosarkome) als auch von quergestreifter Muskulatur (Rhabdomyosarkome) ausgehen.
*Leiomyosarkome* sind seltene Tumoren, die meist auf dem Boden eines Leiomyoms des Uterus entstehen.

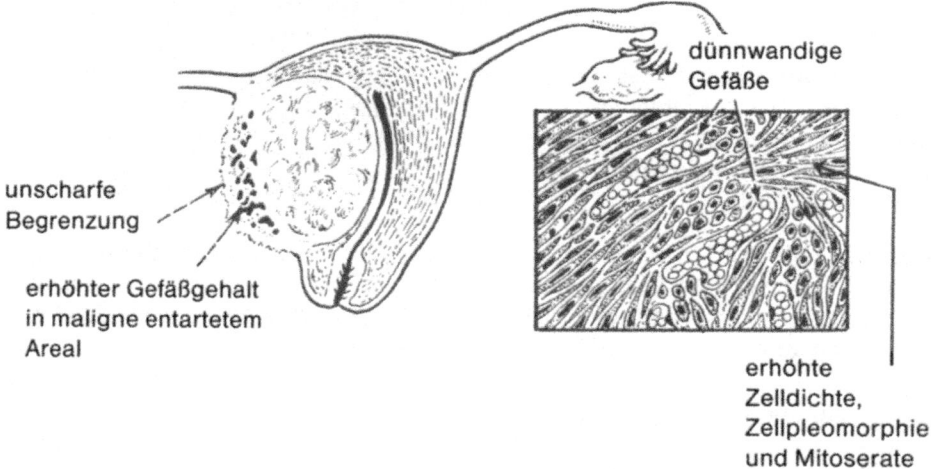

Der Tumor metastasiert in der Regel hämatogen und nur selten in die regionalen Lymphknoten.
*Rhabdomyosarkome* sind sehr selten und kommen fast ausschließlich im Kindesalter vor.
Eine Besonderheit ist das *Sarcoma botryoides,* das ebenfalls im Kindesalter vorkommt und einen mesodermalen Mischtumor darstellt. Als charakteristisches Merkmals sind darin kleine quergestreifte Muskelfasern vorhanden. Das embryonale Rhabdomyosarkom entspricht dem malignen Müller-Mischtumor des Erwachsenenalters.

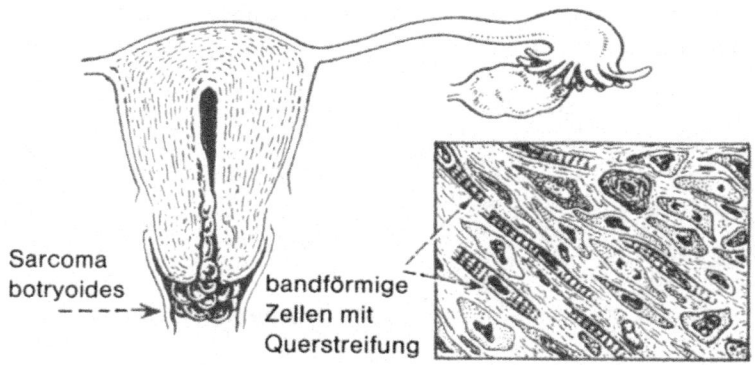

Sarcoma botryoides → bandförmige Zellen mit Querstreifung

Häufigstes Vorkommen in Vagina, Cervix uteri und Harnblase.

**Liposarkom.** Liposarkome sind seltene Tumoren, die auf dem Boden eines Lipoms entstehen können.

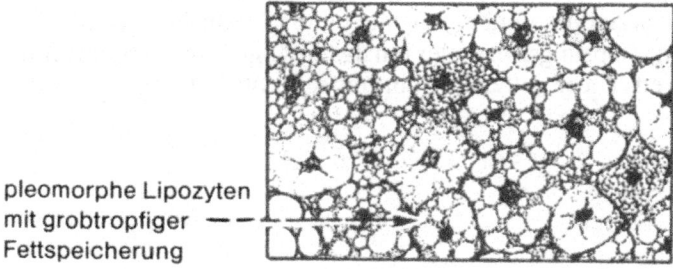

pleomorphe Lipozyten mit grobtropfiger Fettspeicherung

## 9.5 Mischtumoren

Dies sind Tumoren, die sowohl epitheliale als auch mesenchymale Tumorkomponenten aufweisen. (*Beachte:* Die mesenchymale Komponente in epithelialen Tumoren ist nicht-neoplastisch).

Das häufigste Beispiel ist das pleomorphe Adenom der Parotis (gutartig).

pleomorphes Adenom der Parotis: fest, lobuliert; wächst langsam

Je nach Verteilung und Ausprägung der verschiedenen Komponenten variiert die Histologie erheblich.

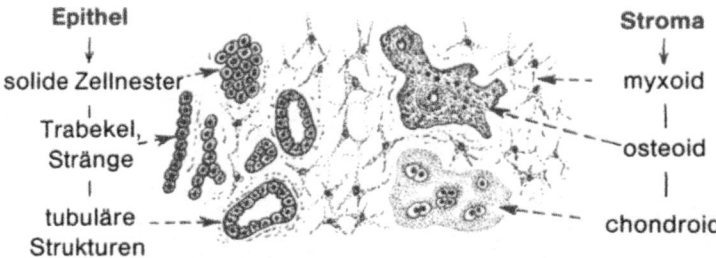

Man nimmt an, daß sowohl die Stromakomponente als auch das Epithel ursprünglich von einer gemeinsamen Zelle ausgehen, und der mesenchymale Anteil dabei eine Metaplasie darstellt.

Es gibt auch Tumoren, bei denen sowohl die epitheliale als auch die mesenchymale Komponente maligne ist *(Karzinosarkome)*. Dabei handelt es sich entweder um ein Nebeneinander von differenzierten und völlig entdifferenzierten mesenchymal erscheinenden Karzinomanteilen, um eine unterschiedliche Differenzierung einer gemeinsamen Ursprungszelle oder um das zufällige Zusammentreffen zweier maligner Tumoren. Diese seltenen Tumoren sind oft in Ösophagus und Corpus uteri lokalisiert.

### 9.5.1 Teratom

(Teratos = Ungeheuer). Ein Teratom ist eine Neubildung (Neoplasie), die aus unterschiedlichen, ortsfremden Gewebearten besteht. Sie muß von entwicklungsbedingt verlagertem nicht-neoplastischem Gewebe und örtlich fehlentwickeltem Gewebe (Hamartom) unterschieden werden.

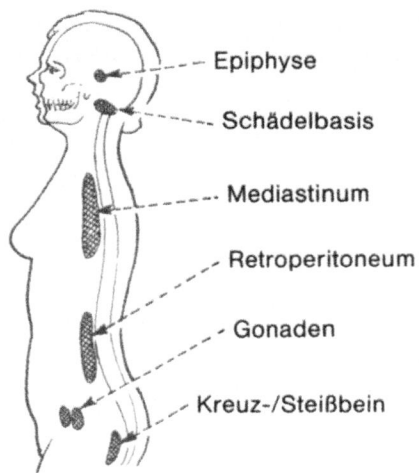

Teratome entstehen in Gonaden oder entlang der Mittellinie. Sie gehen wahrscheinlich von totipotenten Keimzellen aus. Diese sind embryonal in der Mittellinie unter dem Coelomepithel in der Nachbarschaft des Enddarms lokalisiert, von wo sie allmählich in die Gonaden wandern. Man nimmt an, daß nicht alle Zellen die Gonaden erreichen und einige entlang der Mittellinie liegen bleiben. Diese können dann Ausgangspunkte für Teratome darstellen. Am häufigsten kommen Teratome in den Ovarien vor.

Hinsichtlich der *Dignität* sind zwei Gruppen von Teratomen zu unterscheiden:
- **Reife** (benigne, meist zystische) Teratome (Dermoidzyste)
- **Unreife** (maligne, meist solide) Teratome

**Reife Teratome.** Diese bestehen ausschließlich aus gut differenzierten, *ausgereiften* Gewebsarten meist ektodermaler Herkunft, also Haut und Hautanhangsgebilden. Sie sind fast immer zystisch. Der Zysteninhalt besteht aus Talg und Haaren. Deswegen bezeichnet man sie auch als **Dermoidzysten.**

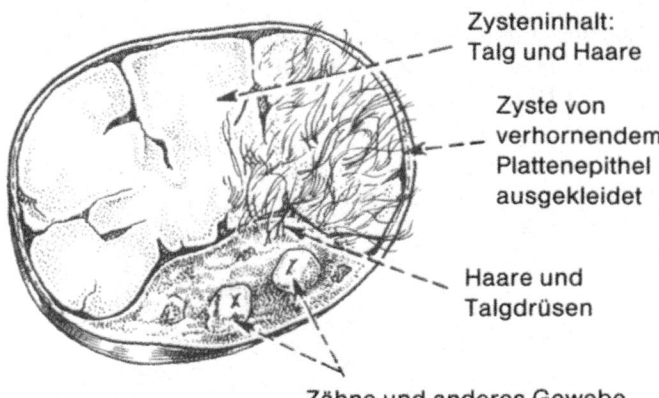

Zysteninhalt:
Talg und Haare

Zyste von
verhornendem
Plattenepithel
ausgekleidet

Haare und
Talgdrüsen

Zähne und anderes Gewebe

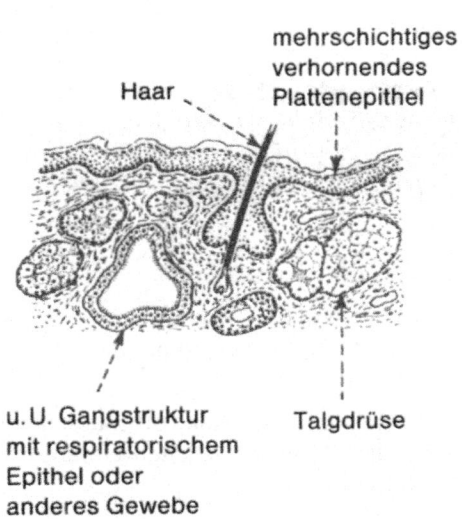

mehrschichtiges
verhornendes
Plattenepithel

Haar

u. U. Gangstruktur
mit respiratorischem
Epithel oder
anderes Gewebe
(Schilddrüse etc.)

Talgdrüse

Zusätzlich kommen häufig noch respiratorisches oder intestinales Epithel, Knorpel und Knochen hinzu.

**Unreife Teratome.** Diese Tumoren kommen häufig im Kindesalter vor und sind sehr maligne. Sie bestehen aus verschiedenen, unterschiedlich ausgereiften embryonalen, fetalen und adulten Gewebearten. Je größer die unreifen Anteile sind, desto maligner ist der Tumor.

## 9.6 Hamartome

Hamartome sind nicht-neoplastische, aber tumorähnliche entwicklungsbedingte Fehlbildungen ortsständigen Gewebes. Die häufigsten Formen bestehen aus Blutgefäßen oder stammen aus dem pigmentbildenden System der Haut.

### 9.6.1 Hämangiome

**Kapilläres Hämangiom.** Dies findet sich häufig in der Haut als „Feuermal". Es ist scharf begrenzt und dunkelrot. Die Blutversorgung erfolgt aus einer einzigen Arterie, die unabhängig von der Blutzirkulation des umgebenden Gewebes verläuft.

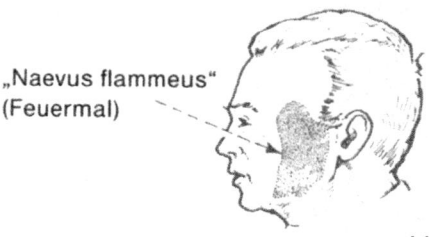

„Naevus flammeus"
(Feuermal)

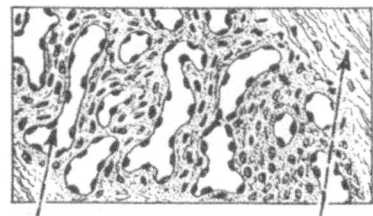

zahlreiche spaltartige   Bindegewebe
Blutgefäße mit
prominenten
Endothelzellen

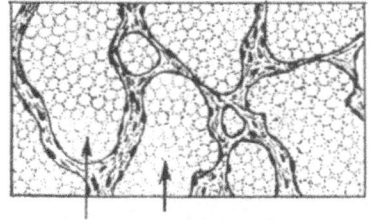

stark erweiterte
(kavernöse) Blutgefäße

**Kavernöses Hämangiom.** Diese Art ist häufig in inneren Organen, vor allem in der Leber. Es ist ebenfalls scharf begrenzt und rot, besteht jedoch aus weiten, blutgefüllten Hohlräumen.

Diese Fehlbildungen sind oftmals schwer von echten Gefäßneubildungen zu unterscheiden. Im lymphatischen Gefäßsystem kommen entsprechend auch Lymphangiome vor.

### 9.6.2 Nävuszellnävi

Dies sind häufige kongenitale Läsionen (Nävus bedeutet Geburtsmal). Während der fetalen Entwicklung wandern melaninproduzierende Zellen neuroektodermaler Herkunft in die Haut ein, wo sie vor allem in der Basalschicht zu finden sind.

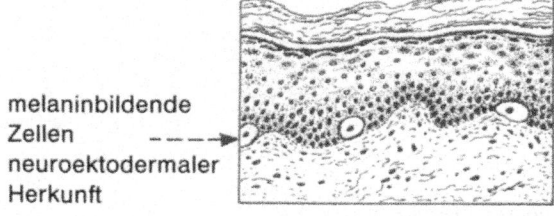

melaninbildende
Zellen
neuroektodermaler
Herkunft

Der normale **Leberfleck** beruht auf einer fehlerhaften Wanderung, Proliferation und Reifung dieser melanozytenähnlichen, neuroektodermalen Zellen.

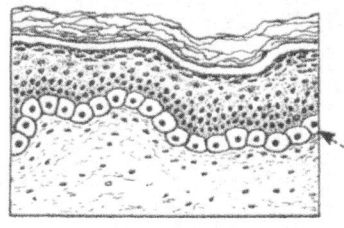

Beim gewöhnlichen „Leberfleck" liegen die Melanozyten in einer kontinuierlichen Schicht der Basalmembran auf (Melanozytenhyperplasie).

Die Nävi variieren in Form und Größe von einfachen, kleinen, flachen, braunen Punkten zu verrukösen, erhabenen, behaarten Läsionen. Die Pigmentierung ist ebenfalls unterschiedlich ausgeprägt.

Bei den **Nävuszellnävi** sind die Nävuszellen nicht gleichmäßig in der Basalschicht verteilt, sondern *nestartig* in der epidermo-dermalen Junktionszone und in der Dermis angeordnet. Entsprechend ihrer *Lage* unterscheidet man:

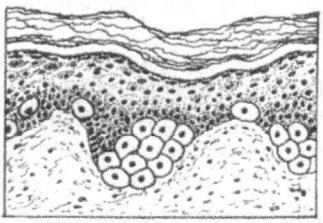

● **Junktionsnävus.** Die Nävuszellnester sind auf die epidermo-dermale Junktionszone beschränkt.

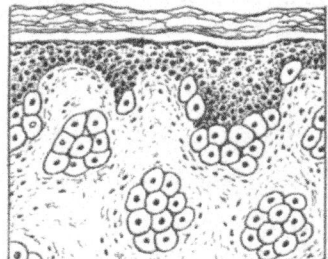

● **Compound-Nävus.** Die Nävuszellnester liegen in der Junktionszone und der Dermis.

253

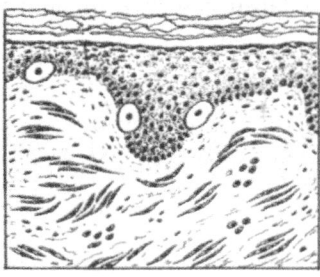

● *Intradermaler Nävus.* Nävuszellnester finden sich nur in der Dermis.

*Der blaue Nävus* ist eine andere Variante, bei dem die Melanozyten nicht bis in die Epidermis vorgedrungen, sondern in *tieferen* Schichten der Dermis liegengeblieben sind.

Die *Prognose* der Nävuszellnävi ist sehr günstig. Die meisten zeigen im Laufe der Entwicklung eher Tendenzen zur Involution. Nur selten entwickeln sich auf dem Boden der Nävuszellnävi maligne Melanome. Eine maligne Transformation ist bei hoher junktionaler Aktivität wahrscheinlicher.

Ein wichtiges histologisches Kennzeichen, um Nävi von Melanomen zu unterscheiden, ist die *Ausreifung* der benignen Nävuszellen. So findet man in tieferen Schichten der Dermis kleine Zellen, die zur Oberfläche hin größer und reifer („aktiver") werden. Bei den malignen Melanomen sind keine Reifungstendenzen zu erkennen.

*Hamartome* sind auch im peripheren Nervengewebe (Neurofibrome), im Magen-Darm-Trakt (Peutz-Jeghers-Polypen) und in anderen Organen anzutreffen. Obwohl die Hamartome selbst *keine* Neoplasien darstellen, können in ihnen ganz selten auch einmal Tumoren entstehen.

Die Grenze zwischen Hamartom und benigner Neubildung ist histologisch nicht immer sicher zu bestimmen und hat auch in Bezug auf Klinik und Therapie zumeist keine Konsequenzen.

| Hamartom | Neoplasie |
|---|---|
| Fehlentwicklung | Neubildung |
| häufig seit Geburt bestehend | entsteht zumeist im Erwachsenenalter |
| Wachstum sistiert zumeist mit der physiologischen Entwicklung | Wachstum ist unabhängig von der Körperentwicklung, progressiv und autonom |
| keine Malignitätszeichen | kann maligne sein oder zu einem späteren Zeitpunkt entarten |

## 9.7 Kanzerogenese

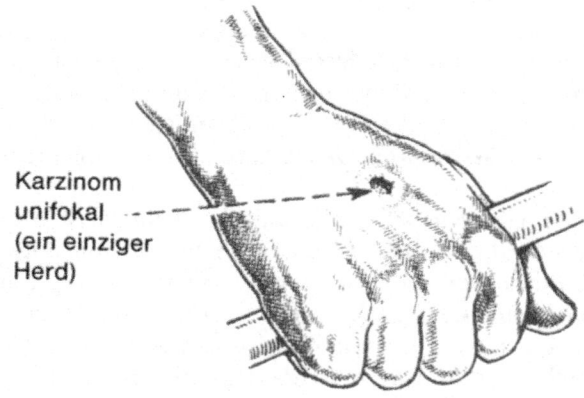

Gewöhnlich entstehen Karzinome und andere maligne Tumoren als eine einzelne fokale Läsion.

**Karzinom unifokal (ein einziger Herd)**

*Beispiel:* Plattenepithelkarzinome der Haut

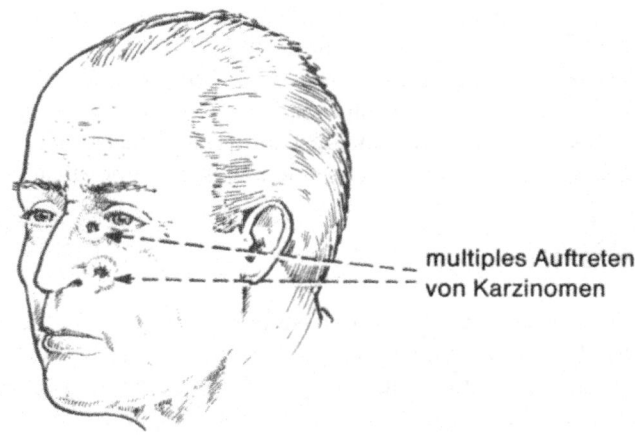

Gelegentlich treten jedoch Malignome gleicher Art *multifokal* in einem begrenzten Areal auf.

**multiples Auftreten von Karzinomen**

*Beispiel:* Bestimmte Arten von Basalzellkarzinomen

Das hat zu der Hypothese geführt, daß Krebs auf zwei verschiedene Arten entstehen kann:

- Aus einem kleinen Herd von atypischen Zellen bzw. aus einer *einzelnen Zelle.*
- Aus einem größeren Areal veränderter Zellen, die bereits einen Prozeß der *Induktion* durchlaufen haben, histologisch jedoch noch normal erscheinen *(Feldtheorie).*

Diese beiden Hypothesen müssen sich nicht unbedingt widersprechen. Das derzeit anerkannte Konzept stellt die Kanzerogenese folgendermaßen dar:

- Die Krebsentstehung beruht auf *genomischen Veränderungen* der Tumorzellen, die zu den verschiedenen krebsassoziierten Eigenschaften (autonomes Wachstum, Infiltration, Destruktion, Metastasierung, Oberflächenänderung, Entdifferenzierung u. a.) führen.
- Diese Eigenschaften werden unabhängig voneinander, schrittweise erworben, die Kanzerogenese ist also ein *„multistep process".*
- Die genomischen Veränderungen können entweder durch spontane Mutationen oder als durch Kanzerogene induzierte *Mutationen* der Zellen auftreten oder durch Fremd-DNA *(Virusbefall)* bewirkt werden.

- Spontanmutationen und wahrscheinlich auch kanzerogeninduzierte erfolgen nicht gezielt an bestimmten Genen, sondern sind mehr oder weniger *zufällig* über das gesamte Genom verteilt (aktive, freiliegende Gene sind wahrscheinlich häufiger betroffen); d. h. die meisten dieser Mutationen werden gar nicht bemerkt, weil die entsprechenden Zellen nicht lebensfähig sind oder im anderen Extrem die Genomveränderungen keine funktionellen Auswirkungen haben. Nur Veränderungen an ganz *bestimmten Genen* führen zu den o. g. krebsassoziierten Eigenschaften.
- Daraus ergibt sich, daß es sehr unwahrscheinlich ist, daß zwei benachbarte Zellen gleichzeitig die schrittweisen, für die Krebsbildung notwendigen Genomveränderungen durchgemacht haben. Man kann also davon ausgehen, daß ein Tumor *monoklonalen Ursprungs* ist, also von einer Zelle ausgeht (Hypothese Nr. 1). Bewiesen ist dies für Lymphome und auch für intraepitheliale Neoplasien der Cervix uteri.
- Sind jedoch *großflächige Areale* virusinfiziert, dysplastisch verändert oder „induziert", ist die Wahrscheinlichkeit größer, daß mehrere Zellen zu Krebszellen entarten. Es entstehen *multifokal* Tumoren, die jedoch jeweils wiederum monoklonalen Ursprungs sind (Hypothese Nr. 2).
- *Dysplasien* sind *fakultative präkanzeröse Neoplasien,* die in geringer Ausprägung nur wenige, bei schweren Dysplasien fast alle krebsassoziierten Eigenschaften bis auf das infiltrierende und destruierende Wachstum besitzen. Geringe Dysplasien können sich wieder zurückbilden, schwere gehen fast immer in ein Karzinom über.

### 9.7.1 Kanzerogene

Die genomischen und funktionellen Veränderungen, die zu einer malignen Transformation führen, werden zur Zeit intensiv untersucht. Bekannt sind jedoch bestimmte Agentien, die eine Krebsentstehung bewirken oder zumindest begünstigen können (sog. Kanzerogene). Kanzerogen wirken:
- Chemikalien
- Strahlung
- Viren

### Chemikalien

Die meisten bekannten kanzerogenen Substanzen sind industriellen Ursprungs.

| Industriezweig | Tumor | Kanzerogen |
| --- | --- | --- |
| Anilinfarben | Harnblasenkarzinom | Naphthylamin |
| Mineralöl, Teer | Hautkrebs | Benzpyrene und andere Kohlenwasserstoffe |
| PVC | Angiosarkom der Leber | Vinylchlorid (Monomer) |
| Isoliermaterial | Mesotheliom | Asbest |
| Landwirtschaft, Gartenbau | Hautkrebs | Arsen |

Eine Reihe von Chemikalien sind selbst inaktiv, bilden jedoch kanzerogene Metabolite.

***Experimentelle Karzinogenese in der Haut:***

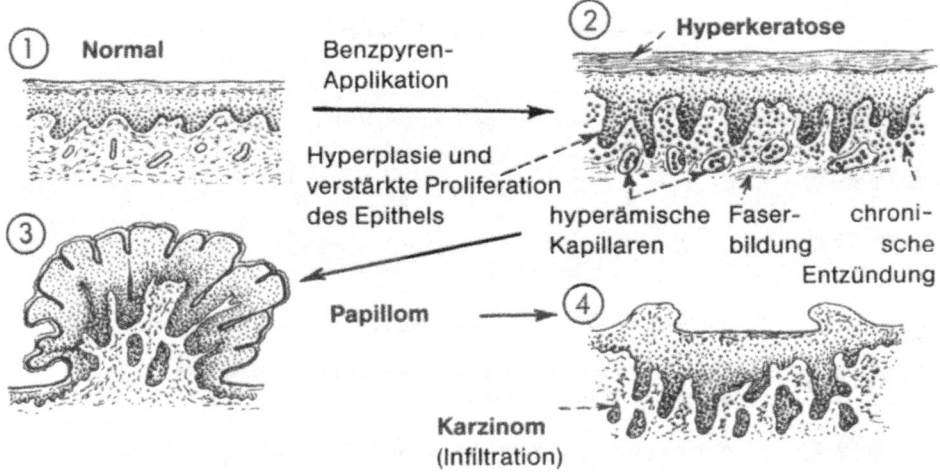

Wird die Karzinogenapplikation im Stadium (2) beendet, können die Hautveränderungen wieder verschwinden; dieses Stadium ist also reversibel. Wird die Applikation jedoch fortgesetzt, sei es mit dem gleichen oder einem anderen Karzinogen, bildet sich meist über das Zwischenstadium eines Papilloms ein maligner Tumor. Nachdem in einem ersten Schritt die sog. ***Initiation*** (Stadium 2 im Bild) vollzogen ist, können die weiteren Transformationen auch durch ***Kokarzinogene*** bewirkt werden. Kokarzinogene (auch Promotoren genannt) sind Substanzen, die selbst keine Tumoren erzeugen, aber nach erfolgter karzinogener Irritation das Tumorwachstum beschleunigen.
***Beispiele***: Chloroform, Terpentin, Phorbolester im Krotonöl (Abführmittel, führt bei Mäusen zu Hauttumoren), Saccharin (führt zu Harnblasentumoren bei Ratten), Prolaktin (führt zu Mammakarzinomen bei Mäusen und Ratten) sowie Gallensäure (führt zu Kolonkarzinomen bei Ratten)

Den ersten Schritt der Initiation kann man sich als eine *DNA-Veränderung* vorstellen, die die Zelle aus ihrem stabilen in ein labiles Gleichgewicht versetzt. Dadurch wird sie für nachfolgende Transformationen empfänglich. Wird die Zelle nicht weiter irritiert, bleibt die Veränderung jedoch ohne Auswirkungen. Dieses Stadium kann mehrere Jahre andauern ***(Latenzphase)***.
Erst wenn durch weitere Karzinogenwirkung oder durch ***Promotoren*** die Proliferation und weitere Transformation der Zellen gefördert wird, können die initiierten Veränderungen *manifest* werden. Es enstehen Dysplasien und letztendlich maligne Tumoren.

## Initiation-Promotion

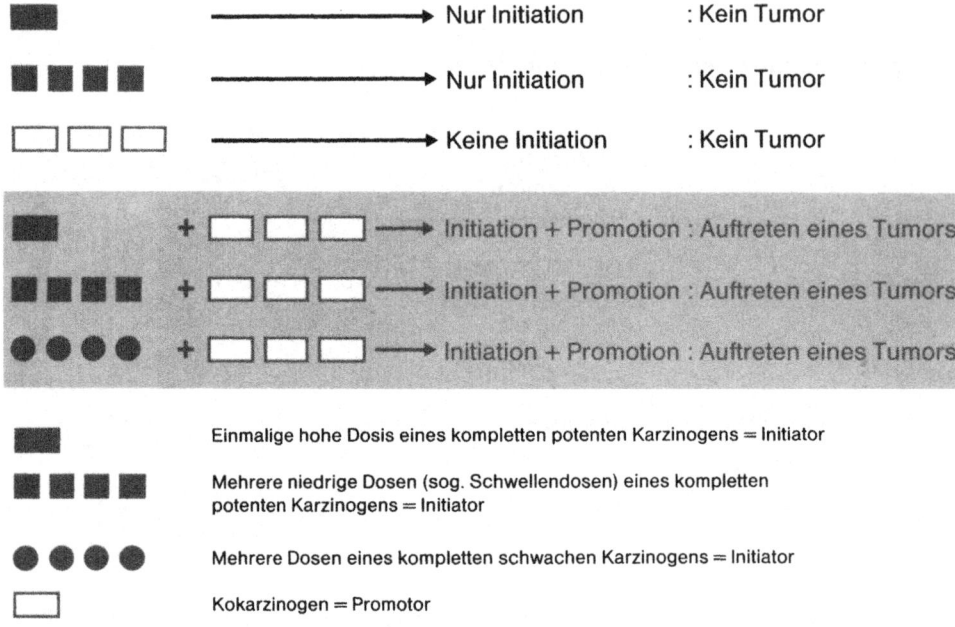

[Abbildung nach Kunze H (1989) Die multifaktorielle Mehrstufenkarzinogenese am Harnblasenurothel. In: Bichler ICH, Hartmann R (1984) Das Harnblasenkarzinom. Springer Berlin Heidelberg New York Tokyo]

## Dysplasie-Karzinom-Sequenz

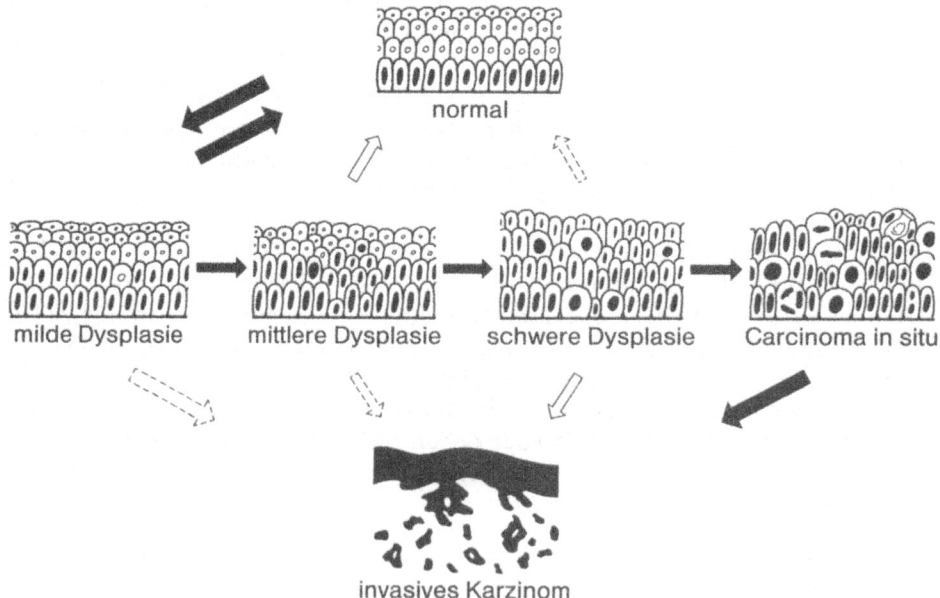

## Adenom-Karzinom-Sequenz

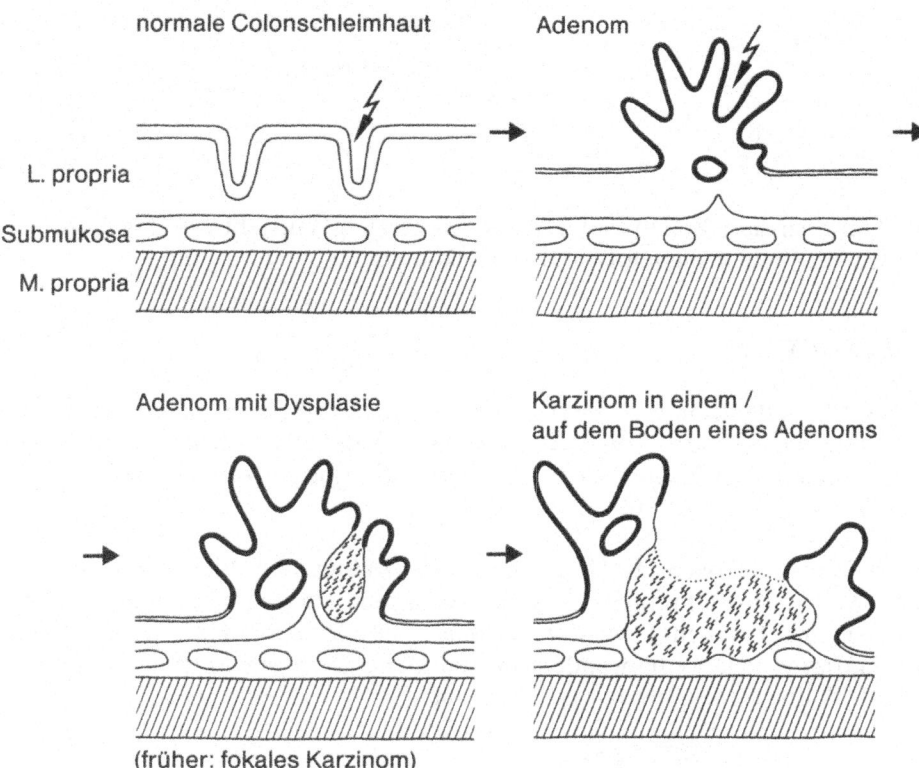

normale Colonschleimhaut

Adenom

L. propria

Submukosa

M. propria

Adenom mit Dysplasie

Karzinom in einem /
auf dem Boden eines Adenoms

(früher: fokales Karzinom)

## Strahlung

| Strahlungsquelle | Tumor | Art der Strahlung |
|---|---|---|
| Arbeit mit Röntgenstrahlung | Hautkrebs<br>Leukämie | Röntgenstrahlen |
| Therapeutische Applikation von Radioisotopen | unterschiedlich, z. B. Schilddrüsenkarzinom nach Radiojod | radioaktive Strahlung |
| Industrielle Verarbeitung radioaktiver Stoffe | unterschiedlich | radioaktive Strahlung |
| Gewinnung z. B. Uran-haltiger Erze | Hautkrebs<br>Leukämie<br>Knochentumoren | radioaktive Strahlung |
| Sonnenlichtexposition | Hautkrebs | UV-Strahlung |

**Wirkung der Strahlenexposition.** Der Hauptangriffspunkt der Strahlen sind die Chromosomen der Zelle.

259

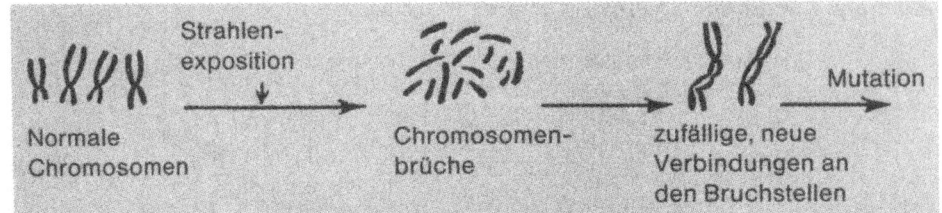

Normale Chromosomen → Strahlenexposition → Chromosomenbrüche → zufällige, neue Verbindungen an den Bruchstellen → Mutation

Proliferieren diese Zellen weiter (Promotorwirkung) entsteht ein Klon mutierter Zellen, die einen malignen Tumor bilden können.

### Onkogene Viren

**DNA-Viren.** *Papilloma-Viren* erzeugen die gewöhnliche Hautwarze und Papillome in der Cervix uteri. *Polyoma-Viren* können zu verschiedenen Tumoren bei Nagetieren führen. Weitere DNA-Viren sind das *Epstein-Barr-Virus* (s.u.) und das SV-40-Virus bei Affen.

**RNA-Viren.** Onkogene RNA-Viren sind *Retroviren.* D.h. Viren, deren genetisches Material in Form von RNA kodiert ist, und die, um vom Wirtsorganismus dupliziert oder „bearbeitet" werden zu können, ihre RNA mit Hilfe einer *reversen Transkriptase* in DNA umwandeln müssen. Daher der Name Retrovirus. Der einfachste Aufbau eines Retrovirus sieht so aus:

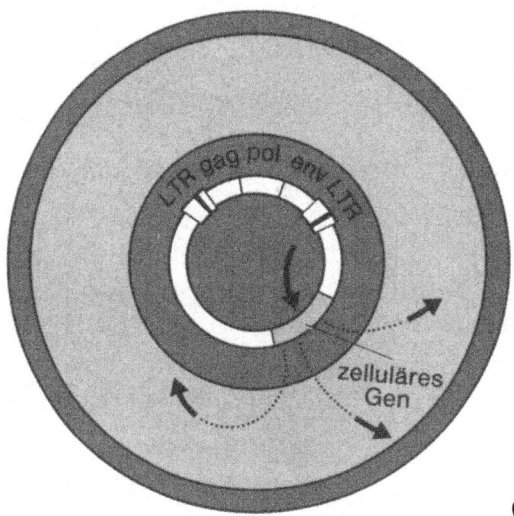

(Abkürzungen s. AIDS-Virus)

[Abbildung nach Mölling K (1988) Das AIDS-Virus. Ed. Medizin, VCH Weinheim]

Nun gibt es eine Reihe *defekter Viren,* die einen Teil ihres pol-Gens verloren und gegen ein *onc-Gen* eingetauscht haben. Sie können sich nur mit sog. Helferviren, die über das vollständige Genom verfügen, vermehren.

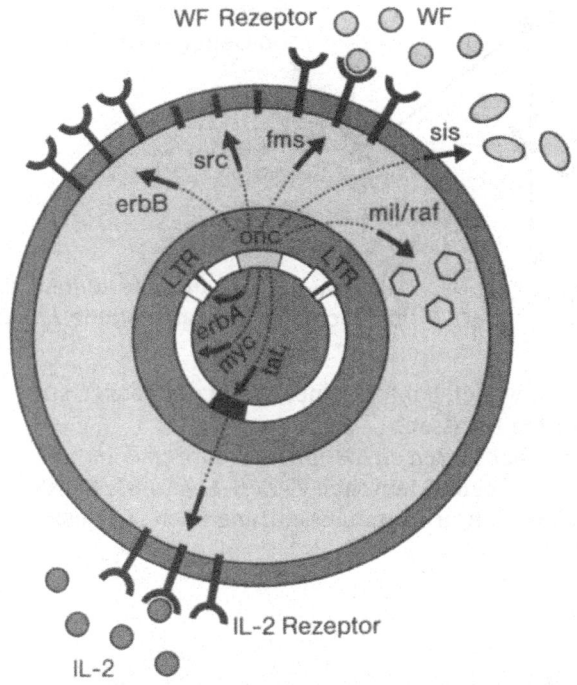

WF Rezeptor   ○ ○ WF

sis

src   fms

erbB   mil/raf

onc

LTR   LTR

erbA

myc   tat

IL-2 Rezeptor

IL-2

[Abbildung nach Mölling K (1988) Das AIDS-Virus. Ed. Medizin, VCH Weinheim]

**Beispiele** für solche Retroviren sind: Das *Rous-Sarcoma-Virus* (entdeckt von Peyton Rous) führt bei Vögeln zu malignen Tumoren. Inzwischen ist eine Vielzahl weiterer Onkoviren bekannt, die fast ausschließlich bei Tieren (Vögeln, Katzen, Mäusen) maligne Tumoren hervorrufen (weiteres über Onkogene s. unten).

Der Bittner-Faktor in der Muttermilch von Mäusen ist ein Retrovirus, das beim Stillen auf den Säugling übertragen wird und zum Mammakarzinom disponiert.

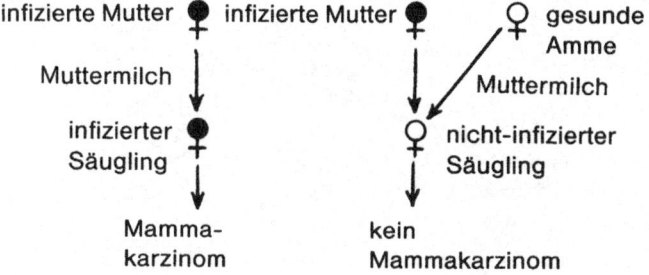

infizierte Mutter ♀   infizierte Mutter ♀   ♀ gesunde Amme

Muttermilch   Muttermilch

infizierter ♀ Säugling   ♀ nicht-infizierter Säugling

Mamma-karzinom   kein Mammakarzinom

Wird der Säugling nicht von der infizierten Mutter, sondern von einer gesunden Amme gestillt, besteht keine Krebsdisposition.

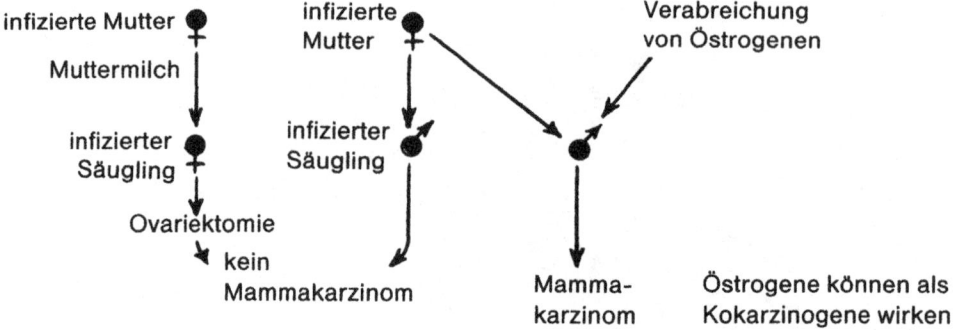

Allerdings bedarf es auch hier eines zweiten Faktors, eines Kokarzinogens (Östrogen), um den Tumor manifest werden zu lassen.

Die meisten Onkoviren führen nur bei Tieren zu malignen Tumoren. Eine Ausnahme stellen die HTL-Viren dar, die beim Menschen *T-Zell-Leukämien* auslösen; diese Viren besitzen zusätzlich zu ihrer Grundausstattung noch mindestens zwei Regulatorgene.

### *Infektionsmodus der Onkoviren:*

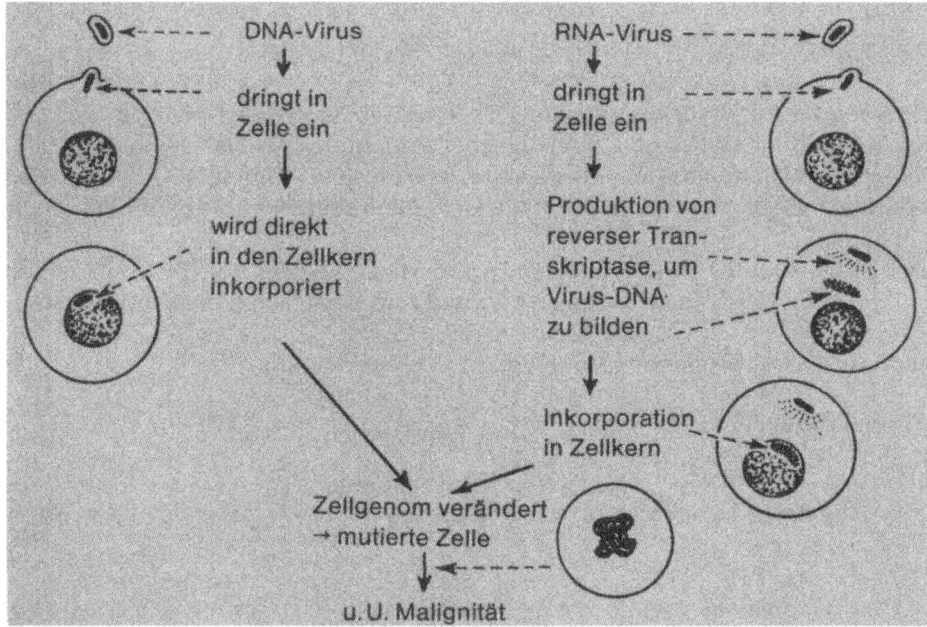

*Beispiele* für *virusassoziierte maligne Tumoren* beim Menschen:
- Warzen, Condylomata acuminata: Infektion mit dem humanen Papillomavirus (HPV)
- Mammakarzinom: fraglich, möglicherweise Virus ähnlich dem Bittner-Faktor
- Karzinom der Cervix uteri: Infektion mit dem Herpes simplex-Virus (HSV Typ genitalis)
- Burkitt-Lymphom, Nasopharynxkarzinom: Epstein-Barr-Virus (EBV)
- T-Zell-Leukämie: human T-cell-leukemia-virus (HTLV I, häufig in Japan)

### 9.7.2 Onkogene

Onkogene sind Gene, die von normalen zellulären Proto-Onkogenen abstammen und die in Retroviren überführt sind (s. oben). Proto-Onkogene sind in der Evolution hoch-konservierte Gene, die grundlegende Bedeutung für Zellteilung und Zelldifferenzierung haben. Die viralen Onkogene unterscheiden sich von den Proto-Onkogenen in Punktmutationen oder Deletionen ganzer Genabschnitte. Nun sind die meisten Onkoviren bis auf die HTL-Viren für Menschen nicht infektiös. Interessant ist jedoch, daß in einer Reihe von menschlichen Tumoren Gene nachgewiesen werden konnten, die den viralen Onkogenen ähneln.
Die Onkogene können in verschiedene Gruppen unterteilt werden, die sich nach ihrem Wirkungsmechanismus richten:
- Solche, die *Wachstumsfaktoren imitieren*
  *Beispiel: sis* (Ähnlichkeit mit dem platelet derived growth factor PDGF),
- Solche, die Ähnlichkeit mit den normalen *Zellrezeptoren für Wachstumsfaktoren* haben
  Es handelt sich um tyrosin-spezifische Proteinkinasen, die in der Zellmembran lokalisiert sind. Ihre Wirkung beruht darauf, daß sie permanent wachstumsstimulierende Signale von der Membran an den Zellkern senden.
  *Beispiele: src, abl, erbB* (Ähnlichkeit mit dem Rezeptor für den epidermalen Wachstumsfaktor EGF), *fms* (Ähnlichkeit mit CSF-1-Rezeptor = colony stimulating factor 1-receptor), *ras*
- Solche, die als *Ersatz für einen Wachstumsfaktor* wirken. Sie sind im Zytoplasma lokalisiert und wirken auf den Zellkern.
  *Beispiel: mil/raf* (eine Serin/Threonin-Proteinkinase), *crk* (Ähnlichkeit mit der Phospholipase C)
- Solche, die *DNA-Bindungsproteine* darstellen
  Sie befinden sich im Kern und interferieren mit der Genregulation und der Replikation.
  *Beispiele: myc, myb, fos, erbA* (Ähnlichkeit mit Steroidrezeptor), *jun* (verwandt mit Aktivator-Protein 1 = AP-1, das direkt andere Gene anschalten kann), *tax.* (Vgl. Abb. S. 261)

Darüber hinaus gibt es zwei Onkogene, die bisher nicht in Viren nachgewiesen wurden:
- das „human stomach cancer gene" *(hst)*
- *int-2,* (assoziiert mit Mammakarzinomen)

Beide Onkogene sind verwandt mit dem Fibroblasten-Wachstumsfaktor FGF.

Die *Nomenklatur* richtet sich zumeist nach dem zugehörigen Onkovirus, z. B.
myc = *My*elo*c*ytomatose-Virus
myb = *My*elo*b*lastose-Virus
sis = *si*mian *s*arcoma virus etc.

Folgende *Onkogene* sind bereits in *menschlichen Tumoren* nachgewiesen worden:
● abl: chronische myeloische Leukämie (CML zu 90%)
● ras: Kolonkarzinome (zu 40%)
● myc: Neuroblastome, Burkitt-Lymphom, kleinzelliges Bronchialkarzinom, Kolon- und Harnblasenkarzinom
● erbB: Lungentumoren, Gliatumoren
● erbB-2: Mammakarzinome, Tumoren des Gastrointestinaltrakts
● myb: Lymphome
● mil/raf: kleinzellige Bronchialkarzinome
● sis: Sarkome, Gliome
● FGF: Kaposi-Sarkom
Bei menschlichen Tumoren scheint darüber hinaus die Existenz von *Anti-Onkogenen* eine bedeutende Rolle zu spielen. Das sind Gene, die im Gegensatz zu den Onkogenen nicht das Wachstum stimulieren, sondern hemmen. Bei ihrem Wegfall, also dem Wegfall der Wachstumshemmung, resultiert ein maligner Tumor.
*Beispiele:* Retinoblastom, Wilms-Tumor, bestimmte Arten von Osteosarkomen und Mammakarzinomen (alle gehen mit Chromosomenverlusten einher).

### 9.7.3 Weitere Faktoren, die bei der Karzinogenese eine Rolle spielen

**Geschlecht**

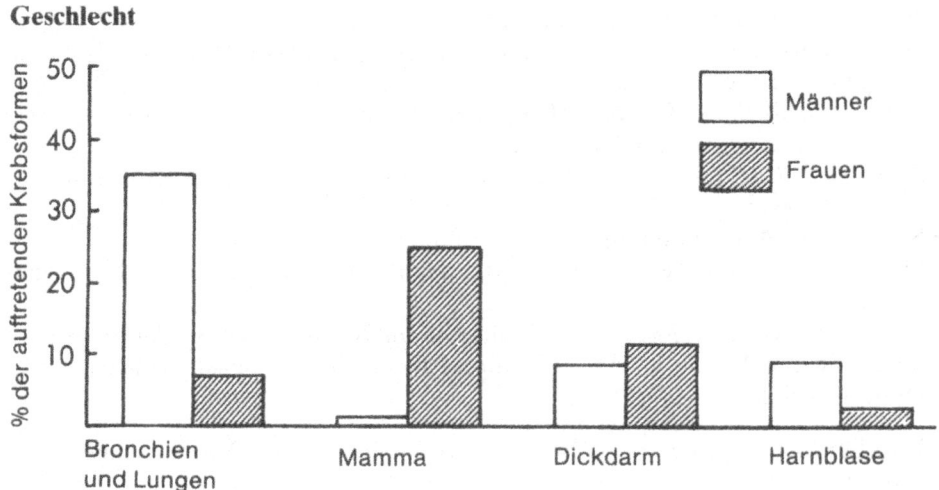

## Rasse

Die weiße Bevölkerung ist anfälliger für Hauttumoren als die dunkelhäutige, da bei ihr der protektive Pigmentfaktor gegen die UV-Strahlen fehlt. In Asien, besonders in der Mongolei, ist die Inzidenz an Chorionkarzinomen und lympho-epithelialen Karzinomen erhöht. Zumeist ist es schwierig, eindeutig zwischen hereditären und umgebungs- und gewohnheitsbedingten Faktoren zu unterscheiden.

## Umwelt-Faktoren

Die Inzidenz für bestimmte Tumoren ist zum Teil abhängig von industriellen Emissionsstoffen, radioaktiver Strahlung, aber auch von der Durchseuchung mit bestimmten Viren oder Parasiten.

## Hormone

Östrogene beeinflussen das Wachstum von Mamma- und Endometriumkarzinomen bei der Frau. Analog werden Prostatakarzinome durch Testosteron stimuliert und durch Östrogene in ihrem Wachstum gehemmt.

## Genetische Disposition

*Beispiele* für familiär gehäuft auftretende Karzinome sind:

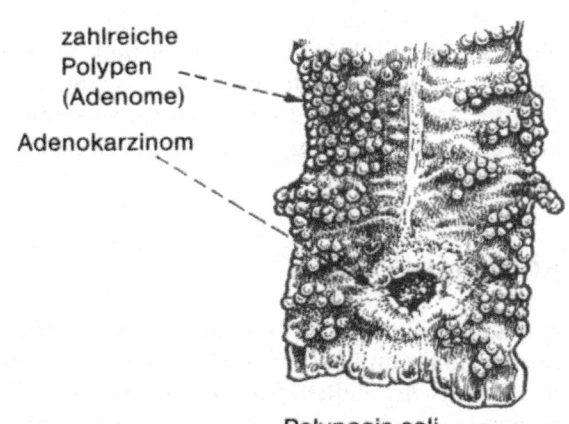

zahlreiche Polypen (Adenome)

Adenokarzinom

Polyposis coli

- *Familiäre Polyposis coli* (besser Adenomatosis coli): Sie geht mit einer Vielzahl (500–5000) von Adenomen in Kolon und Rektum einher, von denen mindestens eines im Alter von ca. 20 Jahren bereits maligne entartet ist. Die Therapie besteht in einer totalen Kolektomie.

- *Xeroderma pigmentosum:* Dabei besteht eine erhöhte Empfindlichkeit für UV-Licht (Sonneneinstrahlung), so daß vermehrt Hauttumoren auftreten.

- *Neurofibromatose v. Recklinghausen:* Es treten multiple Neurofibrome in peripheren Nerven (Ästelungen der Haut, Hirnnerven u. a.) auf. Es besteht eine Neigung zur malignen Entartung.

● *Retinoblastome* treten ebenfalls gehäuft familiär auf.

## Alter

Die meisten malignen Tumoren treten im höheren Lebensalter auf. Der Grund dafür ist nicht klar (höchste proliferative Tätigkeit findet während der Wachstumsphase in der Kindheit statt). Möglicherweise spielen immunologische Abwehrmechanismen eine Rolle, deren Kontrolle in höherem Lebensalter nachläßt, so daß mutierte Zellen nicht als fremd erkannt und eliminiert werden.

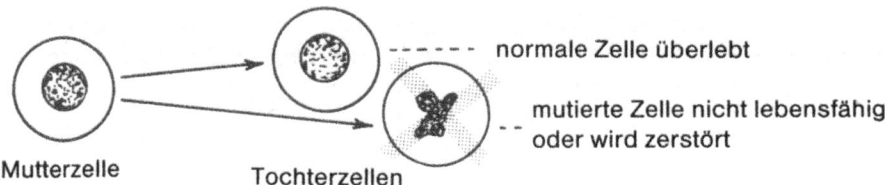

Andere Gründe könnten sein: nachlassende Kontrollfunktion bei Reduplikationsvorgängen oder Kumulation der Karzinogenwirkungen (gemäß der Gleichung: $c \times t = k$. Dies bedeutet: bei niedrigen Konzentrationen (c) ist eine lange Zeit (t) notwendig, um die zur Krebserzeugung nötige Konstante (k) zu erreichen und umgekehrt).

### Traumata und chronische Irritationen

Normalerweise führen Verletzungen und chronische Entzündungen nicht zur Bildung eines malignen Tumors. Eine Ausnahme stellen Karzinome der Mundhöhle dar, die zum Teil gehäuft bei schlecht sitzenden Prothesen auftreten. Weiterhin können in der Nachbarschaft von chronischen Tuberkuloseherden Malignome entstehen.

### Klonalität der Tumoren

Ein *Klon* stellt eine Zellinie dar, die aus einer einzigen Zelle durch mehrfache identische Reduplikation entstanden ist. Er besteht also aus einer Vielzahl *genetisch identischer* Zellen. Nach der heutigen Auffassung geht man davon aus, daß maligne Tumoren *monoklonalen Ursprungs* sind, sich also aus einer Tumorstammzelle entwickeln. Nachzuweisen ist diese Monoklonalität sehr gut an *B-Zell-Lymphomen.* Da die B-Zellen ja alle entweder eine lambda- oder eine kappa-Kette als leichte Immunglobulinkette haben, müßten die daraus entstehenden Tumoren bei Monoklonalität auch entweder nur die eine oder die andere, bei Polyklonalität aber beide Ketten besitzen. Immunhistologisch läßt sich nachweisen, daß in den Tumoren nur eine Kette gebildet wird, also Monoklonalität besteht.

Die ausgeprägte *Heterogenität,* die innerhalb eines Tumors herrschen kann, erklärt man sich dabei durch die Bildung von **Subklonen.** Dies ist folgendermaßen zu verstehen: Ein ca. 1 cm$^3$ großes Tumorgewebsstück besteht aus ca. $10^9$ Zellen. Wenn diese aus einer einzigen Zelle entstanden sind, entspricht das auch $10^9$ Mitosen (genau $10^9 - 1$). Da etwa pro $10^6$ bis $10^7$ Mitosen eine Mutation stattfinden soll, ist in dem Gewebestück mit ca. 100 bis 1000 mutierten Zellen zu rechnen. Dies erklärt auch warum die meisten Tumoren in den am stärksten proliferierenden Geweben auftreten.

## Immunologische Aspekte

Die maligne Transformation geht in der Regel mit einer Oberflächenstrukturänderung der Tumorzelle im Vergleich zur normalen Zelle des gleichen Gewebes einher. Einige dieser Veränderungen treten in bestimmten Tumoren recht konstant auf. Man kann sie sich als sog. *Tumormarker* zunutze machen, um die entsprechenden Tumoren zu identifizieren, indem man versucht, Antikörper gegen die neu aufgetretenen antigenen Strukturen herzustellen.
Im Idealfall sollte ein Tumormarker spezifisch für die maligne Neoplasie eines bestimmten Gewebes sein, also nicht im Normalgewebe und auch nicht in Neoplasien anderer Gewebearten auftreten. Dies ist aber meist nicht der Fall, da anscheinend nur bestimmte, in verwandten Gewebearten gleichermaßen ausgeprägte Genomveränderungen zu einem Tumor führen.

*Beispiele* für Tumormarker:
- *CEA* (carcino-embryonales Antigen): ein onko-fetaler Tumormarker, der bei der embryonalen Entwicklung exprimiert wird und in bestimmten maligne transformierten Gewebsarten wieder auftritt, so z. B. in Kolonkarzinomen, aber auch in Mamma- und einigen Ovarialkarzinomen.
- *AFP* (alpha-Fetoprotein): ebenfalls ein onko-fetaler Tumormarker, der in hepatozellulären Karzinomen und in einigen embryonalen Hodentumoren nachweisbar ist.
- *CA 19-9:* Ein carbohydrate antigen, das in Pankreaskarzinomen, Kolonkarzinomen u. a. zu finden ist.
- *CA 12-5:* ebenfalls ein Kohlenhydrat-Antigen, das hauptsächlich in Ovarialtumoren exprimiert wird.

Ein weiteres Problem besteht darin, bei bekannten Metastasen den Primärtumor zu finden. Dazu sucht man Antigene, die spezifisch für bestimmte Gewebearten sind, also in normalem und neoplastischem Gewebe ausgeprägt sind. Davon gibt es jedoch nur eine begrenzte Anzahl.
*Beispiele: PSA* (prostataspezifisches Antigen), *Thyreoglobulin* (spezifisch für Schilddrüsengewebe) und bei hormonproduzierenden Tumoren die entsprechenden Sekretionsprodukte *Insulin, Glukagon* etc.
Bei den meisten Mammatumoren sind *Östrogen- und Progesteronrezeptoren* wie im Normalgewebe nachweisbar.
Sind die Tumoren weitgehend undifferenziert, stellt sich die Frage, ob es sich überhaupt um einen epithelialen Tumor oder vielleicht um ein Sarkom oder Lymphom

handelt. Dazu kann man versuchen, *gewebetypische* (aber nicht-spezifische) Strukturen, meist sind das die Intermediärfilamente, nachzuweisen.

***Intermediärfilamente*** sind Strukturproteine, die in ihrer Größe zwischen ( = intermediär) den Mikrofilamenten und den großen kontraktilen Muskelfibrillen Aktin und Myosin liegen. Intermediärfilamente sind:

- ***Zytokeratine:*** eine Gruppe von ca. 20 Intermediärfilamenten, die epitheltypisch sind (CK 8 und 18 kommen in einfachem und Drüsengewebe vor, CK 10 z. B. in Plattenepithel)
- ***Vimentin:*** typisch für mesenchymale Zellen
- ***Desmin:*** Intermediärfilament in Muskulatur
- ***Neurofilament*** in neuralem Gewebe

Darüber hinaus gibt es eine Reihe gewebetypischer Antigene, die keine Intermediärfilamente darstellen. ***Beispiele: LC*** (leucocyte common-Antigen für lymphatische Zellen) ***NSE*** (neuron spezifische Enolase) und ***Chromogranin*** für neuroendokrine Zellen.

Wie oben erwähnt, führen die Oberflächenveränderungen bei malignen Tumoren zum Auftreten neuer antigener Strukturen. Daher sind bei manchen Patienten auch Antikörper gegen Tumoren nachweisbar. Daß entzündlich-immunologische Prozesse ablaufen, ist bei den meisten Tumoren auch histologisch zu sehen. In der Umgebung des Tumors findet sich ein unterschiedlich dichtes, gemischtzelliges, entzündliches Infiltrat.

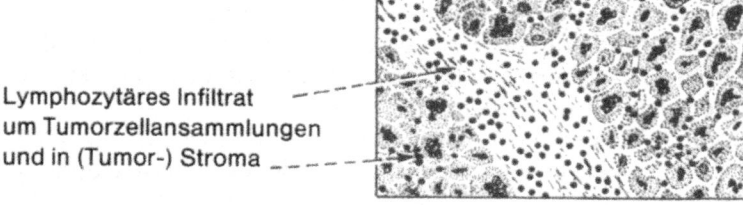

Lymphozytäres Infiltrat
um Tumorzellansammlungen
und in (Tumor-) Stroma

Zum Teil scheinen Tumoren, die von einer starken entzündlichen Reaktion begleitet werden, auch eine bessere Prognose zu haben.

Über die ***Bedeutung der immunologischen Tumorabwehr*** herrscht jedoch noch keine Klarheit. Zum Beispiel ist die Inzidenz maligner Tumoren bei Nacktmäusen, die über keine Abwehrmechanismen verfügen, genauso hoch wie in normalen Mäusen.

Gründe für das Fehlschlagen der immunologischen Abwehrmechanismen können sein:

## Hemmende Faktoren

**Antikörper-Abschirmung**  **Antigenfreisetzung**  **Immunkomplex-Aktivität**

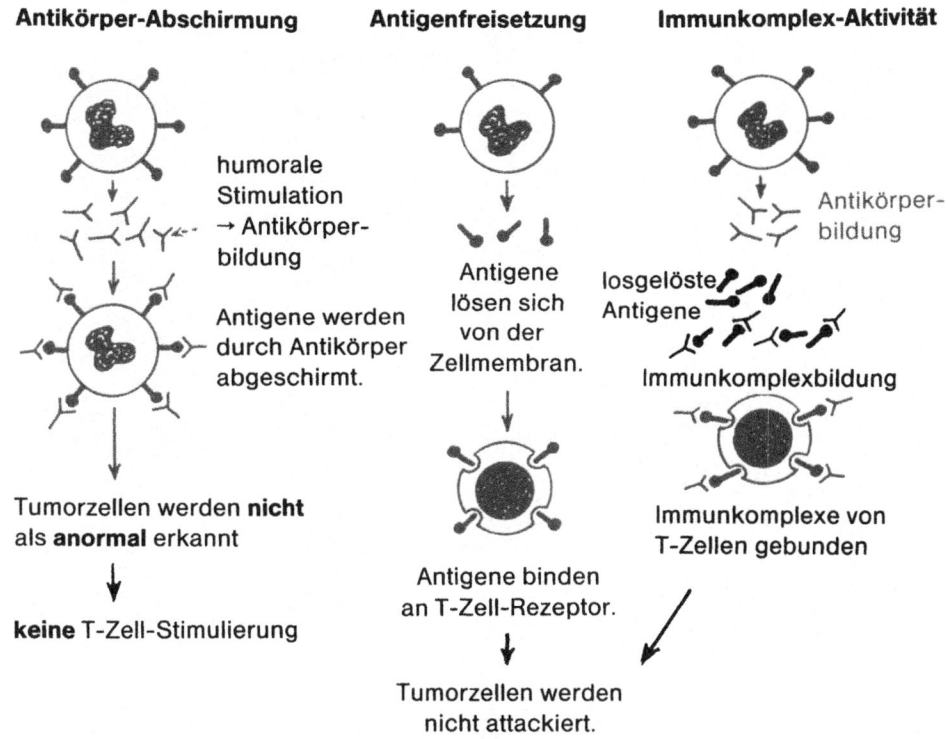

humorale
Stimulation
→ Antikörper-
bildung

Antigene werden
durch Antikörper
abgeschirmt.

Antigene
lösen sich
von der
Zellmembran.

losgelöste
Antigene

Antikörper-
bildung

Immunkomplexbildung

Tumorzellen werden **nicht**
als **anormal** erkannt

↓

**keine** T-Zell-Stimulierung

Antigene binden
an T-Zell-Rezeptor.

↓

Tumorzellen werden
nicht attackiert.

Immunkomplexe von
T-Zellen gebunden

Zum Vergleich: normale zellvermittelte Immunität

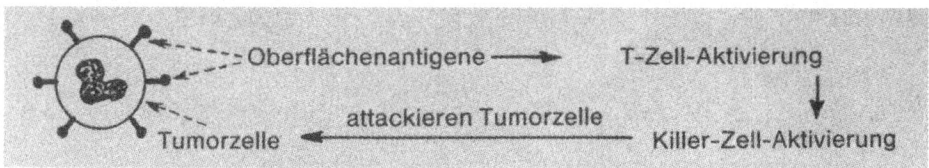

Letztlich sind also die Mechanismen der Tumorentstehung und -entwicklung weiterhin unklar und werden es wohl noch so lange bleiben, bis die zahlreichen Erkenntnisse über einzelne Entwicklungsschritte zu einem Gesamtkonzept zusammengefügt werden können.

269

# Sachverzeichnis

272

**H.-H. Wellhöner,** Medizinische Hochschule Hannover

# Allgemeine und systematische Pharmakologie und Toxikologie

## Begleittext zum Gegenstandskatalog 2

5., korr. Aufl. 1990. XII, 506 S. 48 Abb. 41 Tab.
Brosch. DM 32,– ISBN 3-540-52436-3

Wenn Sie sich mit der 5. Auflage dieses Standardlehrbuchs
auf das 1. Staatsexamen vorbereitet haben, können Sie der
Prüfung ruhig ins Auge blicken; denn die Wissensinhalte
dieses Taschenlehrbuchs wurden im Detail auf die Anfor-
derungen des neuen GK 2 abgestimmt.

Neue Entwicklungen (Calciumantagonisten, Virostatica,
Gyrasehemmer, Immunpharmaka etc.) wurden berück-
sichtigt. Außerdem wurde besonders sorgfältig ein umfas-
sendes Sachverzeichnis erstellt. Somit kann dieses
Lehrbuch auch später als Nachschlagewerk
genutzt werden, in dem man jederzeit
schnell die wichtigsten pharma-
kologischen Daten
finden kann.

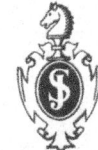

Springer-Lehrbuch

**W. Rick,** Universität Düsseldorf

# Klinische Chemie und Mikroskopie

6., überarb. u. erw. Aufl. 1990. XXII, 543 S. 58 Abb.
davon 13 Farbtafeln. 53 Tab. Brosch. DM 29,80
ISBN 3-540-51981-5

Mit diesem Lehrbuch für die Klinische Chemie sind Sie
gut beraten:

- Es enthält eine Vielzahl neuer Untersuchungsverfahren.
- Es besticht durch die verständliche und didaktisch gut
durchdachte Art der Darstellung.
- Übersichtliche Tabellen und eine präzise Gliederung
ermöglichen eine schnelle Orientierung.
- Es ist auch später ein wichtiger Ratgeber
für die Indikationsstellung zur Durch-
führung von Analysen sowie für die
Bewertung der ermittelten
Daten.

Preisänderungen vorbehalten

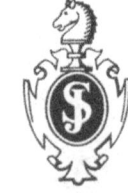

Springer-Lehrbuch

**Wie können wir unsere Lehrbücher noch besser machen?**

Diese Frage können wir nur mit Ihrer Hilfe beantworten. Zu den unten angesprochenen Themen interessiert uns Ihre Meinung ganz besonders. Natürlich sind wir auch für weitergehende Kommentare und Anregungen dankbar.

Sie erhalten von uns ein kleines „Dankeschön", wenn Sie die ausgefüllte Karte an uns zurücksenden.

Springer-Verlag
Koordination Lehrbuch

Made in United States
Orlando, FL
22 March 2026

79555841R00164